KB057264

요가 40년·무예 50년

아시 선생의 건강 통찰

생명의 흐름 타기

아시 · 주아 공저

요가 40년·무예 50년

아시 선생의 건강 통찰

생명의 흐름 타기

Embracing the Waves of Life

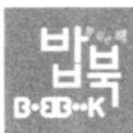

서문 1

이 책은 아래와 같이 6개의 Part 로 나누어져 있다.

Part 1. 인생의 흐름 타기 – 아시 선생 Life Story

Part 2. 인연의 흐름 타기 – 아시 선생 치유·교육 사례

Part 3. 건강의 흐름 타기 – 〈아시오 건강법〉 4대 원리

Part 4. 수련의 흐름 타기 – 〈아시오 건강법〉 수련 9단계

Part 5. 일상의 흐름 타기 – 아시 선생 건강 수필

Part 6. 아시 선생 작품 모음 – 전각아트화(Carving Art)

각 Part의 제목만 봐도 대충 이 책의 내용이 무엇인지는 알 수 있을 것이다. 그렇다. 이 책은 자서전이고, 수필집이고, 체험사례 모음집이고, 교육서이면서 작품집이다. 즉, 내가 40년 요가, 50년 무예, 60년의 생을 살아오면서 깨달았던 건강 관련 내용을 총정리한 일종의 '건강 통찰'이다.

나는 평생 '깨어나리라'는 목표를 가슴 속 깊은 곳에 품고 살아왔다. 그렇기에, 반복되는 극한의 시련과 고통에 굴하지 않고 막막함과 두려움을 딛고 일어나 여기까지 왔다. 때로는 굴러서 피투성이가 되고, 공황장애 증상 때문에 바깥으로 한 발걸음도 나갈 수 없는 상황에서도, 나에게 좌절이란 곧 죽음이란 것을 알았기에 포기하지 않고 이 모든 과정을 극복하였

다. 한국·필리핀·일본·인도에서 내가 겪은 인생 이야기들, 이것을 기술한 것이 'Part 1'이다.

이러한 과정을 통하여 나는 많은 것들을 배우고 경험하고 실행하고 깨달았다. 특히, 어떤 상황이 되었을 때 몸과 마음에 병이 걸리고, 어떻게 하면 여기서 벗어나 완전한 건강을 얻을 수 있는지에 대하여 확연히 알게 되었다. 그 내용을 체계적으로 정리한 통합적인 결과가 〈아시오〉이고, 그 중 핵심이 되는 건강 원리와 건강 수련법의 내용을 실은 것이 'Part 3'과 'Part 4'이다.

무예와 〈아시오 치유요가〉, 〈아시오〉를 교육하는 과정에서, 수많은 사람들이 수련을 통하여 치유가 되고, 건강을 되찾았다. 그중에서도 조금은 특별했던 생생한 이야기는 'Part 2'에 소개했다.

이 외에, 건강이나 일상생활과 관련하여 말하고 싶은 여러 가지 이야기나 에피소드 등은 중요한 것만 뽑아 수필의 형식을 빌려 'Part 5'에 적었다. 여기의 내용은 순서와 상관없이 소제목만 보고 끌리는 부분부터 읽어도 무방할 것이다.

마지막으로 'Part 6'은 내가 최근 들어 시작한 전각아트의 몇 개 작품들을 모아 놓은 것이다. 앞부분과는 형식이 전혀 다른 예술적인 영역이지만, 잘 살펴보면 서로 연결이 되는 부분이 있다는 것을 눈치챌 수 있을 것이다.

누구나 다 즐겁고 행복한 삶을 원한다. 그러려면, 우선 육체적·정신적으로 건강해야 한다. 그런데 그것이 쉽지 않다. 인생이 내가 원하는 대로 호락호락하게 진행되지 않는 까닭이다. 이것은 자신의 노력이 부족한 탓일 수도 있고, 운이 없어서 그럴 수도 있다. 사업이 잘 안 되어서 그럴 수도 있고, 친구가 없어서 그럴 수도 있다. 심지어는 날씨가 더운 것이 원인일 수도 있다.

그러면, 어떻게 해야 육체적·정신적으로 완전한 건강을 얻을 수 있을까? 결론을 먼저 말한다면 100% 완벽한 해결책은 없다. 왜냐하면 누구나 다 다른 인생을 살고 있기 때문이다. 산 정상에 이르는 길은 하나가 아니다. 굽이굽이 오르는 길도 있고, 평평하게 가다가 수직암벽을 타고 가는 길도 있다. 내가 현재 산의 어느 위치에 있는지도 영향을 미친다. 길을 잘못 선택하면, 계곡으로 한참을 내려갔다가 다시 올라와야 할 수도 있다. 심지어 '이 산이 아닌가 봐!' 하는 경우도 생겨난다. 그래서 지도와 나침반이나 가이드가 필요한 것이다. 완전한 건강에 이르는 길도 이와 비슷하다.

그래서 나는 이 책을 썼다. 이 책이 그대를 완전한 건강에 이르게 하고, 그래서 즐겁고 행복한 삶을 누릴 수 있도록 하는 지도가, 나침반이, 가이드가 되기를 기원한다. 가능하면 100%에 가까운 해결책이 되었으면 더욱 좋겠다. 세부적인 내용, 재미있는 내용은 책 속에 들어가서 살펴보기 바란다. 이 책의 전체적인 내용을 한마디로 요약하여 말하면 다음과 같다.

생명의 흐름을 타라! 그러면, 완전한 건강에 이를 것이다.

마지막으로, 이 책이 나오기까지 불철주야 정리하고, 보완하고, 집필해 준 주아 선생에게 무한한 감사의 마음을 보낸다.

2021년 7월 10일
〈아시오〉 본사가 있는 산마루에서

아시 배정식

서문 2

1. 여시아문(如是我聞)

"여시아문(如是我聞) – 이렇게 나는 들었다." 나 또한 이 책, 〈생명의 흐름 타기〉의 서문을 이렇게 시작하려 한다. 왜냐하면, 집필 과정에서 나의 역할이 아시 선생님의 말씀과 철학을 듣고 이해한 후, 세상의 언어로 정리하여 사람들에게 전하는 것이기 때문이다. 그 기간이 1년 8개월이 걸렸다. 이 책은 선생님이 직접 써 주신 원고, 수많은 1:1 인터뷰, 강의 녹음 파일, 〈아시오〉의 자료 등을 통해 말씀한 내용을 정리하고, 질문과 대답을 통한 확인·검토를 통해 완성된 책이다.

이 책에는 아시 선생님의 Life Story와 〈아시오〉의 기본 원리, 아시 선생님의 치유·교육 사례 등의 알찬 내용이 담겨 있다. 방대한 양의 초기 자료에는 더 전문적이고 더 수준 높은 내용도 많이 있었지만, 〈아시오〉의 '첫 번째 개론서'라는 기본 목표에 충실하고자 아쉽지만 이 정도 수준에서 정리하여 세상에 내놓는다. 미처 정리하지 못한 부분은 추후 〈아시오〉에서 더 완성도가 높은 다양한 종류의 책으로 나올 것으로 기대한다.

2. 〈아시오 치유요가〉

처음 〈아시오 치유요가〉를 만났을 때, 나는 피곤하거나 무리를 하면 나타나는 허리통증을 일종의 지병처럼 달고 있었다. 또한, 아침이면 눈이 붓고 저녁이면 다리가 퉁퉁 붓는 체질이었다. 치유요가를 수련한 지 6개월

만에 허리 통증은 사라졌고 몸무게가 10kg이 줄었다. 해독과 순환이 제대로 이루어지자 부기가 빠지고, 근육과 뼈가 건강해지면서 몸이 다시 균형을 잡아간 것이다.

원고 작업의 스트레스 때문이었을까? 올해 초 '박동성 이명'이 생겼다. 가끔씩, 잠을 이루지 못할 정도로 맥박소리가 귀에서 밤새 들리곤 했다. 이것은 스트레스와 운동 부족이 몸 건강에 큰 영향을 미친다는 것을 재확인하는 계기가 되었다.

이 이명도 치유되었는데, 가끔 운동에 소홀해지거나 스트레스를 심하게 받으면 다시 약한 박동 소리가 들려왔다. 그러면, 가르침대로 '내 몸에 균형이 깨졌다는 신호다'하고 알아차리고, 치유 요가를 행하고, '털돌꺾뽑비두 수련'(Part 4-2 참조)을 실시하고, 섭생 조절을 했다. 그러면, 이명이 다시 사라졌다.

이렇게 자가 치유력을 회복하고, 내 몸을 스스로 건강한 상태로 조절할 수 있다는 것, 이것이 내가 배우고 경험한 〈아시오 건강법〉의 큰 가치 중의 하나다.

3. 인연의 흐름 타기, 생명의 흐름 타기

10년 전쯤에 특이한 꿈을 꾼 적이 있다. 지금도 기억이 생생하다.

어떤 사람이 자신이 오랫동안 간직해 온 것이라고 하면서 책 한 권을 선물로 주었다. 책을 펼쳐 보았더니, 종이는 누렇고 글씨는 빽빽한, 정말 오래된 것 같은 두꺼운 책이었다. 책장을 쭉 넘길수록 책의 모습이 점점 변해갔는데, 연필과 볼펜으로 쓴 기록(글자·기호·도표·그림 등)이 가득한 연구노트처럼 보였다. 나는 계속해서 책장을 넘겼는데, 차츰 세련되고 컬러풀한 책으로 바뀌어 가더니, 평범했던 책이 나중에는 다양한 모습이 저절로 펼쳐지는 '총천연색 입체 팝업북'으로 변하는 것이었다. "우와!" 나는 그 장면을 정신없이 바라보면서 감탄했다.

아시 선생님으로부터 육필 원고를 전해 받던 날이 기억난다. 연필과 볼펜으로 직접 써내려간 원고 속에는 스스로 연구하고 터득하신 지혜와 통찰들이 가득 담겨 있었다. 실제로 이 〈생명의 흐름 타기〉 책 뒷부분에는 선생님이 직접 조각하고 그린 전각아트화가 부록처럼 따로 구성되어 있다. 인쇄의 색도 문제 때문에 뒤에 따로 배치하게 된 것인데, 그리하여 이 책의 뒷부분은 '컬러풀'하게 되었다. 사진 속 작품은 실제로 보면 '입체'(조각+회화)에 가깝고 책도 좀 두껍다. 그래서 나는 '10년 전의 그 꿈이 이 책에 대한 예지몽(銳智夢)이었나?', '이제 때가 되어 인연의 흐름을 타고, 세상에 나오는 것일까?'라는 살짝 재미있고 깜찍한(?) 생각을 하게 되었다.

우리 몸의 모든 장기들이 서로 연결되어 영향을 주고받듯, 이 책의 출간에도 여러분들의 도움이 있었다. 책 전체를 꼼꼼히 감수하고 점검해 주신 신상석 소장님, 아름답고 세련된 책을 만들어 준 유림 디자이너, 원고를 읽어주고 통통 튀는 비평을 해준 아들 승현, 그리고, 이런 멋진 책 출간에 동참하도록 잘 길러주신 부모님, 크고 작은 의견으로 완성도를 높여준 〈아시오〉의 지도자 선생님들께 깊은 감사의 마음을 전한다. 마지막으로, 집필 기간 내내 밝고 큰 에너지를 보내주신 아시 선생님께 큰 감사의 인사를 올린다.

나는 소망한다. 이 책이 몸과 마음의 건강을 잃어 가는 현대인들에게 조금이라도 도움이 되고 희망이 되기를. 모든 사람들이 자기 안에 잠들어 있는 '생명의 흐름'을 타고 힘차게, 즐겁게, 행복하게 살아갈 수 있기를. 그래서 세상에 건강하고 풍요로운 에너지를 발하는 사람들이 점점 더 많아지기를….

2021년 7월 18일
멀리 금강을 바라보며

주아 정영주

목차

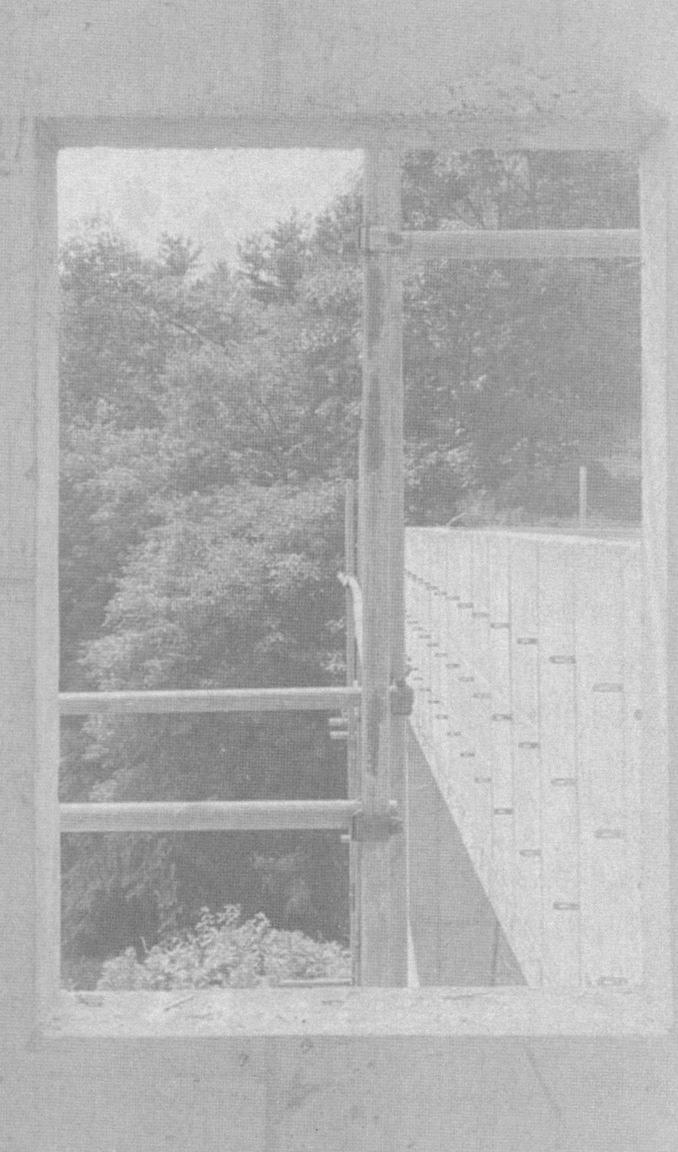

Part 1.

인생의 흐름 타기

아시 선생 Life Story

천진난만했던 시절

모든 것의 시작

첫 번째 시련

새옹지마(塞翁之馬)

롤러코스터 인생

성장과 진화

비극의 정점

마지막 시련

다시 빛을 향하여

깨달음

천진난만했던 시절

01. 예민한 아이가 태어났다

유명 인사나 운동선수들이 "내가 어렸을 땐 몸이 약했다", "당신도 나처럼 변할 수 있다"는 회고를 자주 한다. 그러니 또 그런 말을 들어봤자 식상할 것도 같다. 그런데 나의 성장 과정도 겉치레나 겸양이 아니라 실제로 그랬기 때문에, 그저 이것 외에 달리 표현할 길이 없다.

"나 또한 몸이 허약했다."

태어나면서부터, 어머니의 충청도 말 표현을 빌리자면, 나는 자주 까무러쳤다고 한다. 3살 때까지도 종종 기절하여 혼수상태에 빠지곤 했다는 것이다. 가슴을 졸이시던 어머니가 나를 시원한 윗목에 눕혀두면 그래도 용케 기력이 되살아나곤 했다는데, 지금 되돌아보면 윗목의 냉기가 몸의 고열을 내려주면서 자가치유를 도왔던 게 아닐까 싶다. 달리 말하면, 나는 아기 시절부터 수없이 생사의 기로를 오가다 살아난 행운아였던 셈이다.

가족들이 나만을 돌봐주기 힘들었던 환경도 내가 계속 허약하게 자라는데 한몫을 했다. 우리 집은 할아버지, 할머니, 부모님과 5남 1녀의 자식이 함께 생활하는 대가족이었는데, 나는 넷째였다. 할아버지는 농사일과 약초 캐기를 주업으로 하셨고, 아버지는 한약방·약국·동물병원·공장·농사에 이르기까지 다양한 일을 하셨다. 가끔 실패도 하셨지만 대부분 성공하여 집안 살림은 여유가 있는 편이었다. 어머니는 긍정적이고 밝은 분이셨지만 식구도 많고, 집안 대소사가 많아 늘 바쁘셨다. 이런 가운데 형제들까지 많았으니 고작 허약하다는 이유만으로 특별한 보살핌을 기대할 순 없었다.

그렇게 자란 나는 왜소하고 말이 없고 친구가 없는 아이였다. 주변에는 오직 부모님과 형제들만 있을 뿐. 어린 시절 이야기를 쓰다 보니 그때의 추억 중 하나가 생각난다. 형들이 내 속눈썹이 길다면서, "오늘은 몇 개나 올라가나 보자" 하고는 내 눈썹에 성냥개비를 몇 개씩 쌓으면서 다 같이 재미있어하곤 했다. 그 외, 어린 내게 좀 특별했던 것은 나의 '감각'이었다. 어린 시절의 나는 눈·코·귀·입의 감각이 모두 극도로 예민한 아이였다. 어느 정도냐면 가족끼리 밥을 먹을 때, 누군가 옆에서 방귀만 뀌어도 밥을 못 먹을 정도였다. 그리고 민감한 아이들이 그렇듯 냄새·소리·맛·인기척 등이 나에게 몇 배나 더 크게 느껴졌기에, 친구들 무리에 섞이기보단 자연 속에 들어가 혼자 놀기를 좋아했던 것 같다.

지금은 사람 간의 인연과 만남을 소중히 여기게 되어 사람 대하는 것을 거리끼지 않지만, 나는 아직도 매우 예민한 오감을 갖고 있다. 사람들의 몸 냄새, 호르몬 냄새의 미세한 차이와 변화까지 느낄 수 있어, 상대방의 몸 상태와 정신 상태, 생활 방식을 어느 정도 추정하는 것이 가능할 정도다.

이렇게 말하면 내가 무슨 초능력자인 것처럼 여겨질지도 모르겠지만 본래 사람의 손과 발, 이목구비는 곤충의 더듬이만큼이나 정밀하고 효과적인 '안테나'다. 그렇게 누구나 다 타고난 능력이지만 세상일에 시달리고 나이가 들면서 오감을 느끼고 표현할 기회도 별로 없고, 감각은 감각대로 줄어들면서 인간의 오감 능력은 점점 더 퇴화된 것이다. 반면, 내 경우는 선천적으로 오감이 발달하기도 했고, 어려서부터 사람들과 떨어져 자연 속에서 홀로 지내는 시간이 많았기 때문에 오감을 사용하고 개발할 기회가 좀 더 많았기에 오감 능력이 퇴화되지 않은 것 같다.

명상의 종류 중에 '역발상 명상'이라는 것이 있다. 이는 명상 상태에서나 자신의 어제·과거·출생까지, 시간을 거꾸로 거슬러 올라가며 회상하는 명상이다. 출생 시작 단계에 도달할 때까지 내면으로 계속 집중해서 명상하는 것이 가능할 정도가 되면, 블랙홀과 같이 아주 거대한 에너지의 문이 열리고 닫히는 지점을 만나게 된다. 거기서 자신이 태어나는 과정을 바라보고 느끼는 경험을 할 수 있다. 나는 성인이 되어 산(山) 생활을 하면서 몇 날 며칠의 깊은 명상 과정 중에서 이런 '역발상 명상'을 통해 나의 출생 과정을 영화처럼 관람(?)한 경험이 있다.

그것으로 얻은 깨우침은 명료했다. 태어난 것은 기적이었고, 자라난 과정은 운명이었으며, 부모님의 정성이 없었더라면 살아날 수 없었다는 것이다. 살면서 겪는 힘든 과정이 누구에게나 다 오는 것은 아니다. 그러나 때로 겪어야 할 것은 겪어야 한다. 눈에 보이는 모든 것은 축복이며 보이지 않는 것은 기쁨이다. 그 진정한 의미는 있는 그대로를 볼 수 있는 눈이 열리면 저절로 알게 될 것이다.

인연과 운명은 언제나 '지금 이 순간'에 이루어진다. 지나간 순간은 어제의 '지금 이 순간'이었고, 다가올 순간은 내일의 '지금 이 순간'이다. 이런 찰나의 순간이 모여 인연과 운명을 만드는 것이다. 그러니 허물을 벗고 온전히 깨닫도록 하자. 그러면 간다는 것이 곧 온다는 것임을 알게 될 것이다.

02. 따뜻한 어머니 품이 그리웠다

"엄마, 엄마가 없으면 나는 어떻게 살아?"

아주 어렸을 때, 나는 바깥 세상과 다른 사람들을 아주 무서워했다. 그래서 엄마에게 많이 기대고 가능한 엄마 주변에서 떨어지지 않으려고 했다. 엄마도 이런 나를 이해해주며 많이 안아주고 바로 곁에 두면서 따뜻하게 잘 돌봐주셨다. 그런데, 나로서는 몹시 당황스러우면서도 불만인 사건이 하나 발생했다. 그것은 나의 동생, 우리 집안의 막내가 태어난 것이다. 자연스레 엄마 곁은 내 동생 차지가 되었고, 엄마는 더욱 바빠지셨고, 나는 졸지에 울타리 밖으로 던져진 외톨이(?)가 되었다.

이후, 얼마 지나지 않아 내게는 가끔씩 장롱 속에 들어가 숨는 버릇이 생겨났다. 대가족이 함께 지내는 집안에서 나만의 공간이 있을 리 없던 상황에서, 엄마 품과 비슷하게 보호해주는 공간이 필요했던 어린 내가 찾아낸 하나의 방법이었으리라. 야단맞을 일이 있거나 외로움·소외감이 느껴지거나 슬픈 사연이 있을 때마다, 내게 편안하고 안락한 공간을 찾아서 캄캄한 장롱 속이나 계단 밑에 들어가 앉아있길 좋아했던 것이다.

운명적인 인연의 고리는 종종 순간적으로 이어진다. 때가 되면서 좋은 친구를 만났고, 그 인연이 장롱이라는 어둡고 좁은 공간에서 문을 열고 나오도록 나를 이끌었다. 강아지와 노는 게 재밌어 집 밖으로 나왔고, 형들을 따라 이리저리 돌아다니다 좋은 친구들을 몇 명 만난 것이다. 친구가 생기자 딱지치기·구슬치기·비석치기 등 함께 하는 놀이가 재미도 있고, 욕심과 경쟁심으로 열중하다 보니 장롱에 들어갈 시간이 점점 줄어들었다. 어린아이가 홀로 지내는 시기가 길어지면 성격결함 같은 것이 생길 가능성이 커지는데, 이런 계기로 밖으로 나오게 된 것은 참으로 다행스러운 일이었다. 친구들이 생기면서 심적으로도 건강해졌다.

아이들이 몸을 움직여 놀면 몸의 발육이 촉진되고 균형 감각이 좋아진다. 또한, 오감의 기능이 살아나면서 집중력과 통찰력도 길러진다. 예전에는 밖에서 노는 놀이가 대부분이어서 괜찮았지만, 현대의 어린이들에게는 몸을 움직이는 놀이가 전적으로 부족하다. 친구들과 함께 뛰어노는 경험은 현저히 줄었고, 핸드폰·게임기·TV와 비디오 등은 운동이 되지 않을 뿐만 아니라 뇌를 너무 일찍 자극하고 혹사하여 문제를 발생시킨다. 즉, 몸은 허약해지고 신경은 예민해져 점점 더 균형을 잃게 되는 것이다. 부모들은 가능한, 아이들이 몸을 움직이면서 놀 수 있는 환경을 만들어주거나 많이 접하게 해 줄 필요가 있다.

장롱을 찾는 버릇은 그렇게 점점 사라졌지만, 더 성장하면서부터는 산속의 바위틈을 찾게 되었는데, 그것은 어쩌면 장롱의 업그레이드 버전일지도 모르겠다. 그때 우리 집은 도시와 시골의 경계에 위치해 있었다. 조금만 더 가면 대전 시내로 연결되었지만, 집 뒤로 나가서 쭉 걷다 보면 곧 울창한 숲으로 연결되었고, 숲속을 따라 계속 걸어가면 이윽고 산으로 연결되었다. 요즘 말로 하면 '숲세권'[1]이라고 할까? 지금 생각해 보니 나는 아이가 성장하기에 아주 좋은 환경에서 유년기와 사춘기 시절을 보낸 것 같다.

숲속과 산속의 바위틈을 즐겨 찾다 보니 어려서부터 저절로 '자연인'이 되어 버렸다. 자연 속에서 혼자 놀고 스트레스를 풀어내는 것에 일찍부터 익숙해졌고, 후일 산속에서 오랜 기간 혼자 수련하는 여정이 시작된 것도 모두 그런 삶의 흐름에서 비롯된 것이다. 자연은 어린 나의 호기심을 즐겁게 자극하고 답을 주었으며, 청소년기 소년의 내면에서 폭발하는 열기들을 모두 받아주고 치유해 주었다. 나는 자연 속에서 점점 더 깊고 넓고 무한한 생명력을 체험하면서 성장해갔고, 자연은 그렇게 나의 평생 친구 겸 부모이자 스승이 되어 주었다.

1 '숲'+'역세권'의 합성어다. 가까이에 숲 또는 산이 있어서, 자연 친화적이면서도 쾌적한 환경에서 살아갈 수 있는 조건을 가진 주거 지역을 말한다.

03. 몸이 튼튼해진 계기

여섯 명의 형제자매 중 가장 허약했던 내가 건강하게 자라게 된 계기는 바로 자연(自然)이다. 그 시절에는 지금과 달리 장난감들이 별로 없었다. 그러나 봄에는 나물이 지천이었고, 산에는 보물찾기하듯 다양한 모양과 색깔의 버섯들이 여기저기 널려 있었다. 도랑에 나가면 가재·다슬기·도롱뇽·개구리 등 수많은 놀거리가 가득했으므로, 나는 자연 속에서 그들과 어울려 놀면서 자연스레 조금씩 더 튼튼해졌다.

결정적으로 도움이 된 것은 아버지와 형들을 따라다닌 덕분이었다.

나보다 14살이나 많은 큰형은 사냥을 무척 좋아했는데, 큰형 뒤를 쫓아다니다 보면 어느새 이 산에서 저 산으로 이동해 있곤 했다. 영하 10도의 날씨에도 추운 줄 모르고 형을 따라 눈밭을 이리저리 뛰어다니다 보면, 어린 나의 이마에는 땀이 송골송골 맺히고, 머리 위로는 김이 모락모락 피어오르곤 했다.

아버지와의 기억은 여러 가지가 많다.

다양한 사업과 일을 하시던 아버지는 세상사에 회의를 느끼실 때면 낚시를 하면서 여가를 보내셨는데, 그럴 때마다 나를 데리고 다니셨다. 하염없는 시간을 물가에서 보내면서, 낚싯줄을 드리우고 생각에 잠기곤 하시던 아버지의 모습이 아직도 기억에 생생하다.

언젠가 아버지는 우리 집과 가까운 산속의 옛 성터 인근 부지를 구입하셔서 그곳에 작은 토굴 겸 오두막을 지으셨다. 그 주변에는 대추나무·호두나무·복숭아나무 등 과실수들과 온갖 작물들을 심고 농사도 지었는데 이때에도 아버지는 나를 가장 많이 데리고 다니셨다. 나는 궁얼궁얼하면서도 아버지가 시키는 대로 일을 했는데, 결국 이 덕분에 농사짓는 법과 거두는 법을 배우게 된 것이다.

"이건 먹으면 죽는 거야. 저건 먹으면 설사를 하지."

"저건 먹는 약초인데 감기에 좋고, 이건 어른들이 먹는 거란다."

산에 데리고 다니면서 그런 식으로 약초에 대한 상식을 이것저것 가르쳐 주셨다. 아버지는 잘 알아듣지도 못하는 어린 아들을 데리고 다니며 생명작용의 기본을 알려 주셨던 것이다. 어린 나이어서 잘 알아듣지도 못했지만, 그렇게 일러주신 약초에 대한 지식과 아버지의 내리사랑은 훗날 음식섭생 공부의 토대가 되어 주었다.

또한, 당시에는 자연이 무엇인지도 몰랐지만 산속에서는 보이는 곳이 그냥 다 놀이터였다. 매달릴 수 있는 것은 운동기구였으며, 만질 수 있는 것들은 모두 놀잇감이었다. 장난감과 운동기구가 넘치는 요즘과 달리, 여기저기 뛰어다니고 움직이며 놀 수밖에 없는 환경이기도 했다. 그러나 그 속에서 호연지기가 저절로 이루어졌으니 지금 생각하면 이 또한 행운이었다.

인간은 자연 속에서 강해질 수도 있지만 사실은 그 안에서 순식간에 죽을 수도 있다. 자연은 우리를 품어주지만 반면 냉혹한 것도 자연이다. 평화로워 보이지만 그 안에 치열한 싸움이 있다는 것은 인간 세상뿐 아니라 자연도 마찬가지다. 우리에게 많은 것을 주는 고마운 자연이지만 심지어 버섯 하나를 잘못 먹어도 죽을 수 있다. 곳곳에 맹독성을 가진 곤충들이 있고, 독성을 품은 풀과 열매들도 많다는 것 또한 모두 어린 시절 나의 아버지로부터 배운 것이다. 동물의 새끼들이 무리들 속에서, 그리고 어미 품에서 본능적으로 많은 것들을 배워가듯, 나에게도 아버지의 영향이 매우 컸다.

성장

씨 뿌린 후에는
뿌리 내리는 시기를 기다려야 해요
여린 싹은 잘 다스려야 잘 크지요

노란 싹은 잘라버려야
다른 싹이 잘 클 수 있답니다
잔가지는 쳐줘야 큰 재목이 되지요

무럭무럭 자라라
비료를 많이 주면 그만 죽어버려요

필요한 시기마다 농사짓는 것처럼
소년기에 필요한 정서나 자연, 음식이
무엇인지 알아야 한답니다

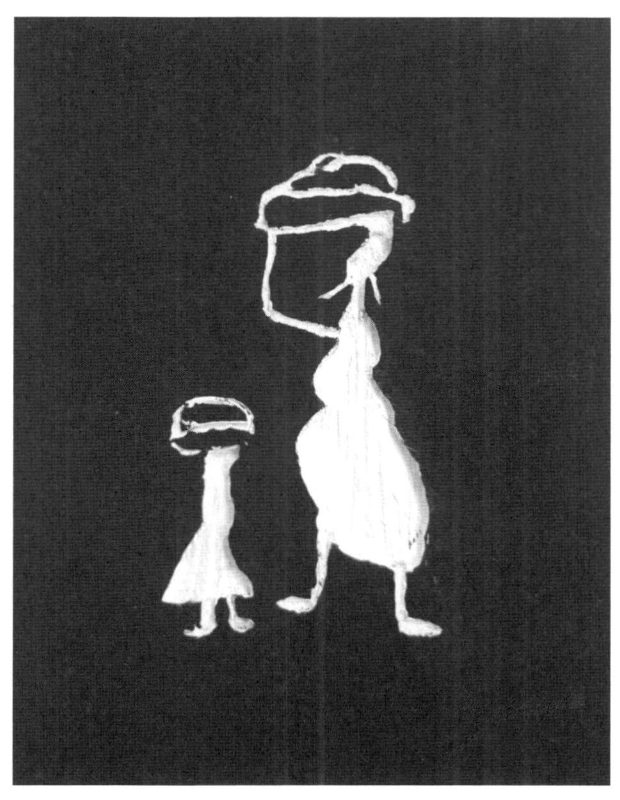

「엄마 따라가요」 – 전각아트 / 나무, 아크릴물감[1]

1 이 책에 삽입된 모든 시와 작품은 아시 선생이 직접 쓰고 제작한 것이다.

모든 것의 시작

04. 인연이 만드는 변곡점

사람의 성격이나 성향은 모두 다르며, 기본적으로 타고나기 때문에 잘 바뀌지 않는다고 한다. 리더십이 뛰어난 사람, 참모 역할이 잘 맞는 사람, 누구와도 잘 어울리는 사람, 뒤에서 말만 많은 사람, 나서기를 좋아하는 사람, 수줍고 조용한 사람…. 하지만, 이런 성격과 성향도 인연에 따라 180도 바뀔 수 있다고 하면, 믿어지겠는가?

앞서도 말했듯 나는 허약하고, 나서기를 꺼리고, 혼자만의 공간에 숨고 싶어 하는 아이였다. 아버지와 형들을 따라다니면서 어느 정도의 변화가 생겼지만, 현재의 나를 있게 만든 극적인 변화는 M이라는 친구를 만나면서부터였다.

초등학교 4학년 때 알게 된 친구 M은 공부도 1등, 운동도 1등이던 친구였다. 장래희망이 올림픽 메달리스트였는데, 이 친구의 특징은 늘상 "된다"고 말하는 것이었다.

"친구야, 잘 될 거야. 우리는 꼭 성공한다. 할 수 있어!"

'친구 따라 강남 간다'고, M과 죽이 맞아 같이 지내면서, 운동을 해야겠다는 꿈이 생겼고, 운동의 재미를 알고 미치도록 빠져들면서 나중에는 적극적인 사람이 되었다는 평까지 듣게 된다. 그는 최고의 친구이자, 멘토이자, 축복이었다. 그와의 우정이 있었기에 성장기에 좋은 친구들을 사귄다는 게 얼마나 중요한지 알게 되었고 그런 친구가 있어야 한다고 힘주어 말할 수 있게 되었다. 같이 갈 '파트너'가 생기고 운동이란 '방향'이 정해지자, 나의 꿈은 점점 커지고 구체화되어 결심으로 발전했다.

"나는 평생 무술의 길을 가야겠다."

목표가 구체적으로 정해졌으니 이제 행동이 필요했다. 내 힘으로 수련비를 벌기 위해 초등학교 5학년 때부터 신문배달을 시작했다. 중학교·고등학교 시절에는 더 발전하여 연탄배달·석유배달 등의 더 고된 아르바이트를 했다. 엘리베이터가 없는 고층 건물까지 짐을 나르고, 막노동 일도 마다하지 않았다. 그러는 동안 연약했던 소년은 점점 단단한 청년으로 바뀌어갔다.

처음에는 공사장에서 시멘트 2포대를 지고 날랐다. 나는 이 노동 일을 수련이라고 생각하기로 했다. 다른 어른 인부들은 하루 일당으로 번 돈을 술과 노름 등으로 소모했다. 나는 차근차근 근력을 높여서, 나중에는 시멘트 10포대를 한꺼번에 나를 수 있게 되었다. 결국, 일머리 있고, 성실하고, 체력이 좋은 나의 일당은 두 배로 올랐다.

이런 과정을 거치면서 만난 다양한 사람들과의 관계는 내 성격도 바꿔놓았다. 까탈스러운 주부도 있었고, 인심이 후한 아저씨도 있었다. 정치인도 있었고 재벌 2세도 있었다. 다양한 삶을 살아온 사람들의 성격에 맞추다 보니 내 성격도 많이 유연해졌다. 필요에 따라 카멜레온처럼 변신하는 방법을 체득한 것이다. 이러한 변화는 이후 외국어·춤·악기·스포츠·무술 공연·강의 등을 계획하고 실행해나가는 데도 무척이나 큰 도움이 되었다.

어떤 변화는 크나큰 시련으로 이어질 때도 있었지만, 일단 시련을 극복해내면 더 크고 좋은 인연으로 이어지면서 나의 운명이 바뀌곤 했다. 세월을 거듭할수록 많아지고 단단해지는 대나무 마디처럼, 매 순간마다 새로운 인연들이 변화의 기회를 안고 찾아왔던 것이다. 사실 내가 선택한 인연이라기보다는 우연[1]하게 다가온 운명적 인연이 많았다. 자연이 그랬고 친구가 그러했으며 이후, 내가 만난 좋은 인연의 사람들이 그랬다.

하지만 친구 M만 해도, 그를 운명으로 선택하고 받아들인 것은 나다. 그랬기 때문에 타고났던 소심한 성향에서 적극적인 지금의 나로 이렇게 바뀌었다고 할 수 있다. 누구에게나 그런 인연과 운명을 이끌어낼 힘이 있다고, 결국 자기 운명은 자기가 바꾸어 가는 것이라고 나는 생각한다.

---

1 우연이 계속 겹치면 그것은 우연일까? 필연일까? 아니면 운명일까? "필연은 우연의 옷을 입고 나타난다." – E.H. 카(역사학자)

05. 자연은 나의 스승

내가 중학생 때, 아버지는 산속에 장만한 부지에 토끼·염소들을 키우기 위한 토굴 같은 오두막을 만드셨고 양봉도 하시는 등 많은 일을 하셨다. 나는 우물 파는 일도 돕고 함께 토굴을 파기도 했는데, 아버지께서 시키는 일이라면 궁시렁거리면서도 형제들 중에서 제일 많이 틈만 나면 도와드리곤 했다.

방학이 되면 나는 토끼나 염소들이 잘 지내나 확인도 할 겸 매일 그곳에 가서 수련도 하면서, 산을 마치 제집처럼 드나들었다. 그렇게 일하면서, 또 산길을 왔다 갔다 하면서, 나의 몸은 점점 더 건강해졌고 예민했던 신경들도 안정되어갔다. 그 산의 정상에는 오래된 성터가 있었고, 그 너머로는 대천 댐의 강줄기가 보였다. 머지않아 그곳은 나의 '아지트'가 되었다.

산을 계속 오르내리면서 열매도 많이 따먹었는데, 그러다 보니 나무에 자주 오르내리게 되었고, 나중에는 나무타기가 나의 특기가 되었다. 늘 이 나무에서 저 나무로 풀쩍 풀쩍 뛰어다녔고, 그러다 보니 나중에는 원숭이처럼 잠도 나무 위에서 자게 되었으며, 주변의 날짐승들처럼 점점 '날쌘돌이'가 되어갔다.

한편, 으름·산딸기·머루·다래 등 각종 산열매[1]와 아버지가 심어 놓으신 감나무·밤나무에서 열리는 감과 밤, 산속 텃밭의 감자·고구마 등 먹을 것은 지천이었다. 또, 야생토끼 등 키우던 동물로부터 단백질 공급까지 받으니 체력은 날로 더 좋아졌다.

그렇게 자연에서 생활하면서 산속 음식을 먹으며 살다 보니, 차츰 주변에 자주 보이는 노루·삵·담비·여우 같은 동물들이 눈에 들어오기 시작했다. 지나다니는 사람들이 거의 없어서인지, 오두막 주변에는 그런 동물들이 자주 나타났기 때문이다. 처음에는 어린 마음에, 동물들은 병원도 없는데 어떻게 사는지 등등 여러 가지가 몹시 궁금했다. 심지어 화장지도 없이 어떻게 볼일을 보는지, 누가 먹을 것을 주지도 않고 무엇을 먹어야 한다고 가르쳐주지도 않는데 어떻게 살아가고 있는지, 그런 것들도….

깊은 연구를 하거나 큰 발견을 한 것은 아니었지만, 관심을 갖고 동물들을 자세히 살펴보니 답이 저절로 나왔다.

'아, 동물들은 모든 것을 본능적으로 알고 있구나. 자연 속에 있으면 저절로

---

1 으름: 으름넝쿨의 열매를 말한다. 항염작용이 뛰어난 약재로 알려져 있다.
산딸기: 다양한 비타민과 미네랄이 많다고 한다. 항산화 성분과 소염성분이 풍부하다.
산머루: 각종 미네랄·유기산·비타민 성분들이 많다. 심장을 튼튼하게 하고 관절을 부드럽게 만들어주는 효능이 있고 안토시아닌이 많다.
다래: 면역과민반응의 개선을 돕고 몸의 열을 내려준다.
토끼고기: 비장을 튼튼하게 해주고 열을 내려주며 특히 남성에게 좋은 음식으로 알려져 있다.
어렸을 때, 자연 속에서 친환경·유기농·무농약의 야생열매·약재·단백질을 많이 섭취했기 때문에, 후에 더욱 건강한 몸이 되었을 것이다.

본능적으로 무엇을 해야 하는지, 무엇을 먹어야 하는지 저절로 알게 되는 것이구나.'

그 후의 일이지만, 나는 자연 속에서 자연의 법칙에 따라 살아가는 것은 동물뿐만이 아니라는 것을 알게 되었다.

'산천초목이나 태양·달·별·구름·바람… 이 모든 것들이 전부 살아 움직이는 에너지구나! 이런 에너지들이 서로 조화롭게 만나고 어울리면서 사는 것이 자연이네. 그렇다면 사람도 자연의 일부니까 사람과 사람이 만날 때도, 사람과 자연이 만날 때도 조화롭게 만나야 서로 이롭겠구나.'

그렇게 자연 속에서 나는 하나씩 하나씩 깨우쳐갔다. 결국 인간도 동물처럼 자연의 품에서 살아가고 있음을 저절로 알게 된 것이다.

06. 치유 능력이 나타나다

산에서 동물들을 지켜보다 보니 이들의 생활에도 관심이 생겼다. 가만히 보니까 서로 장난을 치면서도 한편으론 냄새 맡고, 입 맞추고, 비비고, 핥아 주는 동작도 많았는데, 나는 이러한 터치가 혹시 서로를 치유해주는 것은 아닐까 하는 생각을 한 적이 있다. 왜냐하면 꼭 이러한 이유 때문은 아니었겠지만, 청소년 시절인 이때부터 아는 사람 중에 아픈 사람이 있으면 나도 모르게 그들의 아픈 곳을 만져주는 경우가 자주 생겼기 때문이다.

운동을 하다 보면 넘어지고, 떨어지고, 다치는 일이 다반사다. 그런데 이런 일이 생길 때마다 나는 친구나 선후배의 아픈 곳으로 저절로 손이 가서 어루만져주곤 했는데, 이때마다 좋은 칭찬을 듣곤 했다.

"야, 니 손이 닿으니까 안 아프다, 훨씬 좋아졌어. 금방 낫겠다."

이런 능력은 지압으로 발전하였는데, 군대에 가서는 일종의 '특기병'이 되었다. 군대 내에서도 소문이 나면서 나중에는 사단장급 장성들에게 불려가는 경우가 많아져서, 영관급 장교들에겐 차례가 안 돌아갈 정도가 되었다. 나의 고객(?)인 장성들 중에는 후일 대통령이 된 사람도 있었다. 그때, 아직 어렸던 나는 속으로 많이 떨렸었다. 겉으론 씩씩했지만.

알게 모르게 조금씩 향상된 나의 치유 능력은 이후 침술과 활법·카이로프랙틱·뜸·부항·기공·족부 마사지·따주기 요법 등을 차례로 배우면서 점점 더 정교해지고 전문화되었다. 이러한 능력 덕분에, 아픈 사람들을 더 많이 만나게 되면서 적용 범위가 더 넓고 더 깊어졌다.

아픈 사람은 제각기 아픈 부위가 다 다르고, 그러므로 대응방법도 다 달라진다. 발목이 삐어 아픈 사람은 어혈을 뽑아주니 낫고, 몸이 차서 아픈 사람은 뜸을 떠서 열을 올려주니 낫고, 심적으로 우울한 사람은 옆에서 조용히 들어주며 따뜻한 말을 해주었더니 아픈 상처가 풀어졌다. 무기력한 사람은 같이 놀아주면서 웃게 하니까 좋아졌고, 자살 충동이 심했던 사람은 죽을 만큼 힘들게 함께 다니면서 에너지를 쓰게 하니까 다시 살고 싶어 했다. 화가 쌓여있는 사람은 몸을 움직이고 소리를 지르게 하여 참았던 것을 뿜어내게 하니 주저앉아 실컷 운 뒤 가슴이 뻥 뚫리게 되었고, 영양과 수분이 부족한 사람은 함께 먹으면서 넌지시 일러주었더니 이를 실행하면서 건강이 회복되었다.

이런 과정을 거치면서 '관심'이 때론 '의술'보다 더 효과적인 치유 방법이 될 수 있다는 것을 알게 되었다. 이것은 '터치', 즉 따뜻한 손길로 아픈 곳을 풀어주면 이 과정을 통하여 사랑과 정성을 담은 기운이 전달되어, 상대방의 아픈 부위가 일정 부분 치유가 된다는 사실이었다. 희생과 배려는 차곡차곡 쌓여서 결국은 희망의 불씨로 살아나는 법이다.

또한 사람마다 '그때그때 필요한 것이 다 다르다'는 것이 매우 중요하다. 그런데 아픈 사람은 정작 자기에게 필요한 것을 잘 모르는 경우가 많더라. 때로는 지나고 보니 어떤 것이 필요했다는 사실을 뒤늦게 깨닫는 경우도 있었다. 작은 에피소드를 하나 소개해 본다.

수년 전에, D라는 사람이 나를 찾아왔다. 그 사람은 예전에 발목을 삐어 무척 아파하는 것을 낫게 해준 적이 있던 사람이다. 당시 그는 발목이 좋아지자마자 바로 힘든 노동일을 마구 했는데, 그 결과 발목이 많이 붓고 몸살이 나게 되면서, 나 때문이라며 한바탕 큰소리를 지르고 화를 내며 소동을 부렸던 사람이다.

"선생님, 죄송합니다. 제가 그때 너무 제 생각만 했습니다. 고쳐주신 것은 선생님이고 악화시킨 것은 전데, 제가 그때 뭣도 모르고 괜히 화만 냈습니다. 지나고 나서 생각해 보니 제가 잘못했고, 부끄러운 마음이 들고, 후회가 됐습니다. 많이 늦었지만, 지금이라도 사과를 드리니 부디 용서해 주시기 바랍니다."

D는 그 일이 일어난 지 10년도 넘은 후에 찾아와서, 진심으로 사과를 했다. 당연히 나는 그 사과를 받아주었다. 배려와 희생의 마음은 결코 헛되지 않다는 것을 증명해 준 경우다. 언제나 한결같은 마음으로 행동하고, 한결같은 마음으로 나의 길과 나의 삶을 스스로 선택하라. 삶의 모든 과정은 선택의 연속이지만, 한결같은 마음으로 선택한다면 좋은 결실을 얻을 수 있을 것이다.

수행이 점점 깊어지면서, 나는 나에게 크나큰 고통을 안겨 주었던 사람까지도 용서할 수 있는 힘이 생겼다. 나중에 소개하겠지만, 필리핀에서 어린 후배(나)에게 사기를 치고 미국으로 도망간 선배를 뉴욕에서 만나 밥을 사주고 돌아온 일이 있다. 지금보다 더 잘 살기를 기원해 주면서… 일은 이미 벌어졌고, 시간은 흘렀고, 나는 이제 그때의 수준을 넘어섰으니까. 당시 그 사람으로 인한 고생과 고통이 너무나 심했지만, 한편으로 그것은 나를 성장시킨 커다란 계기가 된 것도 사실이다. 그날, 나는 오랫동안 내 마음속에 뭉쳐있던 응어리를 스스로 내려놓았고, 그래서 그 날의 카르마로부터 진정 자유로워졌다.

이런 다양한 경험은 후일 내가 일반적인 몸과 마음의 치유, 즉 운동 치유·음식 치유·명상 치유·영성 치유 등을 행할 수 있는 뿌리가 되었다. 그렇게 나는 치유전문가가 되었다.

07. 꿈과 희망을 찾아 서울로

어렸을 때 친구들과 지냈던 이야기를 좀 더 해보려 한다.

초등학교 5학년 시절, 우리의 우상은 손기정 선수였다. 그 당시 라디오에서는 손기정 선수가 주인공인 드라마를 인기리에 방송하고 있었는데 우리는 이 드라마에 푹 빠졌었다. 손기정 선수는 잘 알다시피 일제 강점기 베를린 올림픽의 마라톤 우승자이며, 일장기 말소 사건으로도 유명한 역사적 인물이다.

앞서 이야기했던 공부도 잘하고 운동도 잘했던 친구와 나, 그리고 또 다른 친구 한 명은 손기정 선수의 이야기를 하면서 어느 날 함께 '도원결의'를 했다.

"우리도 이다음에 꼭 국가대표가 돼서, 올림픽에 나가 금메달을 따자!"

요즘 한국의 청소년들이 연예인·유튜버·건물주를 유망 직종으로 꼽듯이, 그 당시 우리의 꿈은 올림픽 금메달리스트였다. 도원결의 후, 우리 삼총사 친구들은 그 꿈을 이루기 위하여 새벽 5시에 일어나 신문을 돌렸다. 스스로의 힘으로 도장에 등록할 비용을 마련하는 것부터 시작하고자 한 것이다. 추운 겨울 영하의 날씨 때문에 동상에 걸려 손톱·발톱이 온전한 것이 없을 정도까지 되었지만 의지 하나만은 대단했다.

그렇게 시작한 수련은 날이 더해가자 조금씩 빛을 발하기 시작했다. 순발력과 지구력 등 기초 체력이 점점 좋아지면서, 달리기에서는 발군의 실력을 발휘하기도 하였다. 이후, 철봉·씨름·핸드볼·축구·기계체조·복싱·합기도·태권도·검도·유도·무에타이·봉술, 나중에는 골프[1]에 이르기까지 대부분의 운동을 섭렵했다. 거의 '운동의 달인'이 되었다고 할 정도였다.

하지만 모든 것을 모두 최고로 잘할 수는 없었다. 범위를 조금 좁혀야 했다. 여러 가지 운동 중에서는 아무래도 무술이 제일 멋있었다. 나의 영웅은 이소룡과 성룡으로 바뀌었고, 나는 무술고수가 되기 위해서는 목숨이라도 바치겠다는 각오로 무술을 열심히 수련했다.

그러던 중, 약간의 변화가 찾아왔다. 아직은 어린 마음이었지만, 어떤

1 필리핀에서 잠시 골프를 했었다. 운동신경이 좋았으므로 당연히 매우 잘했으나 특별히 흥미롭다거나 하지는 않았다. 역시 각자에게 더 재미있거나, 더 적합한 운동이 따로 있는 것 같다.

운동을 하든 기초체력과 기술적 능력을 키워줄 수 있는 스승과 정신적 스승을 만나야 한다는 생각에 서울행을 택한 것이다.

"일단, 무조건 서울로 가자! 그래야 죽이든 밥이든 될 게 아닌가!"

서울에서 고생할 때의 나는 이미 단순한 수련생이 아니라, 사범으로 돈을 벌면서 수련하는 위치였다. 그러나 그 시절은 많은 월급을 주면서 사범을 채용하는 것이 아니라 그야말로 '의리'를 중시하던 때였다. 쥐꼬리만 한 보수, 요즘 말로 하면 '열정페이'였지만 그런데도 기꺼이 견디면서 수련에만 몰두했다. 나뿐 아니라, 당시 수련을 하던 사람들은 정말 운동에만 미쳐 있었기 때문에, 운동만 할 수 있다면 다른 것은 아무것도 따지지 않았다. 못 먹고, 못 입고, 못 자고… 무척이나 열악한 환경이었는데도 그때는 왜 그렇게 좋았는지 모른다. 지금 생각해보면 거의 미친 짓이었다. 하하하.

나이가 들면서 차츰, 무작정 하는 고생은 무지한 것이라는 것을 알게 되었다. 무지하면 힘들게 고생하는 경우가 많다. 안 해도 될 것을 하는 경우가 종종 생기기 때문이다. 하지만 장기적으로 보면 이렇게 무지한 것도 도움이 된다. 노력의 대가를 믿으며 몸으로 체험하면 결국은 모두 피가 되고 살이 되기 때문이다. 책으로 배우는 것도 도움이 되겠지만 실제로 체험하면서 배우는 것과는 천지 차이다.

그런 노력의 결과로 1979년(19세)에는 합기도 종로수련원의 수석사범이 되었고, 1982년(22세)에는 국제합기도대회의 우승자가 되었다. 첫 번째 작은 꿈을 이룬 것이다. 그리고 이것이 계기가 되어 나중에 약관의 나이에 외국(필리핀)으로 나갈 기회가 주어지게 된다.

춥고 배고프고 힘들어도, 좋아하는 것에 미쳐서 꿈과 희망을 이루어 가는 청년, 나의 10대는 그런 모습이었다.

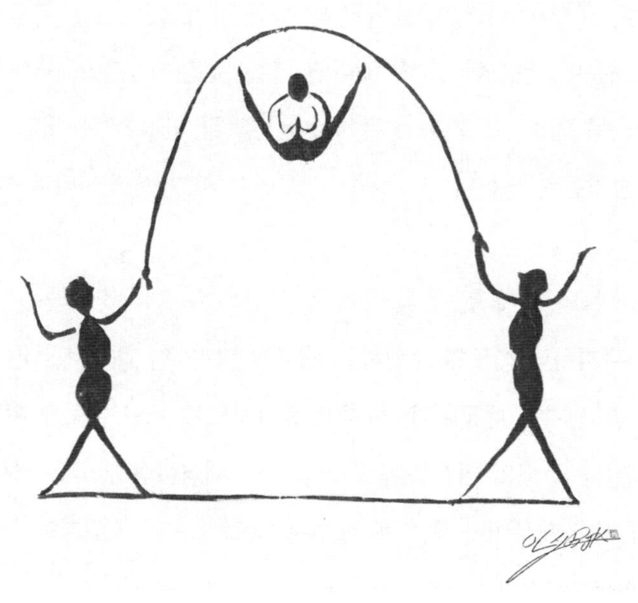

『삼총사』 – 전각아트 / 나무, 아크릴물감

· 어린 시절을 회상하면서 만들어진 작품이다.
· 잊을 수 없는 그리고 일찍 하늘나라로 간 친구를 떠올리면서…

08. 산속 체험과 동굴 수련

산 정상에 서서 아래를 내려다보면 전체가 훤히 내려다보인다. 지금의 위치에서 돌아보면, 나도 스스로 꿈꿔왔던 것들을 하나씩 삶 속에서 이루어 가며 살아온 것 같다. 나는 10대 때 산속 깊은 곳에서, 심지어 동굴에서 지내던 때가 있었다. 그 시절 나에게 있어 산속에서의 생활이란 말하자면 하나의 '로망' 같은 것이었다. 흙냄새 가득한 곳에서 산다는 건 어떤 건지, 동물들은 어떤 생활을 하는지 등이 궁금했었다. 진정한 도인의 삶은 속세를 떠나 자연에 묻혀서 동물들과 함께 사는 것이라고 생각하던 발랄한 시기였다.

산에서, 특히 깊은 산속의 동굴 같은 데서 지내려면, 먼저 불을 피우고 연기를 피워야 한다. 연기가 나게 해서 먼저 살던 동물의 냄새를 없애야 더 큰 동물의 기습공격을 피할 수 있기 때문이다. 그 속에서 생쌀을 씹고 솔잎을 먹으며 수련을 했고, 그러다가 허기가 지면 물로 배를 채웠다. 사실 에너지가 넘치던 나이에 생쌀로 생식을 하면서 산다는 것은 쉬운 일은 아니다. 쌀과 솔잎뿐만 아니라, 늦가을에는 곤충과 개구리도 가끔 잡아 구워 먹곤 했다. 그렇게 무술고수의 꿈을 꾸면서 '산속의 무법자'로 살았던 기억이 가끔 떠오른다.

내가 머무르던 곳은 제대로 된 큰 동굴이라기보다는 비나 이슬을 겨우 피할 정도의 작은 곳이었다. 이불은 당연히 없고, 맨바닥에서 비닐과 신문지 몇 장으로 지내던 동굴 속 생활은 힘들었지만, 밤하늘에 가득한 초롱

초롱한 별들을 바라보고 있노라면 혼자 있어도 정말 행복했다. 그러나 때로는 담비 같은 동물들이 동굴 앞을 서성이기도 했고, 멀리서 간간이 들려오는 삵이나 여우·늑대 같은 동물들의 울음소리에 본능적으로 잠을 설치곤 했다.

지금 생각해 보면, 그때 비록 큰 깨우침은 없었지만 고행이 뭔지는 작게나마 체험했다. 어떤 역경에서도 포기하지 않고 일어설 수 있는 내면의 힘을 키우는 수련을 한 것이다. 쌀 한 말이 떨어지기 전에는 내려가지 않기로 결심한 후, 자신과의 약속을 무사히 지키고 하산할 때마다, 어린 마음에도 무척 흐뭇했다.

어느 해인가 하산 전 마지막 밤에, 나는 하마터면 높은 나무에서 떨어져 죽을 뻔했다. 하룻밤이 한 달을 가는 것처럼 느껴지는 길고 긴 밤들을 새울 때면, 나무 위에 얼기설기 나뭇가지들을 올려놓고 그 위에 낙엽을 깔고 비닐을 덮고 앉아서 지내곤 했다. 그 날도 별들을 보면서 나무 위에 앉아 있었는데, 깜빡 졸다가 그만 아래로 뚝 떨어진 것이다. 그 떨어지는 순간에 무의식적으로 낙법을 구사한 내공[1]이 있었기에 별로 다치지는 않았지만, 지금 생각하면 식은땀이 나는 사건이었다. 하지만 결과적으로는, 그만큼 몸이 단련되었다는 증거가 되었기에 오랫동안 뿌듯해했던 기억이 난다. 그 시절의 나는 무척이나 모험심이 강했던 것 같다.

---

1 내공(內功)이란 오랜 경험과 수련의 축적으로 다져진 힘과 기운을 말한다. 깊은 경지에 이르면 몸이 알아서 주어지는 상황에 저절로 반응한다. 내공을 쉽게 말하면 '끝없는 연습의 결과'라 해도 좋겠다. 내공은 타고난 자질에 따라 소요 시간, 성장의 폭에서 큰 차이를 보인다.

젊은이들에게는 특히 살아있는 체험이 중요하고 필요하다. 나는 성장기의 청소년들이 나처럼 자연 체험을 많이 하기를 바란다. 어떤 아메리카 인디언 부족들은 특정 나이가 되면 깊은 산속의 나무에 묶어두고 며칠을 견디게 하는 성인식 문화를 가지고 있다. 그것은 젊은 시절에 자연 속에서 체험을 하면서, 어느 경계를 넘으면, 두려움도 없어지고 자신의 미래에 대한 꿈과 비전을 조상과 자연으로부터 받게 된다는 믿음이다. 나도 자연 속에서 생활하면서 정말 많이 배웠다. 특히, 자연 속에서는 우리의 몸이 자연적으로 치유가 된다는 것을 절실히 체험했다. 자연 속에서 숲과 동물을 이해하고 가꾸어 가는 것은 더불어 함께 생명을 이어가는 행위인 것이다.

동물들은 인간과 달리 사색이나 명상을 하지 않는다. 동물들은 주어진 환경 속에서 그냥 있는 그대로 살다가 죽는다. 하지만, 인간은 생각하고 명상한다. 뇌를 발달시키고 문화를 일으켜 안전해진 덕분에 생각할 여유가 생긴 것이다.

'나는 어떻게 이 자리에 있고, 또 이후에는 어떻게 될까?'
'나는 누구인가?'

해답을 찾으려면 동굴이 필요할 수 있다. 명상이 필요할 수 있다. 동물적인 본능 속에 답이 있을 수 있다. 그래서 예로부터 많은 사람들이 조용한 산에 들어가 동굴처럼 좁고 작은 곳에서 명상을 원한다는 것을 알게 되었다. 지혜는 자연과 전통에서 비롯되는 경우가 많다.

첫 번째 시련

09. 운명적인 장소

언제부턴가, 대청호수가 한눈에 내려다보이는 성터 부지는 나만의 장소가 되었다. 어린 시절부터 청소년 시절까지 운동과 무술을 익히고 연습한 바로 그 공간이다. 그곳은 다양한 체험을 통해 나를 성장시켜준 행운의 장소였다. 그리고… 운명적인 장소였다.

그곳에서 아버지와 함께, 또는 시키시는 대로 일을 하고 배우면서, 작은 거처를 만들었다. 큰 바위들 사이에 흙벽돌로 토굴 같기도 하고 움막 같기도 한 것을 만들었는데, 그곳이 나의 아지트가 된 것이다.

점점 체력이 좋아지자, 크고 작은 나무들을 운동기구 삼아 오르내리기를 반복하면서, 따로 스승도 없이 나만의 수련을 하기 시작했다. 사실, 그곳에는 까딱 잘못하면 크게 다치거나 죽을 수도 있는 위험이 사방에 가득했다. 당시의 나는 운동의 단계를 벗어나 이미 무술의 세계로 들어가 있었다. 더 깊은 수련을 하기 위하여 생쌀·생식·콩·나물 등으로 버티면서 산속에서 혼자 몇 개월씩 지내곤 했다. 그러면서 세계적인 무술지도자의 꿈을 키워갔다. 내 나이 18세였다.

보름달이 뜰 때면 모든 동물과 식물들은 번식을 위해 왕성하게 에너지를 발산한다. 달빛을 받는 내 몸에서도 건강하고 왕성한 기운이 느껴졌다. 그동안 수많은 스포츠와 여러 무술을 두루 수련해왔고 음식 섭생까지 조절해왔기 때문에 나의 몸에는 독이 없었고, 온몸의 근육은 균형이 잡혀있었고, 관절과 뼈는 유연하고 단단했다.

그러던 어느 날, 다른 때처럼 성터의 절벽에 서서 주변의 썩은 나뭇가지를 발로 차서 떨어뜨리는 수련을 하고 있었다. 그런데, 그만… 앗! 발을 헛디디면서 순식간에 몸이 낭떠러지 아래로 떨어졌다. 더 큰 문제는 추락하면서 바닥에 있는 바위의 뾰족하게 솟아오른 부분에 척추뼈가 그대로 부딪힌 것이었다. 그 순간 엄청난 고통과 함께 내 몸에 큰 사고가 났음을 직감했다.

'이제 불구가 되겠구나.'

그런 생각과 함께 의식을 잃었다가 산속 저녁의 어둠 속에서 선뜩한 한기를 느끼며 정신이 들었다. 그런데 아무리 용을 써 봐도 누운 상태에서 일어설 수가 없었다. 하반신에 느낌이 없었고, 허리에는 죽을 것 같은 고통이 밀려오는데도 다리에는 아무런 감각이 없었다. 어찌 된 일인가? 생각해보니 바위의 뾰족한 부분이 척추의 신경을 건드리면서 문제가 생겼고 그래서 하체의 감각을 잃어버린 것이라는 판단이 들었다.

10. 아무도 없고, 아무도 모른다

'큰일 났다! 이제 어떻게 하지?'

'내가 여기 혼자 있는 것도, 떨어져 다친 것도 아는 사람이 없는데….'

'여기서 이렇게 죽어도 아무도 모르겠구나….'

수많은 생각이 떠오르면서 머릿속이 아득해졌다. 그런데 그곳에서 한 200m만 가면 우리 토굴집이 있었다. 우선 그곳으로 가야 한다는 걸 본능적으로 알아차렸다. 일어나 앉을 수도 없고 서서 걸을 수도 없었지만, 상체의 힘으로 어찌어찌 기어갈 수는 있겠다는 생각이 들었다. 그냥 넋 놓고 있다가는 여기서 죽겠구나 싶어서, 감각이 없는 다리를 질질 끌면서, 죽기살기로 기어가기 시작했다.

다리에는 아무 감각이 없었지만 허리에서 느껴지는 그 지옥 같은 통증을 참으며, 200m의 산속을 마치 20km를 가는 것처럼 아주 느리게 가다 쉬다를 반복하며 나아갔다. 울퉁불퉁한 산길을 포복으로 기어가느라 팔꿈치가 다 벗겨지고 피투성이가 된 채 겨우겨우 토굴집에 도착했다.

드디어 안으로 들어가는 데까지 성공했다. 그리곤 또다시 기절해 버렸다. 얼마나 지났을까… 온몸을 감싸는 냉기에 다시 정신이 들었다. 점점 차가워지는 하체에 문제가 있다는 생각이 들었다. 비몽사몽 간에 이제는 하체뿐 아니라 온몸의 감각이 점점 더 흐릿해 갔다.

다음 날 다시 의식은 깨어났으나 몸의 윗부분만 움직일 수 있다는 사실을 알게 되면서 절망감에 휩싸이기 시작했다. 당시의 나는 친구 집이나 산속에서 며칠씩, 때론 몇 달씩 수련한다고 왔다 갔다 하면서 지내고 있었다. 가족들은 내가 연락이 뜸해져도 그러려니… '저러다 또 홍길동처럼 동에 번쩍 서에 번쩍 나타나겠지…'하며 별로 걱정도 안 하던 시절이었다.

'아직 창창한 청춘인데… 여기서 그냥 이렇게 죽는 건가?'
'한두 달 동안 아무도 여기에 안 오면 어떻게 하지? 그때까지 버틸 수 있을까?'

그야말로 '오만가지' 생각들이 떠올랐다. 당연히 핸드폰도 없던 때였고 또 산중이라 지나가는 사람도 없었고, 내 몸은 초응급상황이지만 연락할 길이 없음을 떠올리자 다시 공포가 밀려왔다. 그러다 현실로 돌아오면 다리에는 감각이 없었고, 허리가 끊어지는 것 같은 고통 때문에 기절했다가 다시 정신이 들기를 수없이 반복하며 그렇게 3일이 지나버렸다. 꼬박 굶은 채로… 하지만 한 가지는 분명했다.

"대책을 세워야 한다. 그리고, 이제 정신줄을 놓으면 안 된다."

11. 무조건 일어나야 해!

움직일 수가 없었으므로 3일을 생으로 굶어버린 건데, 그러고 나니 신기하게도 점점 통증이 줄어들었다. 포복으로 기어가느라 생겨난 다친 팔의 염증들도 저절로 없어져 갔다. 그리고 3일을 얼결에 단식을 하고 나니, 정신은 더욱 맑아져서 어떻게든 무조건 일어나야 한다는 일념만 가득할 뿐 공포감과 잡념들은 모두 사라졌다.

비록 움직일 때마다 통증 때문에 허리가 칼로 찌르듯 아팠지만 그래도 추락 직후의 지옥 같은 통증은 아니었다. 곰곰이 생각해본 결과 척추의 뼈와 뼈 사이의 신경이 눌려서, 다리로 내려가는 신경에 문제가 생긴 것이고, 그래서 하체가 마비된 것이라는 판단이 들었다. 그렇다면 감각이 살아있는 상체를 어딘가에 매달려 운동을 해서 순환을 시키고 힘을 키우면, 하체까지도 에너지가 돌고 순환이 되면서 어쩌면 치유가 될 수도 있겠다고 생각했다.

'그래, 해 보는 거야! 할 수 있어!'

나는 상체를 아주 조금씩 서서히 그리고 적극적으로 움직이기 시작했다. 호흡과 함께, 토굴 안에 있는 돌로 된 턱이며 선반 같은 것들에 몸을 기대거나 매달렸다. 통증을 참으면서 하는 동작들을 마치면 진땀이 줄줄 흐르고 탈진하기 일쑤였지만, 그렇게 운동한 후에는 극심했던 허리통증이 아주 천천히, 조금씩 줄어들었다. 그렇게 계속한 '나 홀로 재활운동'은 정말로 효과가 있었던 것이다. 날이 갈수록 통증은 서서히 감소하였고, 이와 더불어 하반신의 마비도 조금씩은 풀어지는 것이 느껴지기 시작했다. 살살 움직일 수 있게 되자 토굴집 안에 보관해 두었던 생쌀 등을 씹어 먹을 수 있었고, 그나마 곡기가 들어가고 힘이 생기면서 체력도 회복되기 시작했다. 이제는 살 수 있겠다는 생각이 들었다.

20일! 무감각했던 발가락 끝의 감각이 다시 느껴지는 때까지는 장장 20일이 걸렸다.

지금 돌이켜 생각해보면, 그때 살아난 것은 단식과 정신력의 결과였던 것으로 생각된다. 동물들은 몸을 다치거나 아프면 그저 굶는다. 사냥을 못 하게 되니까 도리 없이 굶을 수밖에 없겠지만 아마도 이것은 자연 속에서 살아남기 위한 본능적인 행동일 수 있다. 단식을 하면 신체 내부에서 위급 상황을 인지하고 몸 안에 축적된 생명에너지를 변환시켜 사용한다. 나에게도 이 에너지가 작동되었던 것 같다. 거기에 긍정적인 생각이 더해지자 자연치유력이 극대화되면서 몸 상태가 회복되기 시작한 것이었다. 젊고 건강했던 육체가 큰 몫을 했음은 물론이다.

이때부터 나에게는 단식하는 습관이 생겨났다. 음식을 잘못 먹었을 때 등 내 몸의 컨디션이 안 좋을 때, 나는 1~3일까지 단식을 한다. 그러면 다시 몸이 맑아지고 원래의 몸 상태로 회복된다. 단식과 절식은 동물들로부터 배운 최고의 섭생법 중의 하나다.

12. 드디어 집으로 돌아가다

나는 다행히도 그동안의 무술 수련을 통해서 절대로 포기하지 않는 근성을 키웠다. 또한, 미래를 설계하고 큰 그림을 그리는 법도 배웠다. 목표를 달성하기 위해서는 먼저 현재 상황을 파악한 뒤, 전체적인 구상을 해 굵직한 항목으로 뼈대를 만들고, 그것을 기준으로 다시 세부적인 것까지 그림을 그리듯 설계를 하는 것이 좋은 방법이다.

살아났다는 생각에 안도는 했지만 내 힘으로 산을 내려갈 정도로 회복되려면 상당한 시간이 필요하다는 것을 나는 알았다. 그래서 조급하게 생각하지 않고 매일매일 내 몸의 상태를 체크했다. 그리고 회복에 필요한 조치를 생각하고 실행하면서 내 몸을 스스로 치유해 나갔다. 움직일 수 있는 범위를 조금씩 늘리고, 활동량도 조금씩 더 늘려나간 것이다.

이런 와중에 한 가지 즐거움이 있었다면 그것은 바로 동물을 관찰하는 것이었다. 사람은 아무도 오지 않았지만 산새와 작은 동물들이 토굴집 앞을 왔다 갔다 했다. 살아있는 생명이 가까이 있다는 것은 그 자체만으로도 위안이고 즐거움이었다.

이 상황에서 할 수 있는 것이 별로 없었으므로 나는 동물들의 움직임에 대하여 점점 더 자세하고 정교하게 관찰하게 되었고, 그것은 어느새 연구하는[1] 수준으로까지 발전했다. 집중해서 보니, 그들은 네 발로 걸을 때 엇박자 걸음걸이로 중심을 잡고, 척추뼈도 부드럽고 자연스럽게 움직였는데, 이에 따라 뱃속의 내장(5장6부)도 설렁설렁 움직이는 것이 보였다.

"아, 이런 운동이 소화도 촉진시키고 에너지도 잘 순환시키겠구나."

이렇게 해서 바로 따라 하게 된 '동물처럼 네 발로 걷기' 수련은 나의 다친 허리를 서서히 치유하는 데 많은 도움을 주었다. 계속하자, 확실히 회복되는 것이 느껴졌다. 그 결과 드디어 앉게 되었고, 일어서고, 발걸음을 뗄 수 있게 되었다.

'동물걷기' 수련과 다른 여러 가지 운동 처방의 단계를 차츰 높여 정말 죽기 살기로 재생 훈련을 한 지 3개월 정도 되었을 때, 나는 드디어 산을 내려가기로 결심했다. 이 정도면 걸어서 집까지 충분히 돌아갈 수 있다는 자신이 생긴 것이다. 그리고는 스스로의 힘으로 산을 내려왔다.

드디어, 저 멀리 우리 집이 보였다. 뜨거운 눈물이 저절로 흘러내렸고 나는 잠시 멈춰서 눈물의 흔적을 지운 후 집으로 들어갔다.

---

1 나의 장점 중 하나는 문제를 냉철하게 관찰하고, 끈기있게 연구한다는 점이다. 나 역시도 처음에는 당황한다. 그런데 다른 사람들과의 차이는 계속 당황하지 않고, 절대 패닉에 빠지지 않고, 생각을 거듭하여 어떻게든 그 안에서 길을 찾는다는 점이다. 내가 평생 동안 겪은 다양한 시련을 극복한 배경에는 이러한 일관된 나만의 철학 아닌 철학이 있었다. 당황하지 말고, 똑바로 보고, 생각하고, 연구하라. 그러면 길이 나타날 것이다.

"왔니? 너무 오랜만이네, 잘 지냈어? 에구, 연락 좀 하고 살아라."

가족들은 내가 산속에서 혼자 생사를 오가는 '지옥의 체험'을 하고 돌아온 것이라고는 상상조차 못 하고 있었다. 운동하다 다치는 것은 흔한 일이었기에, 나도 긴말은 하지 않고 간단히 답했다.

"응, 그동안 계속 산속에 있었어. 수련하다 조금 다치기도 했고. 그래서 연락을 못 했지."

지금까지도 우리 가족들은 나로서는 절대 잊을 수 없는 그 첫 번째 시련의 스토리를 자세히 모른다. 그저 옛날에 산에서 운동하다 허리를 좀 다친 적이 있다는 정도만 알고 있다.

하마터면 죽을 뻔한 사건에서 탄생하게 된 나의 '동물걷기' 수련법은 이후 더 많은 연구를 거치면서 다듬어지고 발전하여 지금은 하나의 체계적인 수련법이 되었다. TV 방송에도 여러 차례 출연하여 알리게 된 호보법(호랑이걸음 걷기 수련법)을 비롯하여 뱀·학·독수리 등의 '동물수련법'과 '동물 요가'가 그것이다. 이 수련법은 나뿐만 아니라 다른 많은 아픈(특히 허리) 사람들의 치유와 교정에 많은 효과를 보았다. 나중에는 동물들의 삶을 예술적인 춤사위로 표현한 '학춤' 등 전문적인 예술 공연가로서의 길도 걷게 된다.

실수는 그 일을 거울삼아 더 좋은 쪽으로 발전시키면 된다. 실수했을 때 후회하고 낙심할 수는 있지만 절망하지는 말자. 절망하면 자존감이 꺾여 다시 일어서기가 어렵다. 어떤 상황에서도 희망을 잃지 말고 용기를 갖고 일어서자. 누구나 할 수 있다. 당신도 할 수 있다.

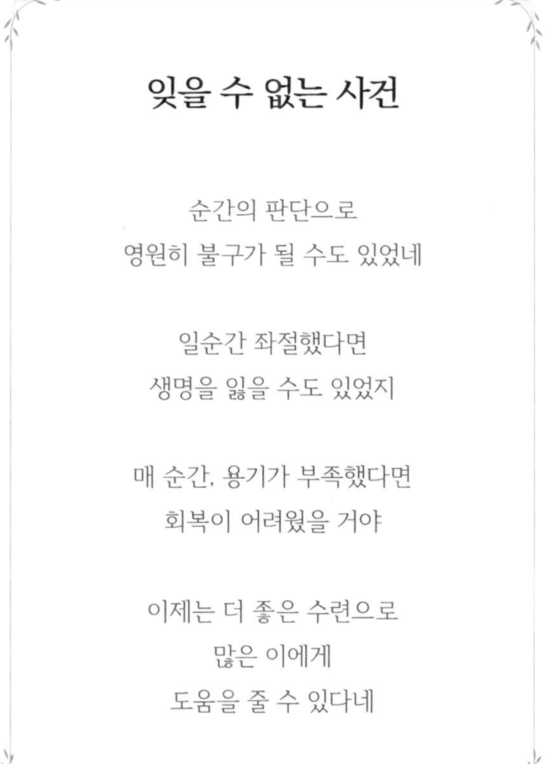

잊을 수 없는 사건

순간의 판단으로
영원히 불구가 될 수도 있었네

일순간 좌절했다면
생명을 잃을 수도 있었지

매 순간, 용기가 부족했다면
회복이 어려웠을 거야

이제는 더 좋은 수련으로
많은 이에게
도움을 줄 수 있다네

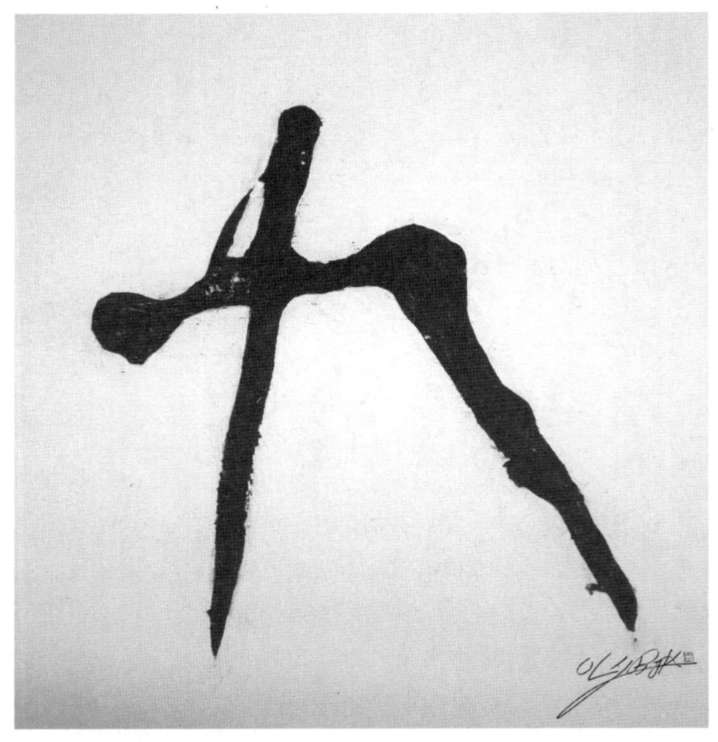

「힘 력(力)」 – 전각아트, 타이포그래피 / 나무, 아크릴물감

· 요가의 자세와 글자가 만났다. 꿈을 이루기 위해, 사람이 노력(힘: 力)을 기울이는 모습.
· 땀 흘린 대가만큼 힘이 더욱 커지고, 내공이 깊어지는 만큼 역경을 이겨내는 힘도 커진다.

새옹지마(塞翁之馬)

13. 꿈과 희망을 안고 필리핀으로

해외여행 특히 첫 번째 여행은 어느 나라를 가더라도 설레기 마련이다. 지금처럼 해외여행이 일반화되기 전인 80년대 초에는 더욱 그랬다. 꿈과 희망을 안고 필리핀으로 떠나던 겁 없는 청춘. 뒷날 겪게 될 그 고생들을 미리 알았다면, 그렇게 떠날 사람은 아무도 없었으리라.

그러나, 고통이란 결국 그 사람이 감당할 만큼 주어지는 것이다. 당시의 나는 오기(五氣)가[1] 살아있었고 폐의 기운이[2] 좋았기에, 새로운 환경에 도전하는 경험을 계속할 수 있었다. 덕분에 때로 너무 멀리 떠나면 돌아올 길이 없게 될 수도 있다는 것도, 멀리 떠나더라도 돌아올 수 있는 여유 한 자락은 간직하고 떠나야 한다는 것을 아는 지혜도 생겨나게 된다. 혹독한

---

1 오기(五氣)란 목화토금수(木火土金水)의 기운 또는 간심비폐신(肝心脾肺腎), 즉 5장6부의 기운을 말한다. 그러므로 〈아시오〉에서 말하는 '오기있는 사람'이란 목화토금수, 간심비폐신의 기운이 균형 있게 갖춰진 사람이다. 기운이 축 처져 무력한 사람보다는, '오기(傲氣)'라도 부릴 수 있는 사람이 더 나을 수도 있다.

2 한의학적 관점에서, 폐의 기운이 좋은 사람은 연관된 장기인 대장의 기능도 좋다. 대장이 건강한 사람은 대장부 스타일이며 리더십이 있다. '폐기(肺氣) 좋은 사람'이란 말에서 '패기(覇氣) 있는 사람'으로 변화되었다는 설도 있다.

대가를 치른 후의 이야기이지만.

드디어 꿈에 부풀어, 설레는 마음으로 필리핀 마닐라에 도착하였다. 내가 아는 영어라곤 'Thank you, Never mind, Follow me' 세 가지. 그런 상태로 외국 땅을 찾은 배짱은 대단했다. "현지에서 운동을 배우는 사람들이 한국어를 배우려 하니 영어는 필요 없다"는 소개자의 전언 덕분(?)이기도 했다. 하나 거기에선 상상도 못 한 덫이 기다리고 있었으니….

개봉박두, 두둥!

82년 초, 나이 21세. 지인의 소개로 필리핀에 가면 집·차·체육관을 보장한다는 말만 듣고 친구와 함께 탄 필리핀행 비행기 안에서 우리는 꿈에 부풀어 있었다.

"아버님, 소자 해외에서 대한남아의 위상을 떨치고 오겠습니다. 저희 정도 실력이면 필리핀에서 집·차·체육관을 보장한답니다. ○○이랑 함께 가는데, 제가 아버님을 그동안 많이 도와드리고 했으니, 장가갈 때 주실 돈을 미리 좀 주시면 안 되겠습니까?"

그런 식으로 떼(?)를 써서, 아버지께 결혼자금을 미리 받아 미래의 꿈을 향해 떠나갔다. 그래도 모험심이 넘칠 때라서 '이국땅에서 성공하지 않고는 돌아오지 않으리라' 스스로 다짐했다. 필리핀의 체육관 벽에 자랑스럽게 붙일 요량으로 초대형 태극기 하나를 사서 가방 깊이 넣어가지고 떠났다.

역시나 필리핀 공항에서부터 영어 때문에 말문이 막혔지만, 손짓 발짓을 동원하여 겨우 심사대를 통과한 후 마중 나온 사람들과 인사를 하고 바로 숙소로 이동했다. 그런데, 뭔가 처음부터 좀 이상했다. 숙소가 영 시원치 않은 것이다.

"응? 어째 허름하다…? 처음이라서 그런가?"

일단, 숙소 문제는 그냥 넘어갔지만, 다음날부터의 활동도 좀 예상 밖이었다. 한낮 온도가 섭씨 40°에 육박하는 곳에서 거리 무술, 거리 격파, 거리 차력까지 시키는 것이 아닌가!

"형님, 근데 왜 이야기했던 것과 좀 다른 것 같아요…."
"응, 좀 더 자리를 잡으려면 이렇게 해서 널리 알려야 하거든. 걱정하지 마~~"

뭔가 찜찜한 구석이 있었지만, 그렇게 해야 한다니까 그런 줄 알고 우리는 정말 생고생을 했다. 사람들이 많이 모이는 거리나 공원에서 몇 달간이나 땀 흘리며 공연을 한 것이다.

그러던 어느 날, 취업비자를 받기 위해 필요하다며 여권을 달라고 했고, 체육관과 집을 렌트하고 중고차를 사야 한다며 현금을 달라고 했다. 우리는 그들의 말만 믿고, 여권과 우리가 가진 전 재산이자 당시로선 매우 큰 돈인 1,000만원을 건넸다.

눈치 빠른 독자들이라면 결말을 바로 짐작했으리라.

중고차와 집, 체육관을 기다리던 우리에게 경천동지할 소식이 들려왔다. 그들이 사라진 것이다. 얼마 후에 알았지만, 그들은 우리의 여권과 돈, 비행기표까지 모두 다 가지고 미국으로 도망가 버렸던 것이다.

우리는 낯선 타향, 말도 통하지 않는 필리핀에서 졸지에 '국제고아'가 되어 버렸다. 섣부른 판단과 무모한 혈기의 처참한 대가를 젊은 나이에 호되게 치르게 된 것이다.

14. 두 번째 시련

그나마 몇 개월을 그 나라에서 지냈었고, 날이 춥지는 않아서, 공원에서 노숙자 신세가 되었어도 당장 죽을 정도는 아니었다. 그런데 아는 사람도 없지, 다른 곳의 연고도 없지, 정말 하늘만 바라보며 어이가 없어서 한숨만 쉬는 처지가 되었다.

'이제 어찌해야 하나?'

며칠을 무대책으로 지내는 중에, 함께 갔던 친구에게는 좋은 소식이 들어왔다. 이리저리 연락을 취해서 필리핀의 다른 지방에 있는 형님과 연결이 된 것이다. 그 형님이 동생을 위한 일자리로 필리핀 내 미군 부대의 태권도 사범직을 알선해 주었다. 문제는 자리가 하나뿐이라는 것이었다. 혼자 남겨

두고 떠나면서 걱정하는 친구에게 나는 괜찮으니 너나 가서 잘하라고 씩씩하게 말할 수밖에 없었다. 사나이 자존심까지 버릴 수는 없지 않은가.

그 후로 나는 졸지에, 정말로, 이국땅에서, 가진 것 없고 갈 곳 없는 혈혈단신의 외톨이가 되어버렸다. 그때의 좌절감과 공허함이란… 그래도 내가 잘하는 필살기, 즉 무술과 연관된 도구들과 단소, 그리고 태극기가 나의 유일한 친구가 되고 의지가 되어 주었다. 혹시 부모님이나 가족 생각이 날 때면 태극기를 들여다보았고, 단소 소리(아리랑)가 고향 어머님에게 내 마음을 전해줄까 하는 생각에 지니고 다녔다. 부항은 혹시 다치거나, 독충에게 물리면 언제라도 쓸 수 있는 필수품이었다.[1] 가끔씩 한국 쪽 하늘을 쳐다보고, 달을 바라보고 있노라면 저절로 눈가에 눈물이 고였다. 그나마 한 가지 다행인 것은 젊은 혈기여서 아직까지는 똥배짱 하나가 남아 있다는 것이었다.

'어떻게든 되겠지. 솟아날 구멍이 있을 거야!'

갈 곳 없는 내가 괴나리봇짐을 메고 처음으로 가게 된 곳은 '리살 파크'라는 공원이었다. 그곳에는 이미 수많은 노숙자들이 자리를 잡고 터줏대감처럼 행세하며 텃세를 부리고 있었다. 한쪽 구석에서 잠이라도 좀 잘까 했더니 다리를 못 쓰는 장애인 거지 두 명이 잠도 마음대로 못 자게, 작대기를 휘두르며 위협을 가해왔다. 당시 나의 상황이 상황인지라 심란하기

1 그런 소소한 물건들이 생명이 되어 나의 목숨까지도 도움을 줄 수 있다는 사실을 지난 세월 속에서 깨닫게 되었다. 사소한 것도 내 것처럼 보살피고 분신처럼 다루면 아름다운 예술품이 될 수도 있다.

이루 말할 수 없는 데다, 영어까지 못 알아들으니, 혼자 그냥 내버려두어도 말 그대로 '죽고 싶은 심정'이었을 때였다. 어찌 되었건, 위협 앞에 이대로 가만히 있거나 피하면 여러 가지로 힘들어질 것 같았다.

나는 순식간에 한 거지의 작대기를 확 뺏어 들고 "내가 뭔가 좀 보여주지"(한국말로) 하고는 봉술의 다양한 자세를 취하며 시범을 보였다. 주변에 있던 노숙자들과 거지들이 막 모여들었다.

"거기, 덩치 큰 너, 일루 좀 나와 봐라!"

나는 호신술로 그를 제압해서 던져버리고는 거지들 머리 위를 텀블링을 하면서 붕붕 뛰어넘으면서, 주특기인 봉술과 다양한 무술 묘기를 현란하게 선보였다. 모두들 신기한 모습으로 바라보더니, 일제히 환호성과 함께 열렬히 박수를 치고 웃고 난리가 났다. 그리곤 다들 친구 하자는 표정으로 확 바뀌어 버리는 게 아닌가. 시범 보이기 전에는 전부 고릴라·늑대처럼 보이던 놈들이 어찌 그리 갑자기 온순하게 보이던지….

그 후로 나는 '리살 파크' 공원에서 그들의 인기스타(?)가 되었고, 그러다 보니 자연스레 그들과 친구가 되었다. 가진 것 없는 거지들이지만 멸치 한 개라도 얻으면 나눠주려 했다. 어디서 비닐이 생기면 가져와서 비를 피하게 해주고, 주먹밥이 나오면 시커먼 손으로 건네주면서 필리핀의 토종 타

갈로그어를 내게 가르쳐주기도 했다.[1]

그 후로 배가 고프면, 거지들이 모인 곳을 찾아가 손짓 발짓을 하면 더러운 음식이나마 얻어먹게 되었다. 그때, 어려울수록 서로 돕는다는 말의 의미를 비로소 체득했고, 형편이 어려운 거지들에게도 나름의 규율이 있고 의리가 있다는 것도 알게 되었다. 그래도 나는 '외국 거지'라고 각별한(?) 대우를 받았다. 멸치같이 생긴 생선 1개, 더러운 주먹밥 1개를 친구 거지가 권했을 때, 처음에는 배가 고파도 먹기가 싫었는데 3일을 굶고 나니 그것도 감사하게 되었다. 역시 인간은 적응의 동물이 맞다.

그렇게 시간이 흘러갔고, 보름달이 뜰 때가 되면 언제쯤 고향으로 가려나 하는 생각에 잠겼고, 멀리서 둥근 달을 지나 훨훨 날아가는 새들을 볼 때면 혼잣말을 했다.

"우리 집에 내 소식 전해주렴…."

필리핀은 우기와 건기로 나뉘는데, 그때는 6개월간 비가 오는 우기라 좀 나았지만 그래도 일 년 내내 더운 나라였다. 그렇게 덥다 보니 파리·모기가 전염병을 일으키는 데다가 오염된 물을 먹기가 일쑤였다. 어쨌거나 먹는 것이 시원치 않으니, 날이 갈수록 몸은 약해지고 몰골은 처참해져 갔

1 사실상 인간의 세상에서 완전한 공짜란 거의 없다. 서로가 도움을 주고 도움을 받는 것은 어느 나라 어느 세상에서도 마찬가지다. 스스로가 이로움을 줄 수 있는 사람이거나 자기 안에 뭔가 도움되는 특기가 있다면, 어디서나 친구 혹은 자기편을 쉽게 발견할 수 있다.

다. 고향으로 돌아갈 가능성은 점점 희박해지고, 시간이 갈수록 몸은 허약해졌고, 나의 모습은 '외국 거지'에서 점점 '필리핀 거지'로 변해갔다.

그런 와중에도 기타 치고 노래 부르던 친구 거지들이 있어서 그나마 위안이 되었다. 필리핀 거지들이 노래는 참으로 잘했었던 것 같다.

15. 꼭 살아야 한다!

필리핀 거지로 비참한 시간을 보내던 어느 날, 설상가상 '엎친 데 덮친 격'으로 고열이 나기 시작했다. 조금 더 지나니 입술이 바짝 마르면서 눈곱이 끼고, 근육까지 부르르 경련이 일어났다. 필리핀 모기의 공습, 열대지방의 그 무서운 전염병, 말라리아였다.

말라리아의 위력은 상상을 초월했다. 고열과 오한 때문에 몸을 거의 움직일 수가 없었다. 날이 갈수록 병이 악화되었고, 상태는 회복될 기미가 보이지 않았다. 병원에 갈 돈은 고사하고 음식과 약을 살 돈조차 없었기에 더 가망이 없었다.

'이러다가 아무도 모르게 여기서 죽겠구나….'

공원 벤치에서 그렇게 사경을 헤매기 시작했다. 하지만, 내가 누군가! 간신히 힘을 내어 고향 쪽으로 큰절을 하고는 눈물을 흘리면서도 큰소리로 외쳤다.

"이렇게 갈 수는 없어! 꼭 살아야 한다!"

절실함이 하늘에 통했던 것일까? 타지에서 병까지 걸린 것이 많이 애처로워 보였는지, 거지들이 자기들이 가지고 있던 텐트를 나에게 내주고, 깨끗한 수건을 내놓았고, 수십 명이 돈을 모아 말라리아약을 사다 주었다. 말이 열흘이지 정말 고통스러운 기간이었는데, 그래도 걱정해주는 필리핀 거지들의 눈빛에서 의리를 느낄 수가 있었다.

어느 나라에서든 언어는 사실 그리 중요한 요소가 아니다. 진지한 만남 속에서 자기의 절실함을 표현하면 비록 언어가 통하지 않아도 다 서로 소통이 된다. 몸 역시도 살아남기 위해 최대한 알아서 적응하는 법이다. 아마도 그들의 눈에는 내가 더 약자로 보였을 것이다. '외국거지'가 병까지 걸렸다 하니, 물도 따뜻하게 끓여서 가져다주고, 어디서 주워왔는지 낡은 천으로 배를 덮어주고는 했다. 서로서로 돕는 마음은 사람의 본성이었던 것이다.

노숙과 관련하여 어렸을 때의 에피소드가 하나 생각난다. 그 당시 집에서는 커다란 셰퍼드를 한 마리 키웠다. 나는 자랑하고 싶어서 셰퍼드를 데리고 놀러 다니다가, 셰퍼드의 목줄을 풀어주었는데 그 셰퍼드가 그만 어디론가 사라져 버리고는 돌아오지 않았다. 당연히 심하게 혼났고, 서러운 마음에 역전에 가서 하루를 지새우게 되었다. 그런데, 어린아이가 시커먼 노숙인들 사이에서 시간을 보낸다는 건 너무나 무서운 경험이었고, 다시는 그러지 않기로 결심했었다.[1] 그때 노숙이 뭔지를 확실히 알았기에 절대로 노숙자는 안 되기로 마음먹었는데, 하필이면 외국에까지 와서 국제 거지라니… 이게 웬 말인가?

그런데 너무 아프면, 서럽고 외롭고를 생각할 새가 없다. 병이 극도로 심해지면 그냥 실신까지 하는 것이다. 그렇게 죽음을 넘나들던 당사자(나)는 남 생각할 겨를이 없었다. 무조건 살아서 돌아가야지, 그런 생각조차도 사라져 버렸다. 눈을 뜨면 달이 보이고, 눈을 감으면 헛것이 보이고, 다시 눈을 뜨면 이곳이 어딘가 싶고, 다시 눈을 감으면 환상이 보이고…, 얼마가 지났을까? 누군가가 내 발을 씻겨주고 목을 닦아주는 것이 느껴졌다. 그 후로 열이 내리기 시작했다. 고비를 이겨낸 것이었다.[2]

"아, 내가 살아났구나!"

말라리아에 걸렸던 경험을 통해서 모기 한 마리 즉, 바이러스가 전쟁터에서 총을 마구 쏘는 사람보다 더 무섭다는 것을 그때 확실히 경험했다. 졸지에 시작된 노숙생활을 하는 동안 건강체였던 몸은 못 먹어서 부쩍 여위었고, 말라리아를 앓고 난 뒤에는 더욱 '힘아리'가 없어졌다. 게다가 저녁마다

1 11살 때의 가출이다. 일찍부터 담력 하나는 좋았던 것 같다.

2 체력과 공력을 키우면서, 이런저런 고통을 많이 이겨내면서 알게 된 사실은, 늘 지나고 나면 '터득'하는 것이 있다는 것이다. 그러니 젊은 날의 고생은 필연적 선물이다. 어찌 보면 우리네의 삶은 고행의 연속이다. 그리고 그 결과로 하나씩은 꼭 배운다.

다시 모기와의 전쟁이 시작된다. 그 와중에 동료 거지들은 왜 이리 냄새가 고약했을까.[1] 옆에 와서 도와주려 하는데 가라고 할 수도 없고. 그렇게 지내던 어느 날 저녁, 휘영청 보름달이 떴다. 고국에서 바라보던 달과 똑같았다.

'어찌 저리 똑같을까? 이곳은 머나먼 외국 땅인데 내가 바라보던 그것과 똑같네. 저 달 저쪽 밑에는 우리 땅·우리나라가 있고 우리 가족·내 친구들이 살고 있겠지. 나는 왜 청승맞게 여기서 이러고 있지?'

'단소를 불면, 그 소리가 달까지 전달되어 다시 고향으로 보내질 거야, 부모님한테는 꼭 성공하겠다고, 아버지께는 장가갈 때 돈 보태달라지 않겠다고, 떼를 써서 갖고 온 돈이었는데 이 꼴이 뭔가?'

달을 바라보며 오만가지 생각이 드는 것을 단소로 마음을 달래고 있을 때, 저절로 닭똥 같은 눈물이 펑펑펑 흘러내렸다. 그럴 때면 정말 정말 혼자 있고 싶은데, 그런 단소 부는 모습이 멋있었는지, 거지들이 남의 속도 모르고 일렬 종대로 모여들어 나를 둘러싸는 게 아닌가.

그렇게 혼자 울고 거지들과 웃다 하면서 조금씩 정이 들게 되었고, 시간이 흘러 어느 틈에 나는 '거지 대장'이 되어갔다. 그들에게 무술 지도를 해주다 보니, 어느덧 〈공포의 외인구단〉처럼 사회에서 버려지고, 쓸모없다고

1 어렸을 때부터 오감이 극도로 예민한 사람이었다. 그래서 더욱 냄새에 민감했을 것이며 당시는 아직 어릴 때라 예민했던 성격도 남아 있었을 것이다.

소외된 사람들을 가르치는[1] 외국인 무술사범이 된 것이다.

16. 아직, 한 고개가 더 남았다

겨우 살아났나 싶었는데 얼마 지나지 않아 또 다른 문제가 생겼다. 서서히 배가 아프기 시작한 것이다. 그동안 상한 음식을 너무 많이 먹었던 탓이었을까? 매일 시큼한 음식과 바나나·코코넛 같은 것만 먹은 데다, 무술을 가르쳐준 답례라며 가져다준 닭내장죽 때문일 수도 있었다. 서서히 눈이 노랗게 변해가면서 눈곱이 더덕더덕 끼기 시작했다. 열흘쯤 지나자 배가 부풀면서 복수가 차고, 결국 먹는 것마다 다 토하는 상태가 되었다. 이번에는 황달이 온 것이다.

"이젠 또 어떡하지…?"

정말 '산 넘어 산'이었다. 말라리아로 고열과 오한을 지겹게 겪었더니 이제는 황달에 걸리고 오염된 음식 문제까지…. 이를 어찌하면 좋단 말인가. 하지만 길을 찾아야지, 이대로 갈 순 없다, 내가 누군가? 다행히도 마음을 바꾸어 먹는 건 한순간이었다.

---

1 외로움과 고통은 때로 사람을 조력자의 위치에 서게도 하고, 자기가 가진 능력으로 사람을 돕게도 만든다. 시련은 여러 가지 모습으로 자아실현을 이루고 자기가 가야 할 길을 정확하게 알 수 있게 이끈다는 것을 알게 되었다.

나는 일찍부터 손 따는 법, 지압하는 법, 교정하는 것을 배웠고 단식하는 것과 산속에서 홀로 생활하는 것에도 익숙한 사람이었다. 그러니 웬만한 거친 생활에는 두려움이 없다는 것이 그런 상황 속에서 큰 힘이 되었다. 일단 부항을 떠서 내 몸을 순환시켜가면서, 바늘을 하나 얻어 사관(四關)[1]을 터주었다. 그리고는 조금 친해진 거지 제자에게 보리차 끓인 물과 콩과 쌀을 넣고 끓인 죽을 부탁했다. 물 종류(심지어 코코넛 워터까지)는 모두 끓여 먹었고, 거지 친구들이 알려 준 바룻(Barut)[2]도 얻어먹으면서 단백질을 보충하였다. 한국의 전통 요법과 필리핀의 민간요법까지 총동원한 치료와 섭생은 효과를 발휘하였다. 원래 돌을 씹어도 소화시킬 만큼 좋았던 체력과 젊음도 아마 큰 몫을 했을 것이다. 배의 복수가 사라지고 눈에서 다시 생기가 돌기 시작하면서 황달은 물러갔다.

어쨌든, 그들의 의리에 대한 고마움은 지금도 잊을 수 없는 추억이자, 황당한 눈물의 스토리로 남아있다. 그 후 몸은 회복되었고, 그런 일이 있고 나서 거지들과의 우정은 더욱 돈독해졌으며 나는 더욱 정성껏 그들에게 무술을 가르쳐주었다. 그 덕에 이제는 완전히 외국에서 온 '필리핀 거지'로 승진(?)하게 되었고, 그들에게 무술을 가르쳐주다보니, 정말로 본의가 아니었으나 그들의 우상이 되어버렸다. 그렇게 생활하던 중 '무술을 지

1 사관(四關)이란, 양 손발의 합곡, 태충혈 2개씩 4개의 경혈을 의미한다. 우리 몸의 음기와 양기를 잘 통하게 해주는 관문으로, 오장육부의 기운을 북돋아준다.

2 바룻(Barut)은 필리핀의 기호식품이다. 병아리가 되기 직전의 수정란을 삶은 것으로 병아리의 형체가 보일수록 진미라고 한다. 필리핀 사람들은 바룻이 정력과 생식력을 높이는 효과가 있다고 믿는다. 한국식으로 말하자면 정력강장 보양식이 되겠다.

도하는 국제거지'로 위상이 너무나(?) 높아지면서, 드디어 내 인생의 운명적인 터닝 포인트가 찾아오게 된다.

17. 뿌린 대로 거둔다

노숙을 시작한 지 3개월 정도 되었던 어느 날, 내 인생의 변곡점이 될 큰 사건이 발생했다. 필리핀 현지 신문사의 〈굿모닝 마닐라〉라는 프로그램에서 취재 요청이 들어온 것이다. 어색한 동작으로 한국의 무술을 약간 우스꽝스럽게 표현하는 그들의 모습이 '천진난만한 악동' 같아 보였으리라. 이 때문에 지나가는 행인들에게도 저절로 미소가 떠오르게 하는 좋은 모습으로 비쳤을 것이다. 그러다 '어떤 외국인이 필리핀 거지들에게 무료로 무술 봉사를 한다'는 소문이 나서 취재를 나왔다는 것이다. 나는 취재에 응했고, 신문은 "소외된 약자들을 그늘에서 돕는 외국인 무술사범이 나타났다"는 타이틀로 나를 소개했다.

매스컴의 효과는 실로 엄청났다. 여기저기에서 무술을 가르쳐줄 수 있냐는 문의가 쇄도했고, 많은 곳에서 무술시범으로 나를 초청하였다. 나는 갑자기 바빠졌고, 갑자기 유명 인사가 되었다. 이때부터 1년 동안은 그야말로 어떻게 지냈는지 모를 정도로 정신없이 바쁜 시간을 보내게 되었다. 대학교·YMCA·대사관 등 각종 단체와 한국 교민들에게 합기도와 무술을 가르치게 된 것이다. 나중에 한국대사관에서 대사님이 주는 감사패도 받게 될 정도였으니 가히 그 열기를 짐작할 수 있으리라.

외국 거지 생활을 하면서 절대 고독을 겪어 보았고, 누구도 경험할 수 없는 가장 밑바닥 생활도 해보았다. 그리고 나약한 것이 바로 인간이라는 것과 최고로 작은 균이 '인간 최대의 적'이라는 사실도 절감했다. 세균을 완전히 이길 수 있는 사람은 없다. 그래서 평소 면역성을 키우고 청결해야 한다는 것이다. 무엇보다도 값진 경험은 가진 것이 없는 사람들일지라도 같은 처지가 되면 서로에게 베풀게 된다는 것이었다.

나를 도와준 그들에게 보답하듯 나는 최선을 다해 그들에게 무술을 가르쳤다. 그것은 내가 가장 밑바닥에 있을 때, 그들이 나에게 보여준 의리와 우정에 대한 보답이었다. 모름지기 '인명(人命)은 재천(在天)'이라 하지 않았던가. 스스로를 위로 하면서 최선을 다할 때, 하늘이 돕는다는 사실을 정말 절실하게 깨달았다. 잊을 수 없는 그들과의 우정, 의리…. 수십 년이 흐른 지금, 그들은 각자 어떤 모습으로 살고 있을까? 가끔씩 떠오르는 얼굴들이지만 우리네 삶이 그렇듯 지나간 것은 지나간 대로, 또 추억으로 남게 될 것 같다.

늘 같은 곳에서 머무르는 것 같아도, 노력하고 끊임없이 도전하다 보면 어느새 그 자리에서 벗어나게 되고, 새로운 세계가 열리게 된다. 경험을 단순한 체험으로 보지 않고 그 체험을 바탕으로 또 다른 방법을 찾아야 하는 것이다. 그러다 보면 같은 실수를 반복하지 않게 된다. 그리고 좋은 상황이 오면 겸손해 하고, 평소에 다른 사람에게 손을 내밀어 줄 수 있는 사람이 되어야 하더라. 그래야 다시 어려울 때 다시 일어설 수 있다.

국제고아 체험담

더럽고 냄새나는 따뜻한 손길
감사했네

거지보다 더한
국제 고아 거지 되어 병들어 봤네

말도 안 통하는 낯선 곳에서
진정한 친구 거지와 통했다네

더러운 손으로 건네주던 주먹밥
그렇게 먹고 살아났지

고통과 좌절을 겪으며 깨달았다네
간절함은 전달되고
진실은 통하는 것이라고

부자 거지

있어도 베풀 수 없는 부자 거지가 있고
없어도 베풀 수 있는 용기있는 거지가 있다

있어도 쓸 수 없으면
쓸데없는 사람(=쓸모없는 사람)이다

인간은 본래
먼저 손을 내밀 때 마음이 통하게 된다

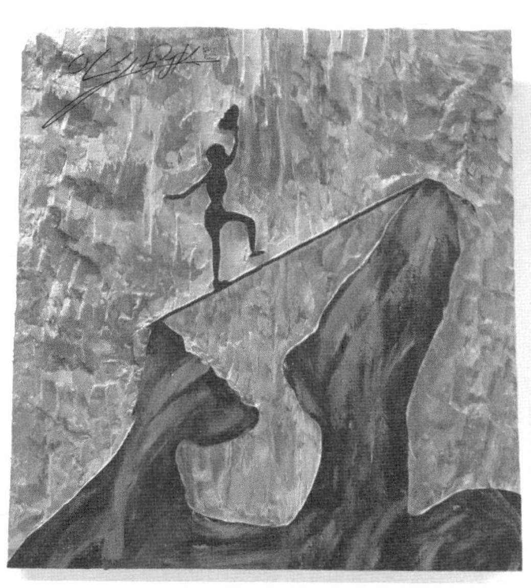

「도전과 상승」 – 전각아트 / 나무, 아크릴물감

롤러코스터 인생

18. 성장의 계절

방송 출연 이후, 현지 YMCA와 한국 교민들에게 가르친 것은 건강강좌와 합기도였다. 제자들이 많이 생기고 신뢰감이 형성되자, 주변에서 요가도 가르쳐주었으면 한다는 요청이 생겼다. 내가 "요가는 배운 적이 없지만 스트레칭과 호흡은 나름대로 가르칠 수 있다"고 했더니, 그 정도면 충분하다며 좋아해서 결국 기본적인 요가도 가르치게 되었다.[1]

시작은 우선 조그마한 사무실 하나를 구했고 거기에 교정대 1개만 설치했다. 거기서 먹고 자면서 사람들을 지도했고, 몸이 좋지 않은 사람들은 교정대를 이용하여 몸을 교정해주기도 했다. 워낙 착실히 열정적으로 지도했더니 입소문이 빨리 났다. 덕분에 다양한 사람들이 점점 많이 찾아왔다.

1 가르치는 교육적 기질은 타고난 듯하다. 배워본 적은 없지만 무술 10년으로 다져진 몸과 마음은 요가의 핵심을 금방 터득했다. 그렇게 해서 강제로(?) 하게 된 요가 선생 역할도 인기가 아주 좋았다. 언젠가 한 번 "나중에 인도에서 직접 요가를 배워보고 싶다"고 말한 적이 있었다. 교민 제자들은, 자기들이 "요가원과 합기도장을 잘 돌볼 테니까 걱정하지 말고 잘 배워 와서 가르쳐주시라"고 앞장을 섰다. 그리하여 떠밀리다시피, 즐거운 마음으로, 인도행 첫 번째 요가 연수 여행을 떠나게 된다.

그러던 어느 날, 허름한 옷차림을 한 거지꼴을 한 Q라는 사람이 찾아왔다. 허리가 아픈데 도와줄 수 있겠냐고 물었다. 문득, 예전에 힘들게 노숙하고 도움받던 시절이 생각났다. 그 후, 돈도 안 받고 그의 아픈 허리를 1개월 동안 풀어주었다. 어느 날, 그가 허리가 다 나았다면서 감사의 인사로 함께 식사나 하자고 청해왔다.

"힘들어 보이는데 무슨 돈으로 밥을 사 주려 하나? 괜찮다."[1]

"내일 점심으로 하자, 내일 오겠다."

다음 날 나는 깜짝 놀랐다. 점심 즈음에 사무실 앞으로 최고급 방탄 벤츠 한 대가 들어온 것이다. 자신은 Q의 비서라면서 나를 모셔오라고 했다는 것이다. 나는 어안이 벙벙하여 차를 탔는데, 차는 시내의 최고급 호텔 앞에서 멈췄다. 호텔의 홀을 통째로 빌렸는데, 처음 보는 산해진미의 음식들이 가득하고, 얼음조각 치장에 밴드까지 있었다. 파격적인 대접에 어리둥절해 하는 나에게 그가 말했다.

"불쌍한 거지 같은 옷차림이었는데도 따뜻하게 대해 준 사람은 당신이 처음이다. 게다가 아픈 허리도 무료로 고쳐준 것은 정말 감동이었다. 그동안 우리나라의 어려운 사람들을 지도해 준 것도 알고 있다. 나도 당신처럼 고생을

---

1 영어로 한 대화니까 반말, 존댓말은 의미가 없다. 처음에 영어 세 마디만 알고 필리핀에 도착했지만 나중에는 현지에서 배워서 영어도 할 수 있게 되었고, 필리핀 현지어인 따갈로그어도 어느 정도 하게 되었다. 나에게는 사실 이것도 '인간승리'라 할 수 있다. 한국에서는 쓸 일이 없어서, 지금은 거의 다 잊어버렸지만….

많이 했고, 밀림 속 목재를 수출하는 사업으로 돈을 많이 벌었다. 운이 좋게 필리핀 대통령의 조카와 결혼도 했다."

"오, 당신 멋있는 재벌이구나. 그런데 옷은 왜 그렇게 허술하게 입고 다녔나?"
"당신 소문을 듣고 한번 찾아가 보고 싶었다. 그런데 비서를 데리고 호화롭게 하고 가면 나를 어렵게 대할 것 같아서 그렇게 했다."

Q는 필리핀 내 각국 대사관에 헬리콥터를 기증하기도 했다는 상당한 재력가였다. 그는 마닐라에서 제일 번화가에, 번쩍번쩍한 헬스기구들이 갖춰진 합기도장을 멋지게 차려서 나에게 선물해 주었다. 그리고는 그동안 감사했다며 사무실과 직원까지 구해주면서 자신을 돌봐준 것에 대한 감사 표시를 했다. 통 큰 사례였다. 나도 그 도움을 감사히 받았으며, 그렇게 해서 필리핀에서의 인생 2막이 시작되었다.

나는 후에 필리핀 영주권을 취득하고, 필리핀에서 50년간 합기도를 교육하고 운영할 수 있는 라이선스를 받았다. 〈필리핀 합기도 협회〉를 설립했고, YMCA와 기타 수많은 대학 등지에 지부도 수십 개를 만들었다. 그곳을 통해서 수많은 교수·학생·변호사·건물주 제자를 배출했다. 돌아보면, 이런 것을 가능하게 해준 배경에는 Q의 경우와 같은 작은 호의가 있었다.

누구든 도움을 청해오면 망설이지 마라. 도움이 필요한 사람에게는 스스럼없이 대하라. 보답이 없어도 섭섭해 하지 마라. 계속해서 선을 행하고 정성을 들여라. 세상의 이치는 돌고 돌아서 결국에는 되돌아온다. '돈'은

'돌고 돈다'고 해서 '돈'이다. 내가 쏟은 관심과 정성 또한 돌고 도는 돈과 같다. 인과응보(因果應報), 뿌린 대로 거두는 법이다. 이것은 실제로 체험한 인생 선배가 하는 말이니 믿어도 좋다.

19. 세 번째 시련

유명한 필리핀 방송의 초청을 받아서 시범 공연을 하고 있었을 때의 일이다. 높은 곳에 있는 벽돌을 발로 차 부수고 거꾸로 한 바퀴 돌아 착지하는 백 텀블링(back tumbling) 시범이었다. 그동안 수없이 했던 동작인데도 그날은 그만, 머리가 바닥에 부딪히면서 목이 꺾여 쓰러지는 사고가 발생했다. 바로 들것에 실려 병원으로 향했는데, 나는 도중에 정신이 깨어나자 집으로 가겠다고 했다. 병원에 가면 분명 목 수술을 하게 될 터인데, 일전에 목 수술을 잘못 받고서 그야말로 불구가 된 케이스를 본 적이 있기 때문이었다.

집에 도착했지만 특별한 처방이 있는 것은 아니었다. 목에 마비가 왔다가 풀리기를 반복하면서 계속해서 통증이 왔다. 30초 동안은 죽을 만큼 엄청난 고통이 오다가 다음 30초 동안은 통증이 오지 않는 것이 반복되었다. 그러니 통증이 시작되면 이를 악물며 참아내는 동안, 그다음 30초가 기다려졌다. 눈물이 나올 새가 없을 정도다. 지금까지 부러지거나, 삐거나,

찢겨 나가는 등 수많은 부상을 당하고 고통을 겪어 왔는데, 이번에는 차원이 달랐다. 아픈 부위는 목에서 확대되어 손발까지로 찌릿찌릿 통증이 퍼졌다. 나는 너무나 아픈 나머지 3일 밤낮을 꼬박 반쯤 뜬 눈으로 신음하며 지낼 수밖에 없었다.

병원 대신 집으로 가자고 했던 데는 이유가 하나 더 있었다. 그것은 목 주변에 신경다발이 손상을 입은 것이므로 그냥 내버려두면 석회화가 되면서 차츰 안정을 찾을 수 있을 것이라는 막연한 생각이 들었기 때문이다. 그동안의 경험으로 내 몸의 치유에 어느 정도 자신이 있었고, 어차피 그만큼의 돈도 없었고, 수술을 해서 성공한다 하더라도 재활치료에 몇 년은 걸린다는 말도 들은 터였다.

심하게 아픈 처음 한 달간은 필리핀 간호사를 고용해서 간병을 부탁했다. 비용은 당시 한국 돈으로 5만원 정도였는데, 한 달이면 뼈가 제자리를 찾아 굳고, 자연 치유가 되어 통증이 사라질 것이라 내심 짐작했기 때문이다. 그런데 실제로 겪어보니, 생각과 달리 한 달이 지나도 별 차도가 없자 나는 점점 절망 상태로 빠져들게 되었다. 아프거나 돈이 없는 것은 참을 수 있어도, 이렇게 누워 있는 상태로 평생 살아갈 수는 없다. '차라리 죽는 게 낫다'고 결론을 내렸다.

그때 친구가 병문안을 왔는데, "어떻게 하면 쉽게 죽는 거니?" 그렇게 물어보기도 했다. 차마 친구에게 죽여 달라는 말은 못하고, 그에게는 미안하지만 그래도 친구가 있을 때 세상을 하직하는 것이 나을 듯싶었다.

친구가 잠시 어디 나간 사이에 그리되면, 나의 시신이라도 고국에 부쳐주지 않을까 하는 그런 생각뿐이었다.

그래서 친구에게 '아픈 목을 다소나마 이완할 수 있도록' 높은 곳에다 줄을 매어서 목과 연결해 달라고 했다. 그런데, 그렇게 줄을 목에 감아서 당기니까 어째 목이 실제로 이완이 되는 느낌이 들었고, 순간적으로 어쩌면 재활이 될 수도 있겠다는 생각도 스쳐 갔다. 하지만 어차피 치유가 된다는 보장도 없는 터에, 이왕 죽을 결심을 했으니 실행을 해야겠다고 독하게 마음먹었다.

친구가 잠시 자리를 비운 사이, 계획대로 목에 줄을 걸치고 매달렸다. 아, 그런데 생각과는 달리 갑자기 숨이 막히면서 나도 모르게 발버둥을 쳤고, 그 순간 발이 땅에 닿으면서 저절로 비명이 터져 나왔다. (나중에 보니 목에는 피멍만 들었고, 숨이 거의 막힐 듯 말 듯 하는 상태였던 것으로 판단됐다.) 그리고는 겨우겨우 소리를 내면서 살려달라고, 친구 이름을 마구 불렀다.

"○○야, 살려줘! ○○야, ○○야!"

친구가 달려와 목줄을 풀어주면서 나는 목숨을 건졌다. 그리고는, 친구에게 미안하다는 마음과 나 자신이 한심하다는 감정이 함께 복받쳐 눈물이 터져 나왔고, 친구와 나는 서로를 부둥켜안고 한참을 같이 울었다.

'죽는다는 것도 쉬운 게 아니구나. 아니, 아직은 죽을 때가 안 되었나 보다. 죽을 것 같았으면 산속에서 혼자 허리뼈를 다쳤을 때 죽거나, 눈 오는 날 술 마시고 잠들었던 눈 속[1]에서 진작 죽거나, 말라리아에 걸렸을 때 죽거나, 황달에 걸렸을 때 죽었을 텐데…, 나는 살고 싶은 것이고, 더 살아야 하는 운명인가 보다….'

그런데 하늘이 도왔는지, 그 해프닝이 실제로 목 부분을 이완시켰는지는 잘 모르겠지만, 죽겠다고 목을 잡아당겨 매달았던 기구와 행위·각도·강도 등이 목의 다친 부분을 정확하게 이완시켰던 것 같다. 그 이후로 저절로, 정말 기적적으로 치유가 되어 버렸다. 그리고는 이후 집에서, 다시 나만의 여러 가지 섭생과 재활과정을 거쳤고 그 결과 다시 건강하게 살아난 것이다. 정말로 인생은 한 치 앞도 내다볼 수 없는 것임을 그때 또다시 절감했다. 나는 하늘이 또 한 번 열심히 살아볼 기회를 주셨다고 생각한다.[2]

---

1 술에 취해 눈 속에서 잠들었던 젊은 시절에는 입만 살짝 돌아가고, 몸의 반쪽에만 마비가 왔다. 그래서 그다음 날 술을 더 마시고는 운동을 하루 종일 그야말로 '죽기 살기'로 무식하게 했더니, 마비가 풀렸던 경험이 있다. (※주의: 절대로, 아무나, 따라 하지 말 것! 당시의 나는 10년 이상의 운동으로 다져진 몸과 체력을 가졌고, 한창 '붕붕 날아다니던' 건강한 젊은이였다.)

2 죽고자 마음을 먹는 순간에 평정이 온다. 그 순간에 빛을 보면서, 집착과 욕심을 내려놓게 되면 실상을 깨닫게 된다. 보통의 경우, 자살이란 순간적인 충동으로 일어나는 사고사인 경우가 많다. 육체적 고통보다 사실은 약 중독·술 중독·마약 중독이 더 심각하다. 그 실체를 알고 그것으로부터 해방된다는 것은 무척 어려운 일이다. 그러나 끝나지 않은 고통 뒤에도 늘 방법은 있다. 기다림. 기다린다는 것. 그것 또한 때를 기다리는 것이다. 그래서 나쁜 말, 나쁜 행동을 하지 말아야 한다. 나 또한 그때 욕심을 부려서, 잘 살려는 욕망이 너무 앞서서, 남에게 자랑하려고 위상만 키우다가 그런 고통을 받았구나 하고 지난날 회상을 해본다. 우리가 살아가는 길에 큰 고통이나 좌절이 있을지라도 지금 여기, 내 판단에 따라 인생은 얼마든지 바뀔 수 있다는 것을 명심하자. 이후에도 드라마틱하게 전개되는 나의 삶과 선택이 그 증거다.

지금도 정형외과에 가서 X선 촬영을 하면, 그때 다쳤던 목 부분에 미세하게 휘어진 흔적이 남아있다. 그리고 목이 한쪽 방향으로는 끝까지 완벽하게 돌아가지는 않는다. 말하자면 약간의 장애가 남아있는 것이다. 내가 그 상태로 지금까지 수많은 공연과 무술시범, 요가 지도를 해왔다는 사실을 가족이나 제자들을 포함한 내 주변의 그 누구도 아마 상상을 못 할 것이다.

기다리고 기다린다. 기다리면 기다린 보람을 얻을 수 있다. 기다린다는 것은 '도(道)'다. 기다릴 수 있다는 것은 인내다. 통증도 결국 정성을 들이고 기다리면 낫는다. 죽을 만큼 심한 고통은 없다. 고통만으로는 죽지 않는다. 물론 뇌가 부서지거나 팔다리가 모두 잘리는 등 그렇게 심하면 죽을 수밖에 없다. 그러나 통증 때문에 기절했다가 깨어났던 내 삶에서의 수많은 경험 덕분에 깨달은 것이 있다.

그것은 나 스스로, 나를 괴롭혀서 만든 병은 내가 치유할 수 있다는 사실이다.

필요하면 병원에 가고, 필요하면 약도 먹어야 하지만, 늘상 병원과 약국부터 쫓아갈 일은 아니다. 건강한 사람일수록, 젊은 사람일수록 그럴 필요성은 줄어든다. 왜냐하면 우리 몸에는 태어나면서부터 존재하는 자연치유력이 있기 때문이다. 그러므로 인내하며 기다리면 치유된다. 때가 되면 몸이 스스로 치유하는 것이다. 기다리는 동안의 지루함만 참을 수 있다면.

20. 새로운 인연의 시작

순탄하지 않았던 필리핀 생활에서 큰 도움을 받았던 고마운 분이 한 분 있다. 그분을 만난 것은 한인 교포 사회에서 요가수업을 하고 있을 때였다. 회원들 속의 한 중년 부인이 유달리 호흡하는 것을 힘들어하기에, 무슨 병이 있냐고 물어본 것이 새로운 인연의 시작이었다.

필리핀은 연평균 온도가 27°인데, 건기에는 한낮의 온도가 섭씨 40°에 달한다. 습도는 그리 높지 않아 그늘에 있으면 땀이 나지 않지만 그래도 너무 덥기 때문에, 일을 많이 할 수가 없어 사람들이 게으를 수밖에 없다. 문제는 특히 부자들일수록 많이 먹고, 움직이지 않는다는 점이다.

대부분 하루 종일 에어컨을 켜놓은 채로 생활하는 데다가, 할로할로(필리핀의 팥빙수)와 같은 과일 빙과와 냉음료도 많이 섭취한다. 고기나 치즈 등도 좋아하고 잘 먹는 편이다. 칼로리가 높고 열성이 높은 음식을 더 많이 먹는 부유층 사람들은 자연적인 열기에다가, 음식 섭취의 열까지 더해져 심장에 무리를 주어 병으로 발전하는 경우가 많다. 그분도 부유층에 속했는데 심장판막증에 걸려 가슴 두근거림 및 통증·부종·두통, 가끔씩 호흡곤란으로 오랫동안 고생했다고 했다.

치유란 어떤 메커니즘으로 일어나는 것일까? 음식이나 운동의 처방이 있어야 하는 것은 물론이겠지만, 가장 중요한 것은 일단 마음가짐이라고 나는 생각한다. 치유를 하는 사람은, 상대방에게 관심을 갖는 것이 첫째이고, 한 번 약속한 것은 최선을 다하여 지키는 신뢰가 둘째이며, 마지막은 정성을 다하는 것이다. 치유 받는 사람은, 먼저 원인을 정확히 알아야 하고, 둘째로 자기 자신의 문제점과 인체가 보내는 신호를 알아차려야 하며, 셋째로 이에 민감하게 반응하지 않고 겸허하게 받아들이는 것이 중요하다.

그분의 이야기를 듣고 병의 원인이 날씨와 기후·음식·운동임을 알려준 뒤 이에 대한 관리의 필요성도 설명해 주면서 기본적인 요가 지도를 해주었다. 나중에는 개인 교습을 하면서 접촉이 많아지자 좀 더 친해지게 되었다.

그분은 내가 알려준 대로 식습관을 완전히 바꾸고, 일러준 운동 프로그램을 철저히 실행했다. 일부 몸의 막힌 부분에 대하여는 내가 도움을 주면서, 예전의 아픈 삶에서 완전 치유가 되었다. 죽을 만큼 힘들었던 삶에서 완전한 건강체로 바뀌었는데 무엇이 아까우랴!

나중에 안 일이지만 이 분은 아시아개발은행(ADB) 최고 임원의 부인이었다. 평생 지병인 심장병을 고쳐주었다며 너무 고마워하면서 나에게 많은 정성을 쏟아주셨고, 나중에는 두 분이 나의 수양부모가 되어 주셨다. 그분들을 만나서 필리핀에서 또 새로운 인연이 시작된 것이다.

수양어머니는 평생 무술만 익혀온 내게 그래도 기본적인 공부는 해야 한다며 대학 진학을 권유하셨다. 학비를 전액 대주겠다며 의대나 약대가 어떻겠냐고 하셨지만, 나는 공부 체질이 아님을 알기에 그것은 사양하고, 그냥 체육 관련 학과에 진학했다. 그때 나의 마음은 '콩밭'(무술)에 가 있었기 때문에, 대학의 공부는 간신히 기본만 채울 정도로 다녔다. 재미있었던 것은, 그 대학의 교수와 학생들에게는 내가 무술 사범이고 요가 선생이었다는 점이다.

수양어머니는 나를 진짜 친아들처럼 대해 주셨다. 일주일에 몇 번씩 나를 집으로 불러서 먹고 쉴 수 있게 해준 것이다. 그 집은 수십 대의 최고급 자동차가 줄지어 서 있고, 초대형 고급 풀장과 골프장까지 갖춘 대저택이었다. 요리·청소·환경을 담당하는 사람들이 50여 명씩이나 있었는데 그들 모두는 나를 '우리 보스의 병을 완치해 준 선생님'이라며 극진한 예를 갖추고 대우해 주었다. 수양부모님은 이후에도 최고급 음식·자동차·골프 특별회원권·여행 등을 제공해 나에게 수많은 추억거리를 남겨 주셨고, 나중에 내가 한국에 돌아가 결혼한 이후까지도 계속해서 나에게 마음을 써 주셨다.

나는 거의 매일, 각국의 대사들, 군 장성들, 고위직 관리들이 수양부모님과 함께 골프를 치고 파티를 열면서 행복하게 지내는 것을 보면서, 품격 있는 삶은 스스로가 만들어 가야 한다는 것을 간접적으로 알게 되었다. 그래서, 나도 더욱 노력해서 저렇게 품격있게 살아야겠다고 다짐했고, 그 다짐은 작은 결실을 얻었다. 그 후, 나는 열심히 땀을 흘린 대가로 제법 큰 집으로 이사를 했고 메이드도 3명이나 두게 되었다. 필리핀에서, 사람은 결국 노력한 만큼 얻어지는 대가를 누리면서 살게 된다는 것을 알게 되었다. 나는 나를 알아가는 젊은 청년이었고 그렇게 나의 인생이 다시 시작되었다.

사람은 신분이 바닥에서 천장으로 오르게 되면 우쭐하고 기고만장하여 그 과거를 잊고 살기 쉽다. 하지만 그것은 본질을 모르고 사는 사람들의 경우다. 나는 20대의 젊음이 그 모든 것을 체험하는 과정이라 생각했다. 다행스럽게도 여러 번의 시련을 겪으면서 우쭐함이나 자만에 빠지는 어리석음으로부터는 졸업을 했다. 환경이 변하고 어려움이 있을지라도 그런 어려움을 이겨내는 지혜가 내면에 자리 잡은 것도 이러한 좌절과 성공을 통하여 얻은 결과라고 생각한다. 앞으로도 사람들의 과거 아픔을 어루만져 주고, 현재의 삶을 건강하게 이끌어주는 사람으로 살겠노라 한 번 더 다짐해 본다.

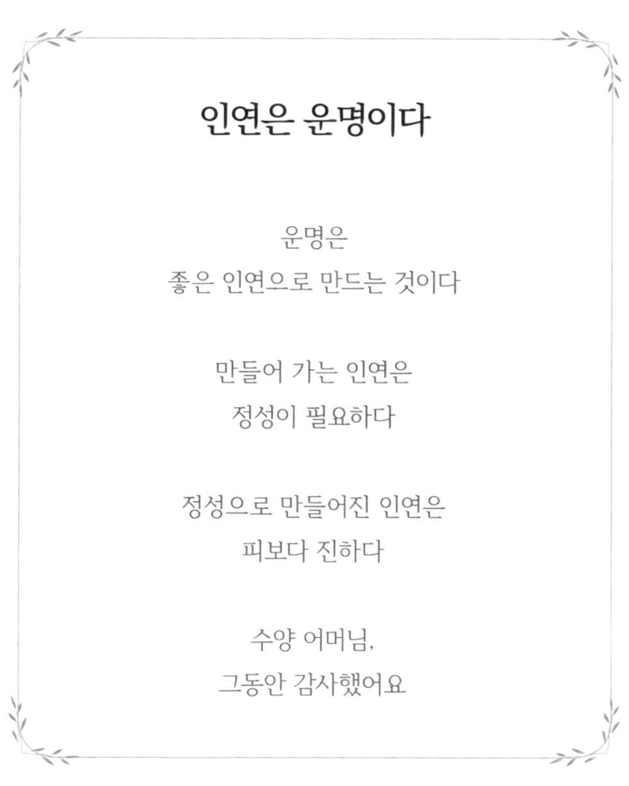

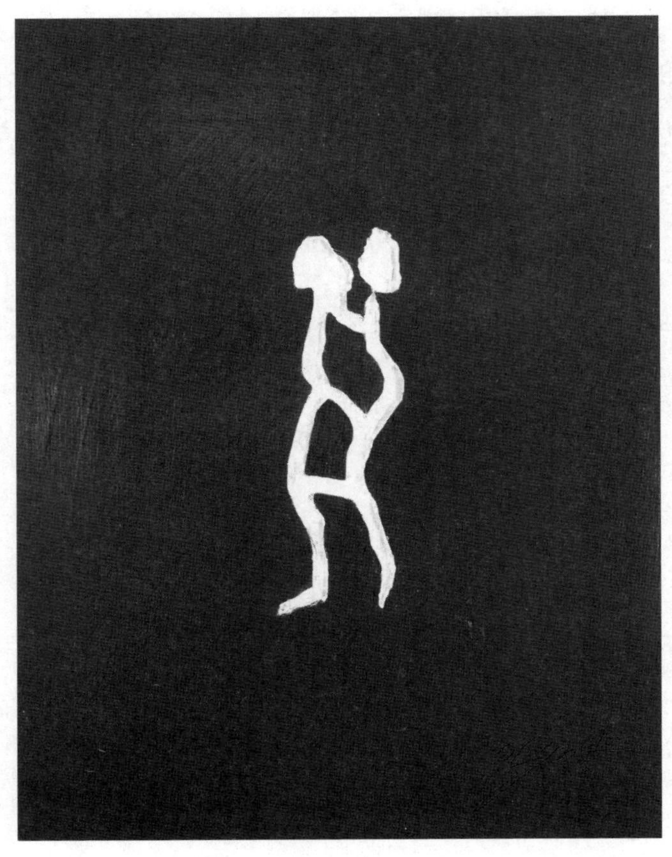

『어부바』 - 전각아트 / 나무, 아크릴물감

성장과 진화

21. 유명세의 대가

무술로 매스컴을 타고 유명해지다 보니, 도전해오는 사람들이 생겨났다. 지나치면서 실수인 척 몸을 슬쩍 부딪쳐 보면서 내 반응을 떠보는 사람도 있었다. 원래 힘깨나 쓰는 사람들은 누가 고수라는 소리를 들으면 한번 겨뤄보고 싶은 충동을 느낀다. 물론, 진짜 고수들은 눈빛만 봐도 서로 어느 수준인지 알아보는 법이지만.

어느 날, 도장에 몸집이 아주 커다란 '덩치' 한 명이 들어왔다. 그리고 하는 말이 자기랑 한 판 겨뤄보자는 것이었다. 당시는 나도 젊고 한창 기운이 넘칠 때라 두려움이 없었으므로 흔쾌히 그의 도전을 받아들였다.

그는 나에게 종이 한 장을 내밀었다. 이 대련에서 다치더라도 피해보상을 요구하지 않겠다는 내용의 서약서였다. 쉽게 말하면 '내가 이길 건데, 너는 어디가 왕창 깨지고, 부러지고, 다치더라도 나한테 일체의 피해보상을 요구하지 말라'는 일종의 면죄용 서류였다. 그래 좋다, 같이 서명하고 한 장씩 나눠 가졌다.

나는 말 그대로 붕붕 날아다녔고, 당당하게 들어와서 거만을 떨던 필리핀 덩치는 크게 박살이 나서 병원에 입원하는 신세가 되어버렸다. 그런데, 의외로 그 일로 인해 나는 유치장에서 열흘간 구류를 살게 되었다. 이유인즉슨, 서로 사전에 서명을 하고 안 하고의 문제가 아니라, 그렇게 목숨 걸고 시합하는 것 자체가 불법이라는 것이었다.

졸지에 필리핀 유치장에 갇히게 된 나는 생각할수록 어처구니가 없고 기분이 안 좋았다. 해서 한쪽에 조용히 앉아있는데, 유치장에 먼저 들어와 있던 필리핀의 불량배들이 나에게 시비를 걸어오는 게 아닌가. 덩치도 크지 않은 데다, 나이도 어려 보이는 외국인이 들어오니 기선제압을 하려는 것이었다.

그때, 여기서 밀리면 이 안에 있는 동안 힘들겠다는 느낌이 왔다. 앉아 있다가 순식간에 일어나 벽을 다다닥 타고 날아올라 유치장 천장에 닿을 정도로 공중 돌기를 한 후 착지해서 공격 자세를 딱 취했다. 싸우고 이기는 것보다 싸우지 않고 이기는 사람이 더 고수인 법. 이후에는 아무도 나에게 시비를 걸지 않았고, 나는 조용히 편안하게 있다가 나왔다. 나올 때는 그들에게 내 명함을 나눠주면서, 힘든 일이 있으면 찾아오라고 말해주기까지 했다. 젊다 못해 아직 어렸을 때의 한 시절 추억의 스토리다.

22. 봉사의 기쁨을 알게 되다

어느 정도 자리는 잡았지만, 아직 팔팔한 젊은 시절이었고 혈혈단신(孑孑單身)이어서 외롭고 쓸쓸한 기분이 드는 때도 꽤 많았다. 그래서 한인교회에 한 번 가보았더니 엄청 반갑게 맞아주었다. 당시 필리핀 한인사회는 그리 크지 않았다. 운동 잘하고, 영어와 따갈로그어도 좀 하였으므로 나중에는 한인사회를 찾는 손님의 보디가드 역할과 통역까지 전담하게 되었다.

내가 계속 한인교회를 다녔던 것은 신앙심 때문이라기보다도 '한인사회 청년회장'이라는 직함을 받아서 으쓱하는 마음이 있었기 때문인 것 같다. 어쨌거나, 같은 동포와 이야기를 나눌 수 있다는 것은 그 자체로 기쁨이요, 즐거움이었다.

한인교회에서는 열악한 환경에서 사는 사람들에게 봉사와 전도를 하기 위해 가끔씩 선교사들을 파견했다. 주말에는 선교사들의 관광 가이드도 해주었지만, 여기서 나의 주된 업무는 그들의 빈민촌 방문을 도와주는 것이었다.

빈민촌은 내가 있던 곳 근처의 쓰레기 매립지역에 붙어 있었는데, 쓰레기 때문에 악취가 많이 나고 위생 환경도 최악인 곳이다. 나는 거기서 어떤 어린이는 머리 한 부분이 썩어서 구더기가 바글바글한 채로 있는 것을, 또 어떤 아이는 온몸에 혹이 난 상태로 겨우 걸어 다니는 것을, 또 다른 아이는 상처 주변의 피부에 파리 떼가 새까맣게 붙어서 피부인지 파리 때인지 구별이 안 되는 상태로 지내는 것을 보았다. 빈민촌의 어린 소년·소녀들은 쓰레기 매립장을 뒤져서 비닐·페트병·음료수병 등을 골라내 그것을 팔아 끼니를 해결하는 것이 보통의 일상이었으니, 그들에게 피부병과 기타 질병, 영양실조가 없다는 것이 더 이상할 지경이었다.

나는 빈민촌이 있다는 것을 알고부터는 매주 그곳으로 발걸음을 옮겼다. 아마도 누가 시켜서 한 일이라면 더러운 손에, 눈곱이 잔뜩 있고, 발톱이 성한 곳이 없는 사람들이 태반인 그곳에 가지 않았을지도 모른다. 그런데 생각이 자꾸 났다. '어떻게 그들을 도와줄 수 있을까?' 그렇게 고심하다가 선교사들을 데려가서 후원을 받는 것이 좋겠다 싶어 선교사들을 연결해 준 것이다.

그런 곳에서의 봉사활동은 수건·비누 등의 생활용품과 연고·소독약 등의 의료물품을 나누어 주는 것이 주된 일이었는데, 봉사활동을 나가면 서로 달라고 아우성이었다. 나는 거기서 통역을 담당하면서 질서를 유지하는 군기반장 역할을 했다. 물품은 항상 모자랐기 때문에 항상 안타까운 마음이 매우 컸다. 생각 같아서는 내 재산이라도 많으면 다 갖다 주고 싶은 심정이었다.

개인적으로 한 가지 일을 더 한 것은 아픈 사람이 치유가 될 수 있도록 내가 할 수 있는 도움을 준 일이다. 그곳에는 신경통 같은 병보다는 말라리아나 부스럼 같은 병이 더 많았다. 상처에 고름이 생기는 경우가 많았는데 이런 것은 내가 가져간 부항을 이용하여 피고름을 많이 빼주었다. 또,

날씨나 심장병 때문에 숨을 가빠하는 사람들에게는 호흡이 편해지는 운동법도 알려주었다. 몸의 자세가 틀어져 있는 사람들을 교정해주기도 했다. 나름대로 많은 사람들이 효과를 보았고, 가끔 기적 같은 일이 일어나기도 하였으니 보람이 있는 일이었다. 모든 사람을 다 고쳐줄 수는 없다는 한계의 아쉬움은 있었지만….

한 가지 위안이라면, 그들 모두는 가난하고 지저분하긴 했지만 그래도 마음은 따뜻했다는 것이다. 주변은 생지옥 같은 환경이었는데도 웃음소리가 넘쳐났는데, 그것은 아마도 그들의 타고난 천진난만하고 순수한 마음 때문인 것 같다. 나중에 일본에서도 1년간 살아보았는데, 그곳은 몇 배 더 부유하고 깨끗한 곳인데도 필리핀 시골의 빈민가 사람들처럼 천진난만하거나 편안한 환경은 아니었던 것 같다. 나만의 느낌일지는 모르겠지만.

어쨌거나 날씨는 덥고 습하고, 사는 것은 어려웠지만 그곳 사람들은 예절을 알고 남에게 폐를 끼치지 않았으며, 서로를 의지하고 사랑할 줄 아는 순수한 사람들이었다. 나는 그곳에서 그들의 작은 영웅처럼 대우를 받았고, 나를 바라보는 그들의 눈빛에서 가족처럼 대해 주는 사랑을 느끼곤 했다.

'사람은 이런 맛에 사는가 보다.'
'여기 또한 인간의 근본과 본성을 느끼게 하는 곳이구나.'

내가 있어야 할 곳은 정이 넘치고 나를 필요로 하는 곳이다, 나라는 존재는 머물러있지 않고 늘 성장과 변화를 추구한다. 당연히 돈은 필요하고 매우 편리한 것이지만 돈이 전부는 아니며, 내가 있어서 그들과 조화를 이루면 된다. 시간이 지나 돌아보니 그 시절의 나는 그런 것들을 깨우치고 있었다.

나는 어렵고 힘든 과정을 누구보다 많이 겪었고, 그걸 극복해 낼 때마다 더 크게 성장해왔다. '위기'란 알고 보면 '위험한 기회'라는 것을 나는 체험으로 알았다. 이제는 내가 있는 위치에서 나를 필요로 하는 곳에 손을 내밀며 외치고 있다.

"여기예요. 이리로 오세요!"
"포기하지 마세요. 당신도 올라올 수 있어요, 제가 도와드릴게요."

23. 무술, 인생, 나의 선택

무술은 원래 공격하기 위한 운동이 아니라 방어하고 열을 발산하는 수련이다. 청소년기, 호르몬 변화가 한창이던 시절에 나도 동네에서 싸움질 꽤나 하고 다녔었다. 양아치나 깡패 짓거리하다가 자칫 소년원에 갈 수도 있는 거친 성격, 까칠하고 모난 성격이었는데, 무술의 길로 들어서면서 성격이 변하게 된 것은 다행 중의 다행이었다.

청소년기의 나는 한 마디로 밤낮을 운동만 하며 미친 듯이 살았다. 한 사람의 인생을 바꿔놓을 수 있는 것인데, 그때만 해도 '무술이란 무식하고, 무지한 사람이 배운다'는 편견이 많을 때였다. 열을 발산하고, 엎어 치고, 꺾고, 뒹굴다 보면 빨래를 짤 때 물이 줄줄 흐르듯 도복에서 땀이 흘러내렸다.

다양한 텀블링과 어려운 동작에 성공하면 그 자체로 가슴이 설렜고, 동이 트면 또 해야지, 그렇게 가슴 벅찬 마음으로 잠들고 눈을 뜨면 다시 도전하고, 그렇게 계속 도전하면서 실력을 쌓아갔다. 발가락을 다치고, 귀가 찢어지고, 팔목·발목과 손가락이 부러지고 그랬어도 젓가락 부목을 대고는 다치지 않은 쪽 팔다리를 쓰면서… 점점 더 무도인이 되어갔다.

10살 무렵부터 대부분의 무술과 운동을 수련해 나갔는데, 그 과정을 거치면서 깨달은 것은 무술에서 가장 중요한 것이 '호흡'이라는 점이었다.

호흡(呼吸)의 호(呼)는 발산(이완)하는 것이고, 흡(吸)은 들이마셔서 단련(수축)하는 것이다. 발산할 때는 근육이 풀어지고 단련할 때, 즉 힘을 줄 때는 근육이 수축하면서 모아진다. 호흡에 균형이 잡히면 근육들이 섬세하게 자리를 잡으면서 탄력이 생긴다.

또한, 무술의 원리는 유(柔)·원(圓)·화(和)라고 할 수 있다. 부드러운 원을 그리면서 중심을 잡고 조화로운 상태를 유지하는 것이다. 하체에 중심을 딱 잡고 조화로운 균형 상태가 되면 상대의 허점이 보이면서 저절로 방어가 된다. 이때 상대방의 호흡까지 읽을 수 있다면 100전 100승이다. 즉, 누군가 나를 공격하더라도 호흡을 바로 하고 하체 중심의 기본자세를 제대로 유지한다면, 상대편의 동작 흐름과 반응·성격 등을 미리 알고 방어할 수 있는 것이다.

현대사회에서 우리는 사실상 매일 심리전쟁을 치르며 살고 있다 해도 과언이 아니다. 그래서 정신적으로 약하면 긴장하게 되고, 호흡도 불안해지며, 심리전에서는 패배자가 되어서 방황하게 된다. 긴장이 오랫동안 누적된 상태에서는 어떤 자극이 계기가 될 때, 몸에서는 발작[1]이 일어난다. 그러므로 긴장과 스트레스가 심할 때는 이것을 빨리 풀어주어야 한다. 예를 들어 '가상의 샌드백'을 상상하면서 이것을 마구 두드리면 서서히 호흡이 정상적으로 돌아온다. 당연히 상상은 실제보다 효과가 떨어지지만 아무것도 하지 않고 가만히 있다가 울화통이 터져 폭발하는 것보다는 훨씬 낫다. 미리 '가스'를 좀 빼주면 움츠러들었던 기관들의 긴장이 풀리게 되고 막혀있던 열이 그나마 발산되기 때문이다.

나는 50년 동안의 무술 수련과 실전 경험을 통하여, 공격하는 상대방의 힘을 이용해 방어하는 방법, 상대방의 호흡을 읽고 빈틈을 찾는 기술, 싸우지 않고도 상대방을 이기는 방법을 알게 되었다. 더 나아가 이러한 무술의 호흡법을 요가나 기 치유, 심리 치유에 활용하였고, 그 결과 사람들의

1 발작은 컴퓨터로 비유하면 '리셋'이다. 몸이 원래 상태로 돌아가려고 그야말로 '몸부림'을 치는 것이다. 발작은 몸이 쓰는 마지막 수단이다. 발작까지 가는 것을 막으려면 열의 발산이 필요하다. 손과 팔·어깨를 많이 움직이면 겨드랑이의 땀으로 열이 빠져나간다.

몸과 마음을 건강하게 바꾸어 놓은 경험을 많이 축적하였다. 무술을 통해서 병을 치유하는 방법도 깨달은 것이다.

50년 무술 인생은 아직도 진행 중이다. 공격하고자 하는 마음이 없으면 승자와 패자도 따로 없으며, 방어하고자 하는 마음이 없다는 것은 어질다는 것임을 알게 되었다.

이제 오랜 무술 인생을 통하여 나에게도 다가왔던 검은 유혹에 대해 간단히 이야기하려 한다. 술·담배·도박·마약 등의 여러 가지 유혹에 흔들려 인생을 망친 후배와 선배들의 잘못된 사례가 종종 있었다. 운동하는 사람들은 단순무식하고 우직한 사람들이 많아 그로 인하여 주변의 유혹과 꼬임에 더 잘 빠져든다. 나 역시도 아차 하는 순간이 있었다.

어느 날 필리핀 교포 중 한 사람이, 한인사회 청년회장에다 무술 고수라는 소문을 듣고 내게 다가왔다. 자기를 '홍콩과 많은 무역을 하는 P'라고 소개했다. 홍콩의 고수를 만나게 해주겠으니 언제 자기와 함께 놀러 가자고 제안하는 것이었다. 내가 그러자고 했더니, 그 후에 가끔씩 자기가 주최하는 럭셔리한 파티에 초대하며 운전기사를 보내주었고, 파티가 끝나 돌아갈 때는 고급 시계나 선물을 주곤 했다.

그러던 어느 날, P의 제안으로 함께 필리핀의 가까운 섬에 놀러 가게 되었다. 이런저런 이야기를 하다가 그가 사업 이야기를 시작했다. 내용인즉 특별한(?) 나에게 중대한(?) 무역 임무를 맡기고 싶은데, 그 임무를 성공적으로 완수하면 엄청난 부(富)를 보장하겠다는 것이었다. 대화를 계속하다 보니, 그가 말하는 무역 임무라는 것이 이른바 '물건'(=마약거래)이라는 것을 알아차렸다. 그날 이후, 다시는 그 사람을 만나지 않았다. 그런데, 20년의 세월이 흐른 후 한국에서 우연히 뉴스를 통해 그 사람의 소식을 듣게 되었다. 그는 마약 밀매단의 총 두목이었으며, 지금은 수배자가 되어 인터폴에서 쫓고 있다는 충격적인 사실을.

운명은 그 사람의 지혜와 용기, 순간의 선택에 따라 달라지는 커다란 변화를 몰고 다가온다. 돈·명예·실력, 어떤 것을 따를지를 잘 판단해야 한다. 나는 그 날, 달콤한 유혹에 넘어가지 않았던 나의 지혜와 용기와 선택에 찬사를 보낸다.

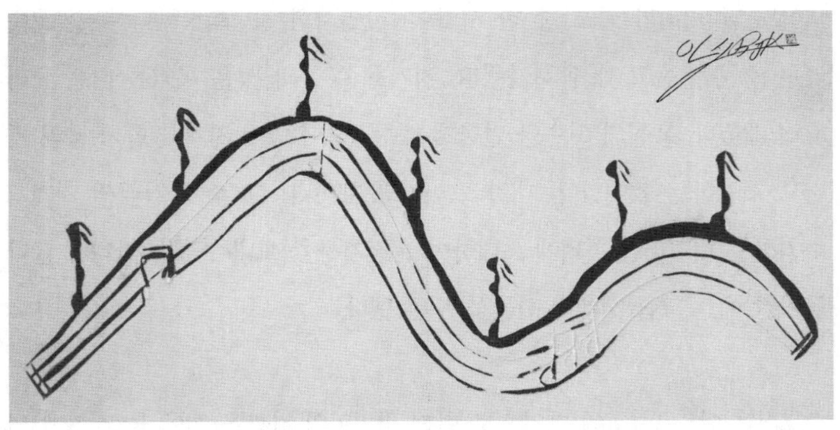

『밸런스를 아는 그대』 – 전각아트 / 나무, 아크릴물감

비극의 정점

24. 지나침은 모자람과 같다(過猶不及)

시간이 흐르면 좋았던 시절, 나빴던 시절도 어느덧 과거가 된다. 인생은 연속적인 선택의 과정이고 그 선택의 영향을 받는다. 어떤 선택이 옳은 선택이었는지는 당장 알 수 없지만, 한 가지만은 꼭 이야기해주고 싶다.

"분수를 넘어서는 과한 '욕심'은 부리지 말고, 인생의 흐름을 거스르는 '선택'은 하지 마라. 잘못된 선택의 결과는 치명적이고 허망할 수가 있다."

내가 그런 경험을 했다.

수양어머니의 호의로 최고급 이탈리안 레스토랑에서 최상급 쉐프의 요리를 먹고, 밴드가 나와서 축가를 연주해주던 호텔의 체험들도 시간이 지나니 점점 무덤덤해졌다. 필리핀에서의 생활이 5년 정도 지나 영어와 타갈로그어의 수준도 어느 정도 자유롭게 말할 정도가 되면서 슬슬 헛된 욕심이 생기기 시작했다.

'나도 수양어머니 같은 부유한 삶을 살 수 있지 않을까? 아니 더 잘 살 수도 있지.'

'어느 정도 기반이 닦였으니 돈 버는 사업도 한 번 벌여보자.'

욕망이 생기자 유혹은 곧바로 찾아왔다.

바다로 둘러싸인 필리핀에는 원래 천연진주[1]가 많았다. 당시 필리핀의 시골에서는 천연진주 가격이 매우 저렴했으며, 사람들도 그것이 그렇게 귀한 줄을 몰랐을 때였다. 나는 한국에 올 때마다 천연진주 수십 개를 가져와 지인들에게 한두 개씩 선물을 주었는데, 다들 너무나 좋아했다. 그것으로 무역을 하면 잘 될 것 같다는 이야기를 많이 들었고, 진주뿐만 아니라 나전칠기의 원료인 자개(조개껍데기)도 저렴하고 고품질인 것들이 많으니 그 또한 사업이 되겠다는 조언도 들었다. 필리핀 쪽에서의 유혹도 한몫 거들었다. 천연진주·보석 등의 무역을 하면 사업이 아주 잘 된다며, 3년만 하면 스위스 은행에 돈을 넣어두고 호화 저택에서 그냥 편하게 살 수 있다는 달콤한 유혹이었다. 결국, 욕망은 무술과는 관계가 일(一)도 없는 천연진주 무역업으로 나를 끌고 들어갔다.

처음 1년간, 사업은 순조롭게 진행됐다. 그래서 주말마다 섬 지역을 돌면서 천연진주와 조개껍데기를 구입했다. 그렇게 1년 동안 상당한 양을 구입했고, 그것을 하나의 컨테이너에 차곡차곡 모았다. 이제 한국으로 실어나르기만 하면 엄청난 돈을 벌 수 있다는 꿈에 부풀어 있던 어느 날이었다. 필리핀 공산반군(NPA)[2]이 컨테이너를 급습했고, 그 안의 천연진주와

1 지금은 천연진주가 너무나 비싸고 귀해서, 대부분의 진주는 양식진주거나 인공진주다.

2 New People's Army, 필리핀 공산당의 무장조직이다.

기타 물품들을 몽땅 탈취해 갔다. 현지인들이 그런 사업을 할 때는 보통 그들과 연계를 갖고 지속적으로 뇌물을 주면서 사업을 계속하게 마련이다. 그런데 공산반군과 연계도 없이 젊은 외국인이 주도적으로 사업을 벌이다 보니 어느덧 그들의 표적이 되었던 것이다.

지금은 더하겠지만 그때 역시도 외국인이 필리핀 NPA에게 빼앗긴 것을 어디 호소할 곳도 없었고, 되찾아 줄 치안도 부재했다. 뜻밖에도 필리핀 공산군 테러리스트들 때문에 그동안의 피와 땀으로 일군 사업을 하루아침에 모두 접어야 했다. 공들였던 땀과 노력, 나의 상당한 재산이 한순간에 물거품이 되어 사라져 버린 것이다.

25. 일본에서의 생활

사업의 실패와 큰 손실도 문제였지만, 무술만 하던 사람이 그런 유혹에 넘어가서 엉뚱한 일을 벌였다는 것이 창피해서 나는 무작정 어디론가 떠나고 싶은 마음이었다. 그런데 때마침, 나의 도움으로 일본에 정착해 살고 있던 필리핀 지인들로부터 초대의 메시지가 날아왔다.

"선생님, 일본에 와서 좀 쉬면서 도움도 좀 주세요. 여기도 할 일은 많습니다."

좋은 기회라고 생각했다. 한 3개월 정도만 일본에서 쉬다가 한국에 들어가는 것으로 생각하고 필리핀의 일을 정리한 후 일본행 비행기를 탔다. 그런데 이것이 또 다른 전환점이 될 줄이야.

당시 일본에는 한국 사람들이 많이 들어가 있었다. 나는 일본어를 잘하고 사교성이 있는 G라는 사람을 소개받았다. 나는 손에서 나오는 기가 좋다는 이유로 '기 치료 전문가'라고 소개되었다. 초청한 사람들의 추천으로 그들의 한국이나 일본의 지인들을 만나러 나갔다. 주변에 아픈 사람들이 많으니 한번 살펴달라는 의뢰였다. 그런데 다행스럽게도 내가 봐주고 만져주고 교정해 준 사람들이 모두 병이 낫거나 치유가 되었다. 중풍과 같은 중병도 교정과 함께 치유를 해주면 정말로 좋아졌고, 정신적으로 주화입마(走火入魔)[1]에 빠졌다는 사람들도 정신이 되돌아 왔다. 그러자, 입소문이 빠르게 돌았다.

입소문을 타자, 아픈 사람들이 길게 줄을 섰다. 절망에 빠져있는 사람들을 고쳐주는 일도 좋은 것 같았고, 필리핀에서 날려버린 것들을 회복할 수도 있을 것 같았다. 당시는 우리나라 원과 엔화의 교환 비율이 6대 1이던 시절. 1사람당 만 엔씩 받아서, 당시 돈으로 하루에 200만 원 정도를 기본적으로 벌 수 있었다. 1년 정도 되니까 엄청나게 큰 액수가 모였다. 그래서 마음먹었다.

---

1 기의 운용을 잘못하여 몸과 마음에 심각한 이상이 생기는 현상

"작은 건물을 사고, 근사한 사무실을 차려서, 본격적으로 멋지게 일을 하자!"

1년 정도 정신없이 일을 했더니 상상을 초월하는 정도의 돈이 모였다. 나는 일본말을 잘 못했고, G는 일본어를 유창하게 잘하고 현지 사정에 밝았으므로, 부동산 매입, 사무실 구입 등은 그가 맡아서 하기로 했다. 그래서 그는 내 통장도 관리하면서 일을 처리하고, 나는 몸이 아픈 사람들을 치유하는 방식으로 같이 동업을 하게 된 것이다.

26. 배신의 충격

그때 통장에 모인 돈은 당시 서울의 작은 건물 몇 채를 살 수 있을 정도의 큰돈이었다. 그러던 어느 날, 나는 또다시 엄청난 절망에 빠지고 말았다. G가 내 통장의 돈을 몽땅 찾아서 사라진 것이다.

"이게 어떻게 모은 돈인데…."
"아, 어떻게 이런 일이 또 일어나나?"

사람들이 너무 많이 찾아와서 그야말로 잠도 잘 못 자고, 에너지 소모를 너무 많이 하면서 한마디로 고생하여 모은 돈이었다. 내가 일본에서 그동안 어떻게 땀 흘리며 살았는지, 누구보다 잘 알면서 순진한 젊은이의 전

재산을 그걸 모두 찾아서 도망가 버린 '그놈'에 대한 분노, 이해할 수도 용서할 수도 없었다. 어찌 운명이 또다시 이렇게 비참해졌을까?

하지만 돌아보면 이번 일도, 누구를 믿는다는 것도, 결국은 내 '욕심'에서 시작된 일이었다. 더욱 많은 돈을 벌려고 욕심을 낸 대가였다. 머리로는 그걸 알면서도 '그놈'에 대한 분노와 자신에 대한 자괴감 때문에, 돈도 몽땅 빼앗기고 정신의 균형도 무너져버렸다.[1] 그렇게 몸과 마음의 건강을 다 잃게 되자 '지옥'을 경험하기 시작했다. 그 이후로 일본이 싫어졌고, 그 이후로 먹는 것이 두려웠고, 그 이후로 사람이 싫었고, 그 이후로 언어가 뒤죽박죽이 됐고, 그 이후로 가슴이 두근두근, 쿵닥쿵닥 뛰었다. 그리고 계속해서 두통·불면증·공황장애·자폐증상·자살충동 등이 연이어 들이닥쳤고, 모든 것이 변해버렸다.

하루에 수십 명씩 기 치료를 해주면 당연히 피곤해지는데, 그런 생활이 1년간 계속되면서 이미 피로가 누적된 상태였다. 나중에는 술로 피로와 스트레스를 풀고 잠드는 나날이 이어졌다. 평범하지 않은 다양한 병증을 호소하는 사람들을 치유해주는 가운데, 스스로에 대한 몸 관리는 그렇게 점점 소홀해졌다. 나중에는 극도의 피로가 쌓여 만성피로로 변했고, 술과 피로회복제에 익숙해지는 등, 몸은 엉망으로 변해가는 데도 그 일을 그만

---

1 진심으로 믿는 마음을 키워야 그 상대방의 마음도 함께 성장하게 된다. 상대를 이용하겠다는 마음이 눈곱만큼이라도 있었기 때문에 그가 당신을 배신한 것이다. 그리고 설사 당신을 배신해도 후회하지 않는다는 마음이 있어야, 후일 잘못되는 일이 있어도 마음에 상처가 남지 않는다. 그렇게 못하겠다면 처음부터 마음을 주지 마라. 당시는 이런 지혜가 아직 없던 20대 후반, 아직 어렸던 시절의 또 다른 경험담이다.

둘 수는 없었다. 돈에 대한 욕심도 컸겠지만 그보다는, 내가 고국을 떠나오면서 가족에게 한 말에 대한 책임을 져야 한다는 생각, 그리고 반드시 성공하는 모습을 보여주고픈 마음이 너무나 컸기 때문에 더욱 집착했던 것 같다.

몸은 점점 한계에 도달하기 시작했다. 언제부턴가 먹으면 체하고, 설사하고, 토하는 일이 잦아졌다. 그래도 내 몸이 어떤 몸인데… 괜찮아지겠거니 하며 소화제 등의 약만으로 몇 개월을 더 버텼지만 역부족이었다. 나중에는 옆방에서 부스럭 소리만 나도, 지나가는 사람 발소리 하나에도 신경이 곤두서는 극도로 예민한 상태까지 갔다. 그리고 시간이 가면 갈수록, 아무리 구토·설사를 달래준다는 약을 먹어도, 이제 몸은 더 이상 치료가 되지 않았다.

그동안 돈 버는 재미에 빠져, 몸이 상하는지도 모르는 새, 서서히 깊은 속병이 생겼던 것이다. 거기다 믿었던 사람에게 또다시 사기를 당했다는 정신적 충격이 해소되지 않았다. 나중에는 지나가는 구급차 소리에도 화들짝 놀라면서 가슴이 진정되지 않았다. 누적된 피로는 계속 쌓여갔고, 누가 구급차에 실려 가는 모습을 보면, 훗날 내가 그렇게 될지 모른다는 두려움과 강박증까지 생겨났다. 그리고 불안·초조·근심·걱정이 머릿속에서 자리를 잡고 떠나지 않았다.[1]

1 어린 나이에 사업을 할 때의 문제점 중 하나는 사업에 실패할 경우, 낙심하고 상심하여 연배가 있는 사람들보다 충격을 훨씬 더 크게 받는다는 점이다.

마음이 그러하니 소화불량에 시달리면서, 뱃속 상태는 점점 더 안 좋아졌다. 그래도 몸이 회복되려면 먹어야 한다고, 안 넘어가는 음식을 꾸역꾸역 삼켰다. 그렇게 억지로 먹고, 더부룩한 상태로 잠을 자고…. 그런 시간이 오래 계속되면서, 뱃속은 이미 불편하니까 먹지 말라고 더부룩해진 것인데도, 그 뱃속 사정을 모른 체하면서 억지로 음식을 삼켰다. 배탈이 나도 삼켰고, 토해도 또 먹었다.[1] 그렇게 미련했다.

결국 지인의 소개로 오사카의 한 병원에 입원하여 검사를 하게 되었다. 그랬더니 심장이 변형되었으며[2] 다른 증상들도 더 조사하려면 정신병동으로 가야 한다는 충격적인 말을 들었다. 그 후 암 검진을 포함하여 모든 검사를 다 했는데, 순환장애와 함께 신경정신계에 심각한 문제가 있다는 진단이 나왔다. 이제 일본에서는 도저히 견딜 수가 없었다.

---

1 사실 몸이 크게 탈이 났을 때는 그 '아픈 부위만' 치유할 수는 없다. 이때의 체험은 훗날 나에게 많은 가르침을 주었다. 몸 전체가 먼저 골고루 건강해져야 하고, 때를 기다려야 하며, 제대로 된 음식섭생이 무엇보다 중요하다는 사실을 절실히 알게 해 준 사례가 되었다. 그런데 보통, 몸이 불편할수록 더욱 보약, 보신음식에 집착하고, 억지로라도 먹어야 좋아진다고 생각하며, 몸이 안 풀릴수록 더더욱 몸에 집착하게 되어 있다. 당시의 나 역시 그런 악순환에 빠져있었다.

2 심장의 모양이 일종의 하트 모양인데 그것이 외형적으로 달라졌다는 것이다. 스트레스, 즉 심화(心火=심장의 열)가 심하면 관련 내장기관이 상처를 입는다는 증거. 당시의 스트레스가 얼마나 심했는지 알 수 있다.

27. 환자가 되어 고국에 돌아오다

겨우겨우 한국의 공항에 도착해서는 큰형님께 나와 달라고 전화를 했다. 혼자서는 걸을 수도 없는 상태였던 것이다. 공항에서 내 상태를 보고 충격을 받은 큰형은 곧바로 서울의 고려대병원으로 데려가 검사를 받게 했다. '극심한 우울증과 정신적 공황 상태'라는 진단이 나왔다. 서울에 입원해 있을 수 있는 상태가 아니어서, 본가가 있는 대전의 을지대병원에 입원했다. 정신과 폐쇄병동이었다.

'산속에서 그렇게 오래 수련하고 건강한 몸으로 그야말로 붕붕 날아다니던 내가 지금 어디에 있는 것인가? 한국과 필리핀, 일본을 누비며 수많은 사람들을 지도하고 교육하고 치유했던 나는 어디로 갔단 말인가?'

정말 꿈을 꾸는 것 같았다. 아니, 꿈이었으면 했다. 하지만 현실이었다. 실제 상황이었다. 한쪽에서는 미친 사람들이 울부짖고, 다른 쪽에서는 미친 사람이 웃고 있고, 실성한 놈이 쳐다보고 있다. 짐승의 본능을 표현하는 울부짖음을 그곳에서 다 보았는데, 그때 다른 사람이 나를 보았다면 아마 나도 똑같이 미친놈으로 보였을 것이다.

정신병원에 가면 보통 마약 성분이 들어간 강한 진정제를 투여하여 3일 이상 잠을 재운다고 한다. 나도 그랬는지 잠을 자고 깨어나니 멍한 상태가 되었다. 주변의 움직임이 마치 슬로비디오로 천천히 지나가는 영화 속 장면처럼 보였다. 들리는 것, 말하는 것, 행동하는 것도 모두 평상시와는 다르게 느껴졌다.

어쨌거나 그렇게 정신병원에서의 생활이 시작되었고, 어려운 시간이었지만 내 상태는 조금 나아졌다. 몇 개월 후 어느 정도 정신이 들어서, 면회를 오신 아버지께 나를 여기서 꺼내달라고, 통원치료를 하겠다고 말씀드렸다. 그렇게 해서 우여곡절 끝에 드디어 집으로 돌아오게 되었다.

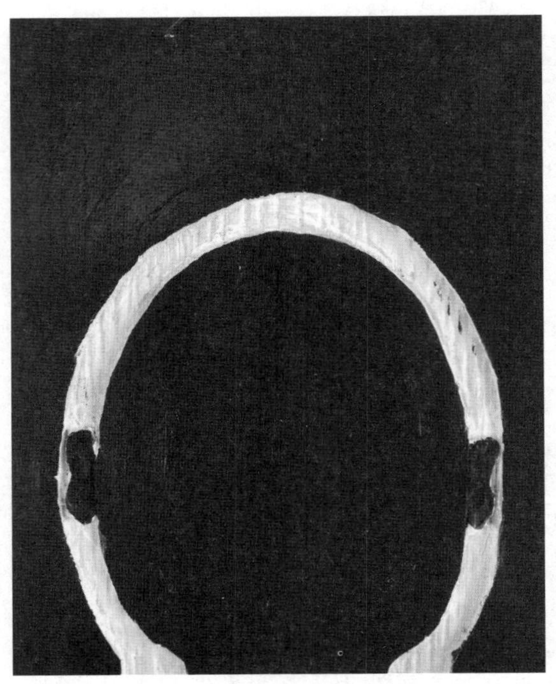

「소통과 불통」 – 전각아트 / 나무, 아크릴물감

· 주변과도, 자기 자신과도 소통하지 못하고 있는 현대인을 나타내고 있다.
· 하얀 부분은 두루 통하고 있는 이상적인 모습, 검은 공간은 각자 집착과 편견에 사로잡혀 주변과 단절된 모습이다.

마지막 시련

28. 걸을 수도, 나갈 수도 없다

삶의 방향은 내가 선택할 때가 많지만, 때로는 어떤 흐름에 휩쓸려 갈 때가 있다. 내 의지가 부족한 상태에서 밀려가서 선택을 하게 되면, 끌려가면서 겪는 어려움까지도 감수해야 한다.

통원치료를 하겠다는 것이 받아들여져서 병원에서 퇴원해 집으로 왔다. 10여 년 만에, 잘살고 있는 줄 알았던 내 핏줄이, 그것도 젊디젊은 강골의 청년이 폐인이 다 되어 돌아온 것이다. 그런 나를 보는 가족들의 마음은 어떠했을까?

처음 1년 동안은 사람 보는 것이 두려워, 내 방문 밖으로도 나가기 어려웠다. 억지로 나가서 걸으면 곧 통증으로 심장이 터질 것 같아서, 10m 이상을 걸을 수가 없었다. 나중에 밖으로 나가는 연습을 할 때도, 어딘가에서 쓰러져 그대로 죽을지도 모른다는 공포감에 주머니에는 집 주소가 적힌 유서를 넣고 다녔다. 혹시라도 길에서 쓰러져 죽게 되면 누군가 가족들에게 알려줄 수 있도록….

여러 번의 사기 피해와 믿었던 사람들에게 당했던 기억들이 트라우마[1]로 남았고, 여기에 누적된 피로가 겹쳐 결국 그런 상태에까지 이른 것이다. 당시엔 그런 병명이 없었지만, 요즘으로 말하자면 아마도 나의 병은 '공황장애'[2]였던 것 같다. 지나간 세월을 돌아보면, 어떡하다 이렇게 됐는지 기가 막혔지만 그 당시에는 아무리 생각해도 방법이 없었다.

어머니는 손발이 싸늘하고, 음식도 제대로 못 먹어 피골이 상접하고, 문밖에도 나가지 못하며 죽어가는 자식을 위해 애를 태우며, 온갖 좋다는 방법을 수소문하셨다. 병원에서 주는 약은 물론 몸에 좋다는 온갖 보약을 다 먹이고, 약장사가 일러준 비싼 민간요법도 여러 번 시도했다. 나중에 안 이야기지만 몰래 무당도 찾아가 보셨단다. 하지만 모든 것은 허사였다. 훗날, 어머니는 "불쌍한 내 새끼가 이러다 죽을 것 같아 가슴이 까맣게 타들어 갔다"고 그때의 심정을 말씀해 주신 적이 있다.

그런데 정신병원에서 주는 약을 1년 정도 계속 복용하니, 정말 내 의지와는 상관없이 몸이 점점 굳어져 갔고, 의도대로 몸이 잘 움직여지질 않았다. 너무나도 절실했기 때문에, 부작용이 심할 수도 있지만, 제대로 된다면 효과가 좋아서 딱 한 번 만에 나을 수도 있다는 '옻순'이란 것을 먹기도 했

1 트라우마(trauma): 정신에 지속적인 영향을 주는 격렬한 감정적 충격. 여러 가지 정신 장애의 원인이 될 수 있다(표준국어대사전).

2 이 증상은 요즘에 들어서야 널리 알려진 불안 장애의 하나이다. 맥박이 빨라지거나 심장이 마구 뛰거나 호흡이 가빠지고, 어지럽고, 마비되는 느낌이 들고, 구토감을 느끼며 죽을 것 같은 공포를 느끼는 등의 증상을 갑작스럽게 자주 경험한다고 알려져있다.

다. 아주 비싸게 구입한 진액(엑기스)의 옻순을 들기름과 함께 먹었다. 그랬더니, 손이 붓고 혀가 부었다. 그러더니 눈에서 피가 나오고, 손과 발의 껍질이 홀렁 다 벗겨지는 것이 아닌가. 나중에는 심장과 내장이 다 부어서 설사를 심하게 하고, 항문에 탈장까지 생겼다. 얼마 있으니 손톱·발톱까지 다 빠져 버렸다. '엎친 데 덮친다'는 말이 실감 났고, 이제 정말 죽을지도 모른다는 생각이 들었다.[1] 하지만, 살아날 운명이었는지 죽지는 않았다.

휩쓸려 가는 것도 어쩌면 나의 선택이다. 우연한 만남(도전)에 대한 대응방법(응전)도 결국은 나의 선택이다. 이 고통도, 이 상황도 모두 내가 선택한 것이었다는 것을 나는 나중에서야 알게 되었다.

29. 무엇이 문제였을까?

몸과 마음이 총체적 재난 상태인 그때, 차라리 아무것도 하지 말고 안정을 취하면서 충분히 쉬면 될 일이었다. 그런데, 마음이 급한 나머지 정신과

1 당시에는 아마도 '옻 중독'에 걸렸던 것 같다. 옻은 '우루시올'이라는 맹독성 물질이 있어서 알레르기 등 가장 많은 피부염과 부작용을 발생하는 식물로 알려져 있다. 옻닭 등으로 많이 사용하는 옻은 민간요법에서 효험이 좋다고 알려져 있다. 그러나 당시 최악으로 약해져 있는 나의 몸에 옻순은 매우 안 맞았던 것 같고, 어쩌면 양을 조절하지 못해, 즉 과용을 했기에 부작용을 심하게 겪었던 것도 같다. 여기서 키포인트는 아무리 좋다는 약, 보약, 음식이라도 모든 사람에게 다 맞고, 다 좋은 것은 아니라는 점이다. 특히 몸이 약할 때, 독성이나 약성이 강한 것들은 심각한 독이 될 수 있음을 철저히 배운 산 경험이었다.

약을 복용하면서, 보약을 함께 복용하고, 민간요법까지 동시에 행한 것이 오히려 잘못 선택한 방법이었다. 허약한 간에서 몸으로 밀려 들어오는 강한 약독을 해독할 힘이 없었기에, 약해진 몸속에 급격히 독소가 쌓이면서 몸속 순환계에 문제가 생겼고, 기혈 순환이 제대로 되지 않자 정신도 문제가 되어 무력감이 심해지고 자살충동까지 생기는 상태까지 진행된 것이다.

육체와 정신 중 한쪽이 무너지면 다른 쪽도 한순간에 무너지기 쉽다. 몸 섭생을 제대로 못 하고 있었다면 더 빠르게 최악으로 진행된다. 그러나 겪어야 할 것은 겪어야 하는 법. 죽을 만큼 힘들 때도 있지만, 죽지만 않는다면 결국 모든 것은 지나간다. 알고 보면 삶의 모든 순간이 성장이요, 선물인 경우가 많다. 나는 이러한 과정을 스스로 처절히 겪어보았기 때문에, 심신의 질서가 공황 상태인 사람들의 심정과 상태에 대해 누구보다도 잘 공감할 수 있게 되었다, 추후 아픈 사람들의 심신치유와 회복을 도울 때는, 몸과 마음의 기본부터 다지면서 천천히 이끌어 갈 수 있는 능력을 기르게 되었다.

그렇게 고통스러운 나날이 지속되던 어느 날, 각성의 순간이 왔다.
"이렇게 살다가 죽을 수는 없다. 이 상태를 반드시 벗어나야겠다."

지금까지 계속 추락하다가 드디어 발끝이 밑바닥에 닿았다. 바닥을 쳤으니 이제는 온 힘을 다해 박차고 올라갈 때가 온 것이다. 나는 우선 문밖으로 나가는 도전부터 시작하기로 마음먹었다. 방문에서 시작하여, 대문으로 그리고 바깥으로. 10m 도전에 가까스로 성공하면, 다시 20m 나가기를 시도하고, 그렇게 두려움과 싸우면서 조금씩 계속 멀리 나아갔다.

"10m를 넘어가면 꼭 죽을 것 같았는데… 안 죽었구나!"

스스로 할 수 있다고 인정하는 시간이 왜 이리 오래 걸렸던지…? 당시에는 나 스스로가 완전히 오그라들어 있었던 것이다. 그 상태에서 겨우겨우 밖으로 나가고, 처음 집 밖으로 나간 이후 그로부터 4km를 더 걸어가는 데 무려 3개월이란 기간이 더 필요했다.

사기범들에게 여러 번 걸려 들은 자신을 무수히 자책하고, 금방 죽을 것 같은 느낌과 사투를 벌이며, 심장의 압박과 뇌의 교란 등을 점차 극복하고, 자동차에 올라탈 수 있게 되고, 터널을 지나갈 수 있기까지는 또 다른 1년이 지나야 했다. 그때까지는 계속, 구급차가 지나가는 소리만 들려도 심장이 딱 멈추는 것 같았고, 식은땀이 흘렀다. 마치 내가 죽어서 누군가 데리러 오는 기분이 들었기 때문이다. 그것은 결국 죽음에 대한 공포였다. 그때도 나는 주머니 속에 우리 집 주소를 써 놓은 메모지를 넣고 다녔다.

그런 몸과 마음의 고통과 사투를 벌이면서, 조금씩 밖으로 나갔다가 다시 돌아오기를 하루에도 여러 차례 반복했다. 그리고 다시 조금 더 나가기, 반복, 다시 더 나가기를 시도, 반복…. 그런 식으로 지내면서 또 3개월이 지나갔다. 그동안의 약독이 빠지느라 발가락에는 물집이 잡혔고, 부작용으로 부었던 몸은 서서히 자리를 잡아갔다. 체중이 죽죽 빠지고 밥맛은 여전히 없었지만, 몸속에 뭉치고 막히고 맺혀있던 사연을 나 스스로가 알아주었기 때문에 몸이 서서히 풀려가기 시작한 것이다.

하지만 옛날 고생했던 그때 일본에서 내게 사기를 치고 모든 것을 가지고 달아난 '그놈!!!'에 대해서만은 아직 용서가 안 되었다. 결국 완전한 치유를 위해서는 그 부분이 해소되어야 하는 것이었다. 그 분노로 인하여 나의 가슴과 신경이 막혀있었기 때문에 여전히 오장육부는 제대로 기능을 못하고, 기혈은 순환이 안 되며, 간과 신장은 해독과 정화가 안 되는 상태였으며, 위장까지도 영양분의 소화흡수를 충분히 해내지 못했던 것이다.

30. 최후의 선택

간신히 바깥세상으로 나오는 것까지는 성공을 했지만, 아직도 몸과 정신 상태는 엉망이었다. 그때까지만 해도 무엇이든 먹는 대로 다 토하기 일쑤였고, 갖가지 약독 때문에 내장은 전부 부어 있었다. 그러다 보니 음식을 먹는 것 자체가 두려운 상태였으며, 눈을 감으면 끝없는 암흑이 느껴지고, 상상 속에서 몸부림치는 영혼들까지 보이는 등 그야말로 '생지옥'이 따로 없는 상태였다. 한창때 70kg까지 갔던 몸무게는 49kg으로 내려앉았다. 가만히 있어도 어지럽고, 땅이 꺼지는 것 같았는데, 흔들거리는 몸을 이끌고 겨우겨우 조금씩 산에 올랐다.

"이제 더 이상은 안 되겠다. 산으로 가자!"

나는 마지막으로 사생결단(死生決斷)을 내렸다. 죽을 때 죽더라도 내 몸이라도 제대로 알고 싶었고, 이것이 마지막이라면 더욱 산에서 죽어야겠다고 생각했다. 나의 상태를 안타까워하셨던 수양어머니도 조언을 해 주셨다.

"아들아, 조용한 산속에 가서 다시 수련을 해보는 게 어떻겠니. 너는 해낼 수 있어. 다시 건강을 회복할 수 있을 거야. 나도 계속 기도해줄게."

일본에서 조금 남겨온 돈과 수양어머니가 늘 보태주시는 돈, 부모님이 챙겨주신 돈을 모두 모아서 화양계곡 부근의 조그맣고 허름한 암자를 얻었다. 그렇게 입산을 결심하고 부모님께 마지막 하직 인사를 올렸다. 모든 것을 내려놓고 산에서 처음부터 다시 시작하기로 했다. 책 몇 권이 든 작은 가방을 메고 산을 올랐다. 이제 다시는 못 볼 것 같은 부모님과 가족들을 생각하니까 눈물이 저절로 나왔다.

걸을 때마다 흔들거리는 몸을 이끌고 겨우겨우 한 걸음을 내디디며 산으로 향했다. 암자가 보였다. 어쨌든, 다시 산으로 돌아온 것이고 그래서 반가웠다.

새로운 도전이 시작되었다. 나는 매일 산을 올랐다. 조금만 걸어도 심장이 찢어질 듯 아프고, 뇌는 금방이라도 터질 듯 두통이 극심했다. 그래도 죽을 힘을 다해 오르고 또 올랐다. 어차피 산에서 멋있게 죽기로 약속하지 않았던가! 지나는 산길 옆으로는 작은 개울이 하나 있었다. 나는 그 개울을 건널 때마다 다짐을 하고 상상을 했다.

'내가 갖고 있는 모든 것을 내려놓자. 욕심도 집착도 고통도 나쁜 기운도, 저 물에 실어 모두 흘려보내자. 그리고 내 안의 '빛'만 바라보면서 앞으로 나아가자.'

산을 오르다 보면 몸속에 열이 생겨 땀이 난다. 잠시 쉬는 동안 바람이 땀을 식혀주면 시원한 느낌이 들었다. 심한 고통 속에서도 그 느낌이 좋았고, 매일 계속해서 땀을 내며 산을 오르자 그 느낌 때문인지 왠지 모르게 아주 조금씩이나마 마음이 안정돼 가는 것이 느껴졌다.

그렇게 지내기를 몇 개월이 지난 어느 날, 개울가를 지나는데 갑자기 강렬하게 물이 마시고 싶어졌다. 나도 모르게 개울로 뛰어들어 벌컥벌컥 계곡 물을 들이켰다. 지독한 갈증 뒤에 찾아온, 가슴이 뻥 뚫리는 시원한 물맛! 정말 몇 년 만에 처음 체험하는 맛과 느낌이었다. 내 몸이 진정으로 원했을 때, 가장 맑고 가장 순수하고 시원한 물이 온몸을 관통해 내려간 것이다.

"아! 편하다, 정말 좋다! 아주 시원하네…."

그 순간 더 해야 할 것도 없었고, 더 바랄 것도 없었다. 그 느낌 그 자체로 더없는 행복감이 온몸으로 잔잔하게 번져갔다. 그러면서 가슴과 위장을 막고 있는 뭔가가 스르르 풀리는 것 같은 느낌과 함께 속이 아주 편안해졌다. 그 날 이후, 통증은 눈에 띄게 빠른 속도로 사라져 갔다. 얼마 지나지 않아 예전 한창때의 건강이 되돌아왔다. 내가 살아난 것이다.

통증을 이겨내야 다시 살아날 수 있다는 것, 죽음도 불사하겠다 마음먹으면 사람은 더욱 절실해진다는 것, 불가능해 보이는 한계도 인간은 뛰어넘을 수 있다는 것을 알게 되었다. 몸에 대한 집착을 벗어 던지는 계기를 만나게 된 것이다.

생명의 불씨는 저 깊은 곳에 남아 있었다. 그 불씨는 극과 극이 통할 때 다시 살아난다는 체험을 한 셈이다. 과거에 아무리 강하게 살아왔다 해도, 인간의 나약함으로 인해 한순간에 나락으로 추락할 수도 있다는 사실도 절감했다. 인체는 긴장된 상태에서 최대한 자신을 방어하지만, 스스로가 너무 억제하면 급기야는 통제 불능의 상태까지 간다는 것. 그리고 그것이 자신의 목숨을 위태롭게 할 수도 있다는 사실까지도.

곰곰이 지금까지 겪어온 내력을 반추해 보니 과정은 이러했다.

죽어도 해보겠다는 일념으로 몸을 움직이기 시작하자, 움츠러들었던 폐의 근육 속 뭉침이 해소되었고, 산나물 위주로 자연식 섭생을 하자 해독이 되면서 쇠약해진 간 기능이 제자리로 돌아왔다. 그러다 보니 혈액 순환이 정상적으로 되면서 그동안 심통을 부렸던 근육세포가 풀린 것이다. 위와 장의 움직임도 활발해져 소화가 조금씩 되었고, 소화 흡수된 에너지가 효율적으로 공급되고 사용되면서 기운이 온몸을 제대로 돌기 시작했다. 여기에 더해, 마음 수련을 통하여 모든 것을 내려놓고 희망의 빛만 밝게 밝힌 것이 심신의 조화를 이루어 치유가 되었던 것이었다.

비 온 뒤에 땅이 굳어지듯, 인간의 육체는 상처를 입고 살아나면 더 단단해진다. 심하면 독이 되지만 적절한 상처는 몸을 오히려 강하게 만들어준다. 정신도 마찬가지다. 내상을 입었다는 것은 기운이 상했다는 말이기도 하다. 상했던 기운이 회복되는 과정을 건강하게 통과하면 기운은 이전보다 더 강하게 회복된다. 고통과 고난을 겪으면서 살과 뼈와 영혼은 단단해지고, 더 깊어지고 더 넓어지는 법이다.

나는 여기서 멈추지 않고 수련을 계속하면서 한 걸음 더 나아갔다. 그동안 움츠러들었던 근육·경락·오기(五氣)·오감(五感)을 바로잡아 갔고, 신체의 균형, 음식의 균형, 정신의 균형을 찾으면서 몸과 마음의 질서를 회복해 갔다. 그동안 겪었던 다양한 경험의 의미가 하나씩 하나씩 정리되면서, 이 과정을 거치는 데 도움을 주었다. 헛된 경험이 아니었던 것이다.

죽음의 위기를 극복한 뒤에 일차적으로 터득한 것은 '끝과 끝이 통할 때까지 수련을 해야 한다는 것'과 '밀고 당기는 근육의 작용'을 안 것이었다. 그것들은 누구에게서 이론으로 배운 것이 아니고, 머리로 이해한 것이 아니다. 내 몸으로 터득하고 내 마음으로 깨달은 것이다. 이것은 이 책이 나오는 계기가 되었고 기반이 되었다. 〈아시오 건강법 4대 원리〉와 〈아시오 건강법 수련 9단계〉를 비롯한 이 책의 내용은 내가 직접 깨우치고 적용하면서 지금까지 건강하게 살아온 생생한 수련 경험을 정리한 것이다. 그리고, 그 기반은 나의 '마지막 선택'의 결과였다.

통증을 이기는 삶

통증은 통증을 뛰어넘어야 살 수 있고,
죽고자 한다면 더욱 절실해 살 수 있다
할 수 없다 하면 더더욱 절절해 할 수 있고,
할 수 없다는 한계를 뛰어넘어야 할 수 있다

절박한 심정보다는 통증을 즐겨야 한다

깨어나기

몸의 통증은 스스로 만든다
정신적 통증은 애착에서 생겨난다

깨어나는 순간
집착은 사라진다

고행 - 3

죽을 것 같은 환경에서도
희망의 불씨를 키우세요
살고자 하는 선택에 달려 있어요

그러다 보면 언젠가
광명의 빛이
당신에게 비추어집니다

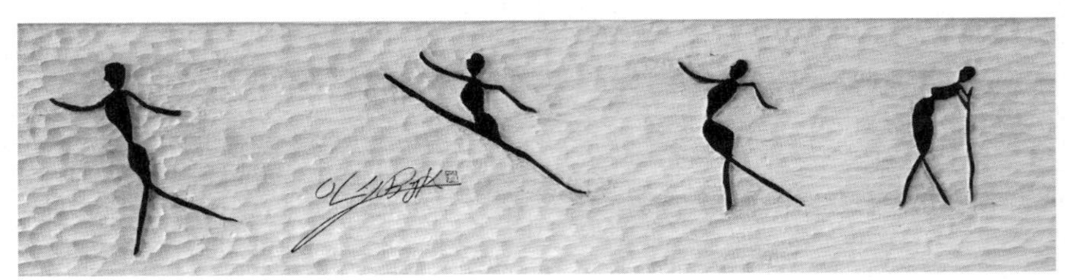

『삶이란…』 - 전각아트 / 나무, 아크릴물감

다시 빛을 향하여

31. 뜻한 바대로 될 것이다

'보통사람'이 되어, 바깥세상으로 다시 나오기까지 꼬박 3년이 걸렸다. 그런 고생을 할 때 나의 마음가짐은 이러했다.

'다 버렸다. 버리고 버렸는데, 더 못 버릴 것이 무엇이 있겠는가.
돈도 명예도 내려놓았고, 삶과 죽음도 내려놓았다.
흐르는 대로 타고 가게 하소서. 뜻대로 되게 하소서.
능력이 닿는 대로 할 것이로다.'

운명이란 본래 가까운 사람과 주변으로부터 시작되는 법. 내 인연의 고리가 무술과 요가였으므로, 사람을 지도하는 기술적·교육적 능력을 회복하여 본래의 자리로 돌아가길 기원했다. 이제부터는 신명나는 일을 해보자 마음먹었다.

다시 내디딘 첫 번째 발걸음은 아이들을 가르치는 합기도 체육관으로부터 시작되었다. 1994년 34세의 나이였다. 500만원으로 지하 공간에 꾸민 도장에서 아이들을 지도하기 시작했다. 인성·체력·성격을 고려한 무술을 단계별로 생생하게 글로벌한 방법으로 지도했다. 그동안 내가 배우고 경험하고 체험한 것들의 핵심을 정성을 다해 가르쳤더니 입소문이 저절로 났다. 2년여 만에 월 200명의 회원이 들어왔다.[1]

발랄하고 기운이 생동하는 어린 제자들로부터 깨우친 것들도 매우 많았다. 가르치는 입장에 있을 때 가장 많이 배운다는 사실은 언제나 진리다. 매일 매일의 새벽 운동으로 나를 정화하고 단련하며 준비했다. 아이들을 맞이할 때는 늘 가슴이 설레었다.[2] 이제 내 몸을 내 마음대로 움직일 수 있다는 것, 호흡이 편하게 들어오고 나간다는 것, 원하는 곳으로 아무 때나 갈 수 있다는 것, 어떤 사람들과도 자연스럽게 눈을 마주치며 다시 만날 수 있다는 것, 이렇게 가장 평범하고도 가장 기본적인 것을 매일매일 할 수 있다는 것이 너무 기뻤다. 그래서 매 순간 감사하지 않을 수 없었다.

이후 체육관이 일취월장(日就月將) 커지면서 요가원과 단식원, 힐링센터도 운영하게 되었다. 많은 제자들을 건강하게 이끌었고, 내가 겪었던 지독한 고통으로부터 스스로 나를 고쳐간 것처럼, 수많은 사람들이 자기 몸을 스스로 치유해 갈 수 있도록 이끌어주었다. 사람들에게 쏟은 에너지는 더

1 [Part2. 인연의 흐름 타기 – 치유·교육 사례]에 나오는 '뇌성마비를 극복한 제자'를 가르쳤던 합기도장이다. 나중에는 'KAIST 학생 제자'를 비롯한 많은 성인 제자들과 회원들을 성공적으로 지도했던 요가원도 같이 운영했다.

2 나는 지금도 늘 가슴이 설렌다. 요가 수련 타임 시작 직전에도 설레고, 제자들이 오기 전에도, 새로운 사람과의 약속에도, 새 환경과의 만남을 기다릴 때도 기쁜 마음으로 설레면서 맞이한다. 보통은 저절로 그렇게 되는데, 가끔씩 그게 안 될 때는 의도적으로라도 그런 마음을 가지려 노력한다.

커진 축복의 에너지로 되돌아 왔다. 나중에는 땅도 사고, 건물도 짓고, 협회도 만들고, 공연 주최도 하게 되었다. 6명 이상의 사범들과 같이 거주하고 당시로선 거액의 월급을 주면서 가족처럼 지냈다. 많은 제자들이 배출되어, 50군데가 넘는 곳에서 제자들도 도장을 설립하고 지도자로 활동했다. 그렇게, 나는 교육자와 힐러라는 나의 본래 자리로 돌아올 수 있었다.

죽을 만큼 힘들고 아무리 깊게 추락했어도, 의지가 있고 포기하지 않는다면 누구든 다시 일어설 수 있다. 나의 드라마틱한 삶이 그 증거다.

누구나 겪는 굽이굽이 힘든 인생 여정은 모두 다 의미가 있고 가치가 있다. 그 당시에 알아차리지 못할 뿐이다. 추락하는 것은 너무나 빠르고, 다시 올라가는 것은 매우 느리다. 하지만, 이것도 자연의 법칙이고 꼭 필요한 과정이다. 내 경우는 이런 과정을 거치며 나의 모난 성격이 다듬어졌다. 운동·무술만 하던 단순무식한 사람에게 지혜가 생겨났다. 시야가 더 깊고 더 넓어졌다. 내가 겪었던 모든 육체적·정신적 고통과 그 치유 과정은 생생한 치유 사례가 되었다. 몸과 마음이 아픈 다른 사람들을 위한 '빅데이터'가 되어 내 안에 차곡차곡 쌓인 것이다.

이제는 다른 사람들의 삶과 행복과 고통을 마주 대하면 역지사지(易地思之)의 마음이 절로 일어나면서 많은 것들이 내 안에서 공명을 일으킨다. 그들의 아픔과 화, 그들이 겪은 외로움과 답답함이 절절히 느껴지는 것이다. 그러면, 원인이 보이고 치유법이 떠오른다.

죽음 직전까지 추락했던 몸과 마음에서 탈출하여 지금에 이른 나의 경험은 다른 사람들의 아픔을 더 근본적으로 바라봐 주고 치유해주도록 나를 키워준 축복이요, 은총이요, 스승이었다. 그리고 나는 알았다.

우리가 겪는 모든 것에는 이유가 있다. 다만 그때는 모를 뿐.

32. 동물수련법 & 동물요가의 기원

큰 틀에서는 인간도 동물이다. 야생의 동물들이 살아가는 모습 안에는 수십억 년 동안 진화하는 과정에서 축적된 우리의 원초적인 모습이 남아 있다. 우리가 서로 공격과 방어를 하면서 아웅다웅 살아가는 것도 이런 이유 때문일 것이다.

나는 20대부터 동물수련법을 연구했다. 호랑이나 독수리와 같은 강한 동물, 학과같이 부드러운 동물, 코브라·물고기·거북이·곤충에 이르기까지 다양한 생명체가 관찰의 대상이었다. 연구해 보니, 동물이 살아가는 방식 중에 어떤 것은 인간이 건강한 생활을 하는 데 도움을 줄 수 있는 것이 보였다. 나는 이것으로 〈동물 걷기 수련법〉을 만들고, 치유가 필요한 사람들에게 적용해 보았다. 그 결과, 허리가 아픈 사람, 팔다리가 약한 사람, 심폐지구력이 약한 사람, 허약체질인 사람 등 많은 사람들이 통증 완화와 건강 증진에 효과를 보았다. 특히, 척추 질환을 가진 이들에게는 매우 뚜렷한 효과가 나타났다. 나는 이후, 〈동물 걷기 수련법〉을 호랑이·독수리·학·뱀을 주축으로 한 독창적인 〈동물요가〉로 발전시켰다.

어느 때인가, 〈동물요가〉의 하나인 〈호보법(虎步法)〉(호랑이 걸음 수련법)으로 '스타킹'이라는 방송에 출연한 적이 있다. 새벽같이 서울에 올라가 많은 시간을 대기하며 기다렸는데, 드디어 내가 리허설을 할 수 있는 차례가 왔다.

여러 가지 동작을 취하다가, 어느 순간 공중제비(텀블링)를 돌았는데 그때 사고가 일어났다. 떨어질 때 발가락이 바닥에 잘못 부딪히면서 엄지발가락이 뚝 부러진 것이다. 함께 간 제자들도 어찌할 바를 몰라 허둥지둥하는데…, 그러나 내가 누구인가. 한 번 하겠다고 결심하면 죽어도 해내야 속이 편한 사람이다. 제자들에게 얼른 나무젓가락과 천을 구해오라고 했다. 나무젓가락을 하나 구하고, 한 제자가 속옷을 찢어서 붕대 대용품을 만들어주었다. 나는 발가락의 뼈를 잡아당겨 얼추 다시 맞추고, 젓가락을 부목 삼아 발가락 주변을 천으로 칭칭 감아 묶었다. 이후, 이 상태로 긴 시간의 리허설과 본 촬영을 진행했다. 무사히 녹화를 끝내고 집에 돌아와 보니, 엄지발가락이 너무 많이 퉁퉁 부어올라 더 이상 발가락의 모습이 아니었던 경험이 있다.

항상 조심해야 한다는 것, 끝까지 마무리를 잘해야 한다는 것을 경험한 또 다른 배움의 시간이었다. 그리고, 내가 이 경험을 하면서 하나 더 배운 것이 있다. 그것은 이번에도 분수를 아는 것이 중요하다는 사실이었다. 방송을 진행하는 연예인들을 하루 종일 곁에서 지켜보니, 이것도 고된 직업이고 이쪽은 내가 발을 들여놓을 세계가 아니라는 느낌이 든 것이다.

'경지에 이르면 저절로 알려지는 법, 욕심부리지 말자.'

자기의 몸 상태를 스스로 알고 자신의 힘으로 치유해가는 〈동물요가〉의 진가를 많은 사람들에게 알게 하고픈 나의 바람은 아직도 진행 중이다.

33. 인도 방문에서 얻은 것

지금까지 인도를 두 번 방문했다. 종주국이라는 인도에서 요가와 명상을 알고, 배우고 싶어서였다. 첫 번째 방문은 필리핀에 있을 때 회원들의 배려로 간 여행이었다. 짧은 기간이어서 인도 문화를 접해 보는 것, 요가에 대한 견학, 인도를 느껴 보는 것 정도로 만족해야 했다.

초행길이 으레 그렇듯, 한편으론 무척 설레고, 또 한편으로는 약간 두렵기도 했다. 기차를 타고 이동하는데 터번을 두르지 않은 사람은 오직 나 혼자뿐. 사방에서 뚫어지게 바라보고 있어서인지 조금은 어색하고 불편했다. 그래도 복잡하고 느린 인도의 기차와 버스를 수소문해 갈아타면서 낯선 길을 배낭 하나를 메고 찾아다녔다.

'무조건 간다, 무계획이 계획이다, 가다 보면 도착하겠지….'

이런 배짱으로 다니다가, 때론 더위를 먹고 탈이 나기도 했다. 많은 사람을 만나서 이야기도 나눴다. 처음 보는 사람을 금방 친구로 만들어주는 1등 도구는 단소였다. 단소는 악기의 역할도 했지만, 만약의 경우에는 무기로도 사용할 수 있어 여행을 갈 때는 항상 소지하는 물품이다. 단소를 불면, 사람들이 호기심을 보이기 때문에 말을 붙이는 것이 쉬웠다. 여기에 부채까지 꺼내 춤사위와 무술 동작을 보여주면 친구들이 더 많이 생겼다. 예술은 사람들 간의 경계를 열어 쉽게 친구가 되게 해준다.

40대 초반, 두 번째로 인도를 다시 찾았다. 한국에서의 살림은 제자들이 잘 꾸려나갈 수 있는 수준이어서 편한 마음으로 다녀올 수 있었다. 그 동안 인도의 어떤 요가협회와 교류가 있었기 때문에, 지인의 소개로 콜카타[1]와 갠지스강 주변의 명상센터를 방문하고 수련하는 일정을 잡았다. 또한, 라자요가[2]의 대가와 히말라야 산속 깊은 곳에서 수행하는 요기[3]들을

1 예전 이름은 '캘커타'인데, 2001년부터 '콜카타'로 도시 명칭이 바뀌었다.

2 인도 고대의 4대 요가는 박티요가(신에 대한 헌신), 즈나냐 요가(참지혜), 카르마 요가(이타행), 만트라요가(소리) 라자요가(명상)라고 한다. 이 중 라자요가는 심신을 수련하여 해탈에 이르는 요가 방법으로 몸과 마음을 같이 닦는 명상요가이다. 현대에 널리 알려진 하타요가(체위와 호흡법)도 라자요가에서 분파된 것이다.

3 요기(Yogi)는 요가 수행자를 이르는 말이다.

만나는 일정도 추가했다.

우여곡절 끝에 히말라야가 있는 칼코타에 도착했다. 시바 신을 비롯한 온갖 신의 사당이 즐비했다. 깨달음의 반열에 올랐다는 사람들도 많았고, 위풍당당한 거지들도 많았다.[1] 거리의 야생 원숭이들은 틈만 나면 사람들이 들고 있는 음식을 채가곤 했다. 그곳은 현대문명과 토속 신앙, 부자와 빈민들이 공존하는 도시였다. 나는 도심을 벗어나 외진 산골의 요가센터에 도착했다. 가끔씩 멀리서 사자 울음 같은 소리도 들려오고, 머리 위에는 쏟아져 내릴 것만 같은 별들이 밤하늘에 가득했다. 그리고 요가 수행과 명상 세션이 시작되었다.

각 나라에서 온 참석자들은 각자의 방식으로 발표를 했는데, 나는 〈무술·동물·인간〉이라는 주제로 발표를 하고 시연을 했다. 300명이 넘는 외국 요기들로부터 우뢰와 같은 박수갈채가 터져 나왔다. 벽에 내걸었던 태극기가 참으로 자랑스러운 시간이었다.

행사의 마지막은 히말라야의 고지대에서 기나긴 자갈밭길 코스를 오체투지(五體投地)[2]로 순례하는 것이었다. 300여 명의 참석자 중 마지막까지

---

1 인도 거지들은 이렇게 말한다. "적선을 하면 천국에 간다. 나는 너에게 그 좋은 기회를 주는 사람이다. 그러니 네가 감사할 일이다." 돈을 안 주면 이렇게 말한다. "너는 왜 그렇게 천국에 갈 훌륭한 기회를 그냥 버리려 하느냐?" 그렇게, 인도의 거지들은 늘 당당하다.

2 '온몸을 던져 부처님께 절을 하는 동작'을 말하는데, 여기서 '오체'란 머리와 두 팔, 두 다리를 의미한다.

통과한 사람은 30여명이었는데, 내가 그들 중 한 명이었다. 한국인으로서 뿌듯했던 기억이 남아있다.

짧은 체류 기간 동안에, 수십 년간 동굴 속에서만 수련해 온 요기, 평생을 식사하지 않고 햇빛만으로 살아왔다는 수행자도 만날 수 있었다. 소리의 진동과 파장을 중요시하는 만트라 요가도 깊이 체험하는 기회를 가졌다. 한편, 돈벌이에 급급해하는 가짜 요기들의 모습도 가끔 눈에 띄었다. 요가가 힌두교의 수행법에서 출발했기에 그렇기는 하겠지만, 종교를 강요하는 사람도 꽤 많았다.

두 번째 인도 방문을 통해 배운 것은 진리를 향한 길이 오직 한 가지가 아니라는 사실이었다. 세상에는 영적으로 깨닫는 사람, 육체적으로 깨닫는 사람, 예술적으로 깨닫는 사람들이 있다. 다양한 방법과 잠재력으로 우리는 각자의 '참나'를 찾아가고 있다. 진리는 하나일 수 있지만, 진리와 닿아 있는 길은 여러 갈래일 수 있다. 나는 이런 것을 배웠다.

인도의 요가는 일차적으로 인도 사람들의 체질·유전자·환경·정신·종교에 알맞은 수행법이며, 아사나(자세)와 호흡과 명상이 어우러진 세계적인 수행법이다. 두 번째 인도 여행은 후일, 요가와 무술, 섭생과 명상, 힐링을 기반으로 만들어진 〈아시오〉가 탄생할 수 있는 씨앗을 내 안에 심어준 의미 있는 여행이었다.

34. 맑은 정신으로 깨어나라

누구나 맑고 행복한 삶을 원한다. 당연한 일이다. 맑은 정신으로, 상쾌하고 통쾌하게 주변과 소통하며 살아있으려면 육체적·정신적으로 자신감이 뒷받침되어야 한다. 깨어있다는 것은 몸이 살아있고, 영혼이 깨어있어서 몸과 마음이 하나 된다는 뜻이기도 하다. 몸에 기가 충만하고, 오장육부가 서로가 소통이 되고, 경락이 질서 있게 잘 돌아가는 상태에서, 자연의 이치를 자연스럽게 깨우치는 것이 깨어있는 것이다. 그보다 더 좋은 선물은 없을 것이다.

많은 선각자들이 인간의 몸은 '소우주'라고 했다. 그것을 아는 자의 삶에서 가장 큰 목표는 소우주와 대우주의 결합이요, 하나가 되는 것이다. 그것은 그냥 터득하는 것이지, 배워서 되는 것이 아니다. 가는 길은 쉽지 않지만, 준비가 된 사람에게는 어렵지 않을 수도 있다. 그러나 수많은 고통과 시련과 고독, 즉 고행을 통해서 거듭난 몸과 마음을 통해서 이루어진다는 것은 확실하다.

내 안에서 평생 추구해 온 단 한 가지 '깨어나리라'는 목표가 저 깊은 곳에 있었기에 지금까지의 어려운 난관들도 극복이 가능했다. 짙은 어둠 속에서, 막막함과 두려움 속에서도 빛과 희망을 계속 찾았고, 피눈물 나는 힘든 시련에 휘둘릴 때도 도전을 계속했다. 그 누구도 대신할 수 없는 각자의 삶은 결국 자신이 걸어야 할 의무이며 사명임을 알았기 때문이다.

'이 산만 넘으면 이제는 평온함이 오겠지' 했지만, 넘을수록 더욱 깊은 산이 있더라. 그래도 아슬아슬하게 오르고 때론 굴러떨어지고 넘어져 피투성이가 되었어도 포기하지 않았다. 그 결과, 이제는 안락한 언저리에서 머물며 지나온 길을, 추억 속에 걸어온 길을 정리할 수 있게 되었다.

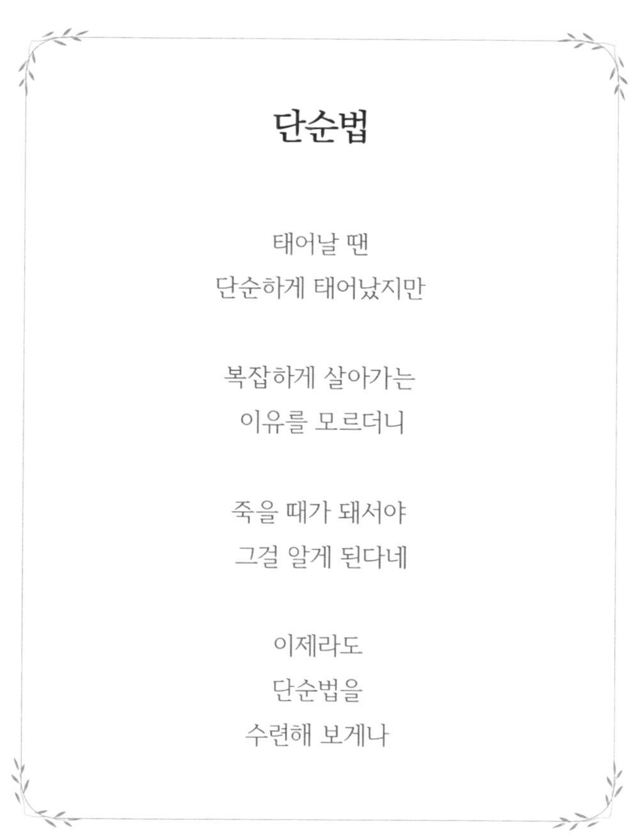

단순법

태어날 땐
단순하게 태어났지만

복잡하게 살아가는
이유를 모르더니

죽을 때가 돼서야
그걸 알게 된다네

이제라도
단순법을
수련해 보게나

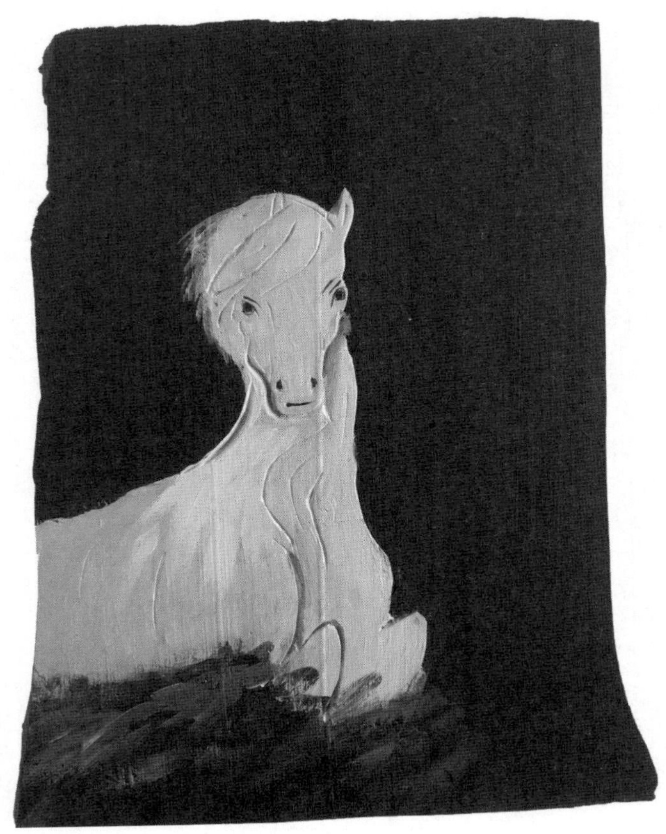

「자유, 용기 그리고 품위」 – 전각아트 / 나무, 아크릴물감

깨달음

35. 몽환적인 삶에서 깨어나다

죽을 고비를 여러 번 넘기면서 터득한 것은 무작정 수련을 하면 안 된다는 사실과 무식하게 몸만 단련해서도 안 된다는 사실, 그리고 소문으로 알려진 정보들을 무조건 믿고 자신에게 적용하면 안 된다는 사실이었다. 또한, 신체의 기능이 약할 때는 먹는 것도 이에 맞추어 영양 면에서 균형 있게 그리고 소량으로 공급되어야만 한다는 것도 함께 알게 되었다. 과다한 영양은 오히려 몸에 부담을 주는 독소로 작용하기 때문이다. 한마디로 말해서, '자기 신체의 현 상태와 기능을 정확히 파악한 후, 이에 맞추어 운동과 식단을 조절하면서, 천천히 수련을 하는 것'이 제대로 된 수련법이다.

몸이 아파서 산속 생활을 다시 시작하게 되었을 때도, 처음에는 '나도 언제든 죽을 수 있다'는 생각을 떨쳐 버릴 수가 없었다. 내가 나를 바라보게 되면서 파악하게 된 것은 내가 늘상 '죽으면 어떡하지?' 그렇게 생각하는 습관을 가지고 있다는 사실이었다. 그것도 결국 죽음에 대한 공포였다. 몸이 심하게 아플 때면 늘 죽을 것 같았다. 숨이 가빠지다가 헐떡이며 호흡을 제대로 못 할 때면 그런 생각이 절로 들었고 심장이 찢어지는 것 같은 통증이 오거나 머리가 몽롱해지면서 어지럼증과 이명현상이 심하게 올 때마다 그런 생각에 사로잡혔다. 육체적 통증에 죽음의 공포가 더해지니 여러 가지 망상에 사로잡히고, 밤에는 악몽에 시달리면서 스스로가 정신적으로 더욱더 큰 병을 만들어 가고 있던 것이었다.

'그렇구나! 내가 내 병을 만들고 있었구나!'

또한 내 병을 만든 동기가 무엇 때문인지도 알아차리게 되었는데, 그것은 '내가 너무 과하게 방어를 하고 있다'는 사실이었다. 움츠러들었던 마음·정신·오감, 모든 장부와 근육이 극도의 긴장상태에 있었구나. 그런 과도한 방어와 긴장의 상태를 '이제는 내려놓자.' 결심하고 진정 내려놓은 바로 그 순간, 내 안에서 어떤 움직임이 시작되었다. 인간의 몸에 원초적으로 내재되어 있는 원기(元氣)와 그동안 일심으로 쌓아왔던 진기(眞氣)가 깨어나고 합체되어서 드디어 폭발하기 시작했다. 생명의 흐름!!!을 타기 시작한 것이다.

바로 그 순간 변하기 시작했고, 나라는 존재가 총체적으로 바뀌고 있다는 직감이 온몸을 휘감았다. 변화는 또 다른 변화로 이어졌고 그 과정에서 일어난 기쁨이 온몸에 충만하게 느껴졌다. 지금 이 순간의 만족으로부터 오는 더 큰 기쁨이 온몸으로, 커다란 파장으로 퍼져 가면서 나 자신이 깨달아가고 있다는 믿음이 거대한 해일처럼 밀려왔다. 얽히고설켰던 실타래가 풀리듯, 온몸에서 뭉치고 맺혔던 곳이 한순간에 스르륵 풀려났고, 막혔던 경락들이 뚫리는 것이 느껴지면서 온몸이 새털처럼 가벼워졌고, 나의 마음은 온전히 자유로웠다. 그리고는 내 몸속 근육과 뼈, 오장육부와 경락의 움직임이 온전히 그대로 다 느껴졌다.

다음의 깨달음은 몸이 알아서 저절로, 바른 자세로 좌선에 들어가도록 이끌었다. 바른 마음보기로 밤낮없는 명상에 저절로 들어가게 되었는데 그러다가 '뇌가 폭발하는 체험'을 한 것이다. 한순간 세상이 무너지는 듯한 굉음과 선광이 함께 일어나면서 번개가 뇌를 강타하는데, 그것은 명상을 하는 도중 갑자기 일어난 일이었다. 나의 의식은 담담하게 깨어서 지켜보고 있는데, 일어나는 현상은 그 자체가 듣도 보도 못했던 것이라 한편 당황스럽기도 했다.

엄청난 폭발음과 함께 백회(百會)가 폭발하면서, 그간 쌓였던 독소들이 한순간에 터져서 머리로부터 온몸으로 흘러내리는 것이 느껴졌다. 그로부터 한참의 시간이 흐르자 서서히 안정을 찾아갔고, 몸이 완벽한 순환에 들어가면서 다시 결가부좌를 틀어 앉고 깊은 선정(禪定) 상태에 들어갔다.

'깨어있다는 것이 이런 것이로구나! 바로 이것이었네! 깨달은 자와 깨닫지 못한 자는 종이 한 장 차이로구나!'

아무리 명상을 해도 지겹지가 않았다. 그렇게 3일 밤낮이 순식간에 지나갔고, 지속적으로 그렇게 한 달을 명상하게 되면서 수많은 깨달음이 왔고, 수많은 신비체험을 하게 되었다.[1]

지혜의 눈이 열리면서 사물과 사람을 보면 저절로 에너지 상태가 보였

1 이후 35세부터 약 40세까지 많은 신비체험, 기적(氣的) 체험을 하였다.

다. 가슴이 뚫리면서 다른 생명들과 저절로 통하고 알고 느끼게 되었고, 에너지를 주고받을 수 있게 되었다. 날 때부터 민감하던 오감은 완전히 열려서, 눈·코·귀·입·피부의 감각은 최고도로 살아났다. 시각·청각·후각·미각·촉각은 고순도의 센서, 안테나처럼 작동하면서 자연 에너지가 보이고, 들리고, 모든 존재와 하나가 되는 극치의 희열감을 수시로 느끼게 되었다. 손으로 터치하면 저절로 사람들의 아픈 곳이 만져지고 그들의 막혀 있는 경락을 열어주면서, 수많은 사람을 치유하게 되었다.[1]

온몸의 경락이 열리고 생명의 기운이 제대로 돌면, '생명의 흐름 타기' 단계에 본격적으로 들어서면서 모든 이의 내면에 잠자고 있던 신묘한 본성(本性)이 깨어난다. 인체의 내부 기관들은 하늘의 별들처럼 각기 독립된 기능과 역할을 수행하지만, 서로서로 연결되어 영향을 주고받는 우주처럼 전체가 연결된 경이로운 시스템이다. 그래서 예로부터 수많은 선지식들이 '인체는 소우주'라 하였던 것이다. 육체의 소우주와 정신의 대우주가 연결되면 여러 가지 에너지의 각성이 일어난다. 말로 표현하기도 힘들고 들어도 믿기 어렵겠지만 달리 표현할 방법이 없다. 그 사람은 더 이상 그전의 사람이 아니다. 겉과 속이 새로운 인간으로 재탄생되면서 상처는 치유되고, 내면에서 잠들어 있던 수많은 능력이 함께 터져 나온다.

1 오해를 방지하기 위해, 이러한 치유의 힘은 첫 번째 깨달음을 얻었을 때 최고도의 능력을 발휘했다는 것을 밝혀둔다. 직관적으로, 즉각적으로 사람들의 아픈 곳을 느끼고 치유하는 능력은 그때가 최고였다. 그것이 나의 신비체험 중 하나였다. 그 후 많은 세월이 흘렀고, 센서는 그때보다 약해졌으나 나의 오감은 아직도 보통사람들보다 몇 배 더 생생하게 살아있다. 더 많은 정진과 수행, 추가적인 배움의 과정, 수많은 임상체험을 통해 또 다른 방향으로 깊고 넓어졌다고 자부한다.

에너지장이 변화되면서 좋은 인연과 조력자들이 다가오고, 무엇이든 쉽게 핵심을 이해하고 빨리 배우며, 저절로 아름다움과 리듬과 조화를 추구하게 되고, 독창성과 창작 능력이 열려 전에는 모르던 예술의 길을 걷기도 한다. 앞에 나서는 것을 부끄러워하고 말을 잘 못 했던 사람의 언로(言路)가 트인다. 그리고 사람들에게 더 나은 삶, 본연의 삶을 살아가도록 돕는 메시지를 단순명쾌하게 전달하는 능력이 생겨난다. 깨달음의 과정을 통하여, 각자 태어날 때부터 가지고 온 능력들이 더욱 깊고 넓고 다양하게 계발된다는 것이 체율체득(體律體得)된다.

명상

결가부좌 틀어 앉고
곧은 자세로 앉아봅니다

세속에 움츠러든 마음을
내려놓습니다

정성을 다하여
자아를 바라봅니다

인체의 감각 기관이
원래의 상태로 돌아갑니다

들어가는 곳과 나가는 곳을 개방하고
밀고 당기는 우주의 원리를 통합하여
하나가 됩니다

그러다 보면
자연치유가 되며
자아실현이 됩니다

36. 있는 그대로 바라보다

오감이 완전히 살아난 후의 변화는 다른 생명들의 에너지를 함께 느낄 수 있게 되었다는 점이었다. 전에는 다 똑같은 소리로 들리던 곤충과 새들의 울음소리 의미도 다르게 들리기 시작했다. 밤이 되면 곤충들이 발산하는 에너지의 파장이 보였고, 또한 식물들의 독성 구별법을 오감으로 즉각적으로 느끼게 되었다. 태양에너지와 달·물·나무와 모든 생명들이 뿜어내는 에너지가 이해가 되고, 그 속에서 내가 살아있음이 생생하면서도 종합적으로, 직관적으로 느껴졌다. 점차, 식물과 자연에너지를 인체에 적용하는 수련을 저절로 터득하게 되었다.

밀고 당기는 우주의 원리가 인체에서도 역시 같은 이치로 적용되어, 밀고 당기며 돌고 있다는 사실을 명상에서 깨닫게 되었다. 명상만으로도 자연의 이치를 느끼고, 영성을 일깨우고, 지침을 세우는 특별한 수련법과 영적 능력을 알게 되었다.

그러나 인체가 움직이고 활동하는 능력 시스템을 완전히 깨우치기에는 아직 역부족이었다. 경락의 운기와 축기를 연마하는 3년의 수련에 들어갔다. 그제야 나 혼자만의 생명의 흐름을 타는 단계를 넘어, 생명에너지의 건강한 삶을 체계적으로 되살려 다른 사람들과 함께 건강하게 살 수 있는 방법을 깨닫게 되었다. 특히 사람의 얼굴·눈빛·음성의 파장을 통해서 그의 내면과 상태를 알 수 있는 능력이 생겨났다. 또한 뱃속의 상태를 촉진으로 알고 병을 찾아내는 비법으로 수많은 사람들에게 도움을 주었다.

그리고 모든 병의 원인은 몸 안에 쌓인 독소들을 해독하는 능력을 잃어 버린 것에서 시작된다는 점과 인체의 정화 및 소화·순환 작용을 모르기 때문이라는 것을 이론과 실기 양면에서 확실히 정립하게 되었다. 몸은 건강한 순환과 해독을 하지 못하고, 마음은 욕심·집착·성공하겠다는 욕망에 사로잡힐 때, 즉 생명의 흐름을 타지 못하고 오히려 거꾸로 가는 데서 많은 문제와 질병들이 생겨나는 것이다. 과거의 내가 그러했고 현재 심신의 고통을 받고 있는 사람들 대부분이 그러하다.

긴장된 신체와 마음을 어떻게 내려놓을 수 있을까? 스스로가 매우 긴장하고 있다는 것을 알아차리고 인정한다면, 그때부터 진정 건강한 몸으로 향한 첫걸음이 시작된다. 그다음의 해법은 무엇일까? 문제가 발생했을 때, 현명한 사람은 자기에게 맞는 방법을 찾아내는 법. 'Part 3. 〈아시오 건강법〉 4대 원리"와, Part4. 〈아시오 건강법〉 수련 9단계'를 통해서 눈이 뜨이고, 해결법을 만나길 바란다. 여러 가지 염증·통증·고통으로부터 편안해질 것이다.

극도의 고통과 고행길을 넘나들다가 다시 살아난 나의 경험을 위로 삼아서 많은 사람들이 심신의 부조화에서 조화상태로, 각종 중독 상태에서 해독과 순환의 경지로, 자기 안에서 생명의 흐름을 타고, 자유롭게 살아가길 기원하는 바이다. 나의 Life Story를 공개하는 가장 큰 목적이다.

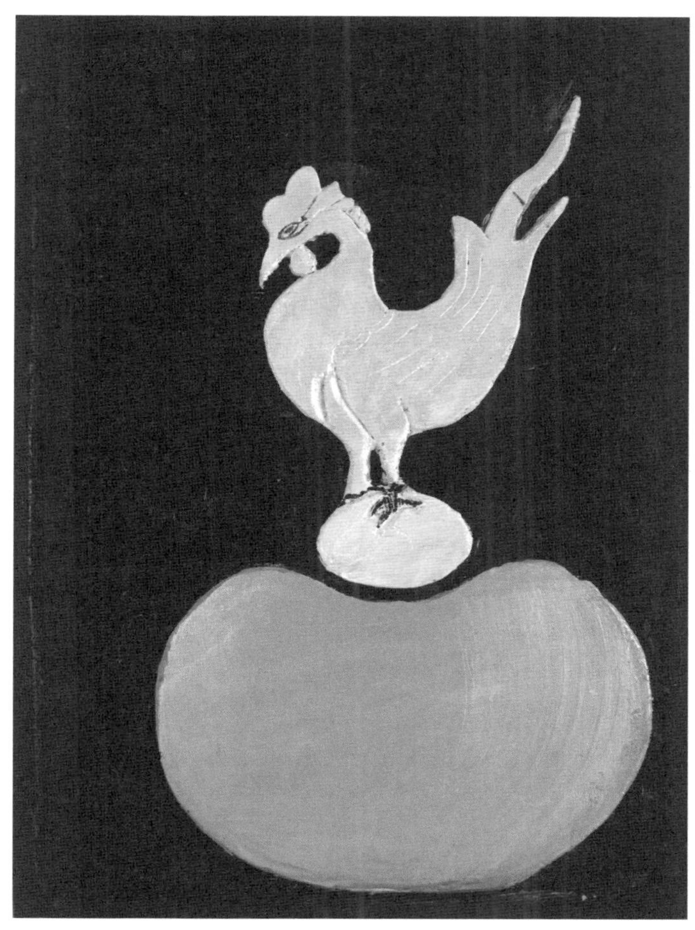

『상서로운 아침』 – 전각아트/ 나무, 아크릴물감

· 봉황은 상서로움을 상징하는 전설 속의 새
· 이 작품은 〈백제금동대향로〉의 봉황을 보고 영감을 얻어 형상화되었다.

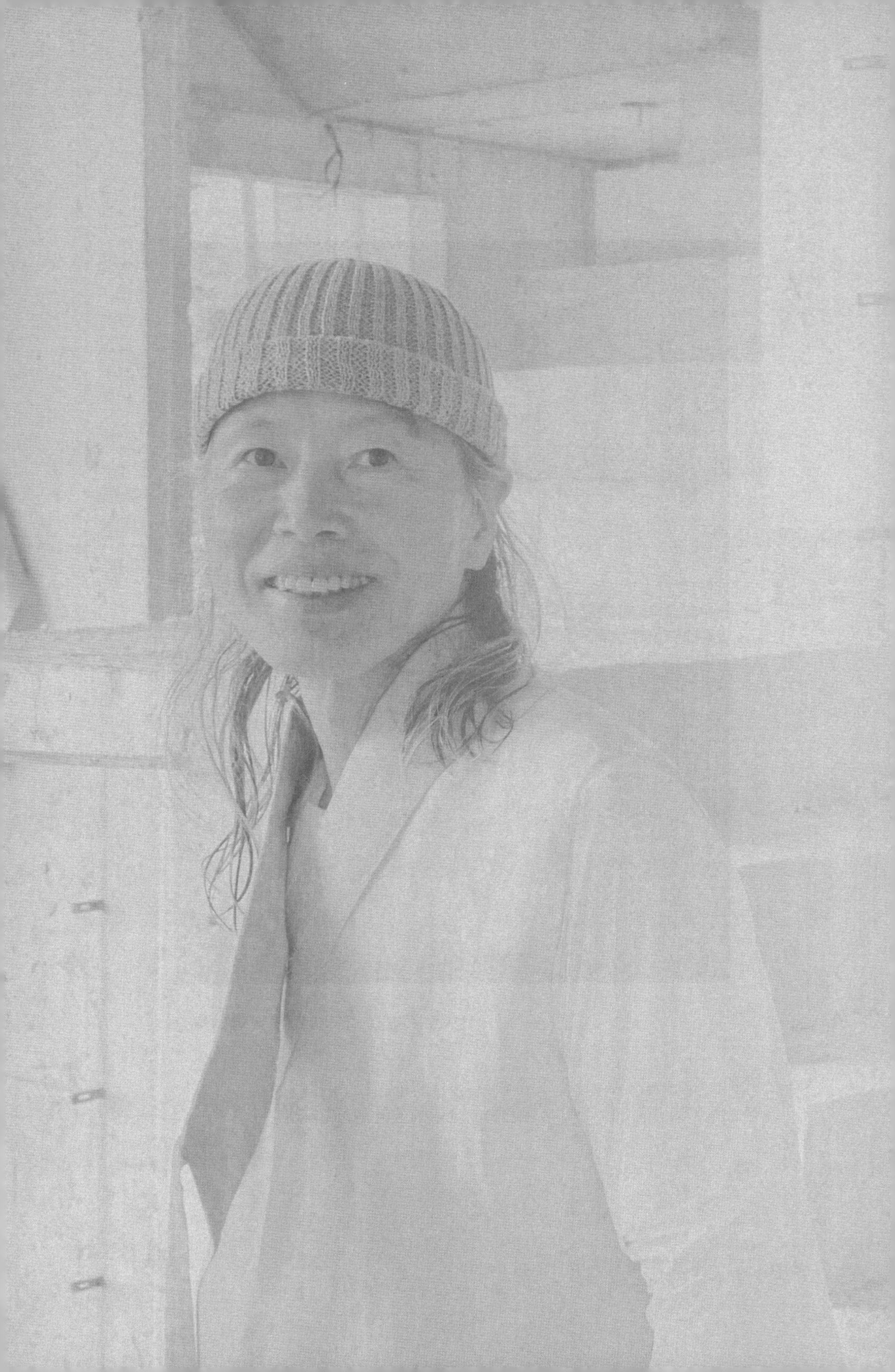

Part 2.

인연의 흐름 타기

아시 선생 치유 · 교육 사례

뇌성마비를 극복하다

(6세, 남자, 뇌성마비)

20xx년 어느 날, 어머니 한 분이 뇌성마비에 걸린 아들 T와 함께 합기도를 배우겠다고 찾아왔다. 당시 6살이었던 아이는 부축해야 겨우 걸을 수 있었고, 혼자서는 몇 걸음 못 가고 주저앉는 상태였다. 일반 아이들과 같이 수련을 하기 어려운 정도였지만 T 어머니의 간곡한 부탁으로 일단 지도를 시작했다.

도장에 나온 지 얼마 안 된 어느 날, T가 도장 한복판에서 바지에 똥을 싼 사건이 발생했다. 이전에도 오줌으로 바지를 적신 적이 있었지만, 똥을 싼 것은 처음이었다. 갑자기 벌어진 데다, 이런 일이 처음이라 나도 적잖이 당황스러웠다. 다른 아이들이 빙 둘러싸고 있는 가운데, 어쩔 줄 모르고 나를 바라보는 눈빛은 "선생님, 미안해요. 내 의지와 상관없이 그냥 똥이 나왔어요…"라고 말하는 것처럼 느껴졌다.

"오, 그랬구나, 그냥 나왔구나. T야, 됐어. 괜찮아~~~"

눈물을 글썽거리는 아이를 다독이고는, 웃으면서 맨손으로 똥을 다 치운 후 그의 몸을 깨끗이 씻겨 준 적이 있었다. 그 뒤로 더 많이 배려하면서 정성을 쏟았더니 3개월쯤 지나면서 대소변을 가리게 되었다. 이후, 어느 날 부모님이 오셔서 "관장님, 너무 감사해요. T가 아직도 가끔씩 넘어지기는 하지만 오래 서 있게 되었고, 많이 밝아졌습니다. 처음보다는 엄청나게 좋아졌어요." 하시며 작은 선물을 건넸다. 대가를 바라고 쏟은 정성은 아니었지만 자연스러운 인연 관계라는 것이 느껴졌기에 고마운 마음으로 받았던 기억이 난다.

"T야, 너는 일어나서 잘 걸을 거야."
"또, 말도 아주 잘하게 될 거야. 너는 할 수 있어!"

내가 틈틈히 말해주는 소리를 가슴으로 알아들었나 보다. 이후로, 정말 조금씩 조금씩 좋아지더니 초등학교 6학년쯤 되었을 때는, 뛰지는 못하지만 잘 걷게 되었고, 조금 더듬기는 하지만 말도 잘할 수 있게 되었다. 우리네 삶의 흐름은 너무도 다양해서 어떤 이들은 보통 사람들과 같이 온전한 삶을 살 수 없는 경우도 있다. 그래도 최선을 다하면, 처음보다 많이 나아진다는 사실을 그 아이를 가르치면서 처음으로 알게 되었다.

한 단계씩 올라가는 합기도 승단 심사 때마다 T가 성장하고 변화하는 모습을 보면서 또래들과 그들의 부모님들은 가슴 찡한 감동을 느끼며 숙연해지곤 했다. 이런 과정을 거치며 자연스럽게 그를 도와주는 친구들도 하나둘씩 늘어났고, 저절로 수련생 아이들의 인성 교육까지 되면서 도장 분위기는 더욱 화기애애하게 변해 갔다. T에 대한 이야기가 입소문을 타면서 나중에는 몰려드는 수련생을 감당하지 못할 정도까지 도장이 번성해갔다.

사랑하는 마음으로, 기다려주고 인정해주면서 육체적·정신적 수련 지도하기를 10년! 중학생이 되는 시점에, 그는 드디어 뇌성마비를 완전히 극복하게 되었다. 평범한 소년으로, 또래 친구들과 편하게 어울릴 수 있게 된 것이다.

1년 뒤, T가 중학교 2학년 때 전학을 가면서 나와는 헤어지게 되었는데, 이후 한참 동안 소식을 듣지 못했다. 세월이 거의 20여 년은 흘렀던 것으로 기억되는 어느 날, 나는 길에서 우연히 그의 어머니를 만났다. 그리고, T가 벌써 30대 중반이 되었고 OOO연구소의 연구원으로 잘 지내고 있다는 소식을 들었다.

'역시, 잘 살아주었구나. 함께 한 시간이 무의미한 게 아니었구나!
고맙다, T야.'

그를 통해서 내가 알게 된 사실이 두 가지 있다.

하나는, 인연이란 따로 있다는 사실이다. 서로 맺어질 인연과 그렇지 않은 인연이 정말 존재하는 것이다. 그는 어떻게 나를 찾아왔으며, 나는 또 어떻게 그를 받아주고 지도하게 되었을까? 운명적인 인연이었을 것이라 생각한다.

두 번째는, 인연이 생겼을 때 최선을 다하고 관심을 보이면 상황이 보다 나아진다는 사실이다. 멀리서 보내는 관심은 변질되기도 쉽고, 전달되기 힘들 수도 있다. 그러나, 내 도움이 필요한 이에게 그저 성심을 다해 손을 내밀어 주고, 손을 잡아주는 일이라면 이것은 무조건 근원적으로 작동한다는 사실이다. 있는 그대로 보면, 있는 그대로 보이게 된다.

지금도 가끔씩 T가 생각난다.

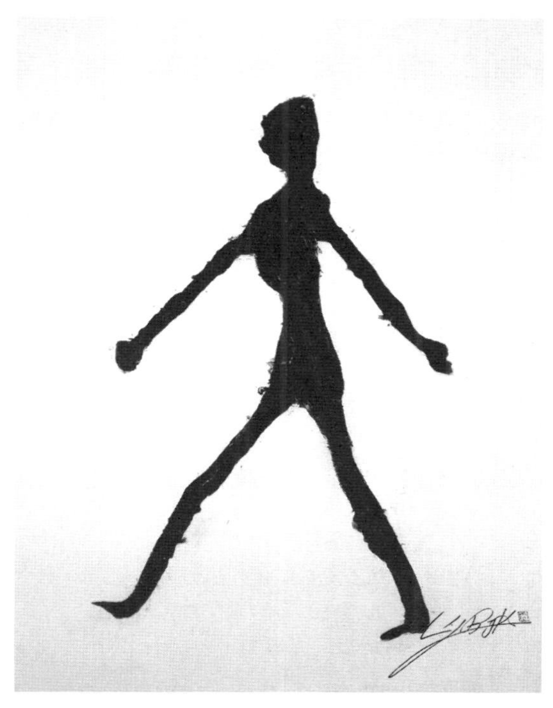

「건강하고 자유로운 나」 – 전각아트 / 나무, 아크릴물감

· 먼 훗날, 다리가 아픈 어리고 순수한 아이와 인연이 닿았다.
· 그 어린 제자가 건강을 회복하여 다시 두 다리로 성큼성큼 걷는 모습을 기원하며 만들어진 작품

KAIST 학생 제자

(20대, 여자, 학생, 건강 상태 최상)

1997년 IMF 외환 위기 시절, 대전의 한국과학기술원(KAIST)에 다니는 S라는 여대생이 찾아와 요가를 배우고 싶다고 했다. 현재 석사과정 중인데, 요가를 배워서 박사과정을 밟을 때쯤이면 KAIST 학생들을 지도할 수 있으면 좋겠다는 말도 덧붙였다.

"그런데 왜 요가를 배우려 하나요?"
"몸은 유연하지만 마음과 정신 작용이 유연하지 않아서 그렇습니다."
"너무 똑똑하군요. 너무 똑똑해서 몸과 뇌가 따로 노는 거예요."
"그런 게 맞는 것 같습니다. 그러면, 어떻게 하면 될까요?"

몸 상태를 테스트해보니 몸은 체조선수 못지않게 굉장히 유연하여 거의 문어 같은 수준이었고, 이런저런 상담을 해보니 머리도 총명하고 에너지도 맑은 수준이었지만, 본인 말대로 뭔가 움직임이 자연스럽지 않고 따로 노는 느낌이 있었다.

"예술요가를 해봅시다."

그렇게 해서 S는 요가를 배우기 시작했고, 육체와 정신의 유연성을 함께 키우면서 균형을 완전히 맞추기까지는 3년이란 시간이 흘렀다. 학교에서의 공부도 상위권, 전국에서도 최상위 수준에 들어가는 그의 생각은 이상적이고 순수했다. 요가를 하노라면 언제나 몹시 행복해했고, 요가 실력도 급성장하여 예술요가 분야의 톱클래스 수제자가 되었다.

처음 요가를 배우기 시작했을 때 미래의 꿈이 뭔지 물어본 적이 있었는데, '나중에 교육부 장관 되는 것이 꿈'이라 대답하던 당찬 학생이었다. 그런데 KASIT의 박사과정도 거의 끝마칠 무렵, 갑자기 학교를 그만두겠다는 이야기가 나왔다. "요가만 하면서 사람들을 가르치고, 평생 선생님 옆에서 선생님을 돕고 살겠다"는 것이 그 이유였다. 전도유망한 제자의 갑작스러운 선언에 처음에는 이를 받아들이지 않았지만, 간곡한 말과 표정에 드러나는 결심과 그 마음이 너무 진지하고 행복해 보여서 허락해 주었다.

며칠 뒤, 유명 대학교의 교수인 그의 아버지가 찾아왔다.
"S는 이다음에 교육부 장관을 할 아이입니다. 그런 아이가 학교를 그만두겠다며 이상한 소리를 합니다. 선생님, 아이의 미래를 위해서 제발 졸업하고 취업할 동안만이라도 요가원에 나가지 않게 도와주세요. 부탁드립니다."

부모님의 애끓는 간청을 외면하기도 어려웠지만, 곰곰 생각해 보니, 재원인 엘리트 제자의 미래를 위해서도 그것이 더 맞을 것이라는 결론에 도달했다. 그래서 어떻게 하면 그가 상처를 받지 않고 다시 방향을 바꿀 수 있을까? 많은 고민을 한 후, S와 마주 앉았다.

“S야, 요가는 꼭 지금이 아니어도 너의 길을 가면서도 얼마든지 할 수 있단다. 하지만 공부는 지금 타이밍을 놓치면 다시 되돌아오기가 너무나 어렵지 않겠니? 그러니 일단은 너의 길을 가는 것이 좋겠다. 요가는 그 이후에 생각해 보도록 하자.”

완곡한 설득이 납득이 되었을까, 그는 어느 날부턴가 요가원에 나오지 않았다.

‘다시 공부에 전념하게 되었구나. 그래, 그것이 맞는 거다.’

너무나 촉망되는 제자이기에 한편 아쉬운 면도 있었지만, 나도 그렇게 마음을 내려놓았다.

그러던 어느 날, S로부터 갑작스러운 전화가 왔다.

“선생님, 저 지금 너무너무 불행해요. 공부고 뭐고 다 집어치우고 그냥 죽고 싶어요. 어쩌면 좋죠?”

청천벽력이었다. 당분간은 힘들어도 똑똑하니까 잘 적응할 것이라 생각했는데, 그렇지 않았던 것이다. 자기가 정말로 좋아하는 것을 다 포기하고, 다시 엘리트 과정만 공부하면서 사는 생활이 너무나도 힘이 들었나 보다.

“S야, 정말로 죽고 싶다면 죽기 전에도 해야 할 일이 있단다. 내일 아침에 보자. 아침은 먹지 말고 그냥 나와라.”

다음 날 아침, 나는 계룡산에서 그를 만났다. 계룡산 초입부터 함께 걷기 시작하여, 산 중턱부터는 길도 없는 깊은 산속을 아침부터 저녁까지 두 사람 모두 쫄쫄 굶은 채로, 하루 온종일 말없이 같이 걸었다. 계곡 물만 조금씩 먹으며 목을 축이고, 가시덤불 사이사이를 헤치고, 이리저리 빠지고 건너면서, 계곡과 산등성이를 쉼 없이 오르내린 것이다. 그렇게 하루 종일 그의 모든 에너지를 완전히 끝까지 다 쓰게 한 후, 나의 계획대로 저녁 해가 넘어가는 장면이 한눈에 보이는 장소에 도착했다. 장엄하게 물든 노을을 배경으로 넘어가는 해를 함께 잠시 바라보다가 내가 말했다.

"S야, 아직도 죽고 싶니?
정말 죽고 싶다면, 지금 여기서 뛰어 내려라!"[1]

그는 멍하니 노을만 바라보고 있었다. 하루 종일 굶은 상태로 깊은 산속을 헤집고 다니면서 에너지를 완전히 다 써버렸고, 무엇보다도 이 과정에서 정체되고 막혔던 에너지가 자연스레 온몸으로 소통되면서 스트레스도 함께 해소된 상태였다. 그러니 뛰어내릴 기운도, 이유도 더 이상은 남지 않았을 것이다.

"S야, 저 장엄하게 넘어가는 해처럼, 죽음도 그렇게 당당히 맞이해야 하는

1 이런 교육은 아주 세심하게 주의를 기울여 설계하고 진행해야 하고, 아무나 시행해서는 안 된다. 나는 3년간 S를 가르쳐 온 스승으로서 서로 간에 신뢰관계가 확실하게 형성된 사이였다. 또한, 겉으로 표현은 안 했지만 세심히 제자의 상태를 살펴보고 있었고, 현장의 어떤 상황에서도 안전하게 대처할 수 있는 준비가 완료된 상태였다는 것을 밝혀 둔다. 아무나 함부로 이런 방식의 교육을 따라 해서는 안 된다는 말이다.

것이란다. 우리도 가시밭길, 돌밭 길을 오르고 내리기를 계속 반복했지. 그렇게 힘든 길을 다 걷고 나니까 이제는 편안하게 위에서 내려다볼 수 있는 게 아니겠니?…"

산을 내려오면서, S는 사람들이 충동적으로 죽는 심정을 알 것 같다면서 그동안의 이야기를 죽 풀어놓았다. 다시 정상인으로 돌아온 것이다.

욱하는 마음에다가 평소 충동적인 성격이라면, 극단적 선택을 실행하기도 쉽다. 여리고 순수한 마음의 소유자가 오히려 더 충동적일 수도 있다. 나이나 지위와도 상관없이, 몸과 마음이 아프다 보면 마음이 약해지면서 사람들은 흔들릴 수 있는 것이다. 그때, 이 고비를 지혜롭게 잘 이겨내면 심신이 더욱 강건해진다.

이후, S는 서울에서도 유명한 모 대학교의 교수가 되었고, 학계에서도 인정받는 중견 학자가 되었다. 그때의 아픔을 딛고 잘 이겨냈기에 순리대로 잘살고 있다고 가끔 연락이 온다.

"그때가 그리워요, 선생님. 보고 싶어요."
"아기도 잘 자랐고, 신랑도 잘 해줘요."

그렇게 연락을 받으면서 '보람이란 이런 것이로구나' 했다. S가 만일 요가 지도자가 되었다면, 많은 사람들의 몸과 마음과 영혼을 잘 이끌어주고 치유해주는 아주 큰 지도자가 되었으리라. 그래도 부모님의 기대대로, 그의 능력이 잘 피어나서, 갈 길을 못 찾고 헤매는 이 나라의 교육대계를 바로 세워 줄 교육부 장관이 되어주면 좋겠다는 생각을 해 본다. 인생에 있어 오직 어떤 한 가지 방향만이 좋다는 법은 없다. 자신이 부모에게 받은 유전적 성향에다 스승으로부터 일깨워진 잠재력이 더해진다면 어떤 방향으로든 내실 있는 진전이 이루어질 것이기 때문이다.

보람 있고 진화적인 삶이란, 언제 어디서든 자신이 행복하고 즐거우면서, 동시에 이웃과 주변에 선한 영향력을 미치는 삶이다.

내 인생은 내가 만들어 간다

(40대, 주부, 좌골신경통)

만나는 사람마다 모두 다 인연이 맺어지는 것은 아닐 것이다. 병이 들어 찾아온 사람들의 병을 내가 모두 낫게 해주는 것도 아니다. 인연이 되는 사람은 함께 하게 되고, 인연이 깊어지면서 스승과 제자의 관계로 운명처럼 맺어지는 경우도 있다.

어느 날, C라는 주부가 찾아왔다. 좌골신경통을 앓는 상태였고 얼굴도 많이 찌들어있는 상태인데도 요가 지도자가 되기를 원했다. 욕심만 앞서 있는 사람을 그의 요구만으로 무리하게 진행시킬 수는 없어서 우선 좌골신경통에 좋은 운동법을 가르쳐주고, 1년 동안 열심히 운동하여 몸이 회복된다면 그때 다시 생각해 보겠다고 하고 돌려보냈다.

그런데, 이후 1년이 지난 어느 날, C가 다시 나를 찾아왔다. 1년 동안 알려준 대로 운동하였더니 좌골신경통이 사라졌다고 하면서 그때 알려주었던 3가지 운동 동작을 시연해 보이는 것이 아닌가!

"선생님 덕분에 좌골신경통이 나았습니다. 이제, 요가 지도자가 되고 싶습니다."
"왜 요가 지도자가 되려고 하나요?"

"누군가를 지도하는 것이 멋져 보여서 그렇습니다."

"그러면, 얼굴을 환하고 멋지게 만들어서 1년 뒤에 다시 오세요."

그랬더니, 알겠다고 대답해서 1년 뒤에 다시 만나기로 했다.

다시 1년이 지난 뒤, 그가 조금은 세련된 모습으로 변해서 나타났다. 그런데 대화를 잠시 나눠보니 말투나 태도에 아직도 조금은 거칠고 투박함이 남아있었다.

"지도자가 되어 남 앞에 서려면, 이런 것들이 바뀌지 않으면 안 됩니다."

C는 삐쳐서 휙 하고 나가버렸다.

그 후, 6개월이 지나서 또다시 나를 찾아왔다. 이번에는, 그래도 포기하지 않는 그동안의 노력과 마음이 기특해서 지도자 과정으로 받아들였다.

이후, 그는 10년 이상을 한결같은 마음으로 누구보다 열심히 수련을 계속했다. 처음에는 몸의 감각이 너무나 둔해서 아무리 일러줘도 진전이 느렸지만, 그래도 포기하지는 않았다. 지속적인 수련은 결국 결실을 보았다. 어느 시점부터는 수련이 일취월장하면서 빠른 속도로 진전이 이루어져 완전히 다른 사람이 되었다. 그리고 이제는 요가의 고수가 되어 어느덧 그를 따르는 제자들도 많아졌다.

포기하지 않고 꾸준히 할 수 있다는 것은 굉장히 훌륭한 덕목이다. 지금 현재, 재능이 조금 모자랄지라도 꾸준히만 한다면 무엇이든 이룰 수 있다. 조금 느린 것은 문제가 되지 않는다. 꾸준히 지속할 수 있는지가 모든 것을 판가름한다. C의 경우가 그것을 잘 보여주는 실제 사례다.

C와 만난 지 20년이 넘었으니 그도 이제 60세가 넘었다. 가끔 만나 넋두리도 하고 투정도 부리면서 옛이야기를 할 때면 정말 세월이 빠르다는 것을 실감한다.

"보지 않고 듣지 않아도 기다리는 스승이 있어서 감사하다"는 소리가 멀리서 들려온다. '흔적을 남기지 말자'며 가끔씩 주변 환경을 정리하고, 나 스스로도 그런 삶을 살겠다고 다짐하곤 한다. 그래도 자연스럽게 만들어지는 세월의 흔적이 있기에, 나는 오늘도 새로운 제자들과의 만남이 기다려지나 보다. 그냥 이 자리에 있는 것만으로도 행복하다.

기적 같은 인생

(30대, 여성, 건강 상태: 삶을 포기하기 직전)

어느 날, 한 사람이 친구의 부축을 받으면서 요가원에 올라와 상담을 요청하였다. 눈 밑은 시커멓고 얼굴빛은 누렇고, 기운이라곤 다 빠져버린 것 같은 상태의 젊은 여성이었다. 당시에는 요가원이라는 곳이 별로 없었을 때였기에, K는 힘들게 수소문해서 이 요가원을 찾아왔노라고 했다.

"죽기 전에 마지막으로 수양이라도 해보고, 저세상으로 가고 싶어서 왔어요."

아직 젊은 사람이 인생을 포기한 사람처럼 말하는 것이 충격이었다. 얼마나 힘들고 아프면 저럴까 하는 생각이 절로 들어서, 기본 스트레칭조차도 못 시킬 정도였다. 아주 간단한 최소한의 동작만 일러주었다. 며칠은 알려주는 대로 겨우겨우 따라 하는 듯싶더니, 마음먹은 대로 잘 안 되었는지 어느 날부터는 아예 요가원에 나오지 않았다.

자기 마음대로 나왔다 안 나왔다 하는 사람들도 많이 있지만, K는 상태가 워낙 안 좋았던 터라 자꾸만 신경이 쓰였다. 아무래도 마음이 편치 않아 주변 사람들에게 수소문해서 물어물어 그의 집을 찾아가 보았다. 그랬더니, 처음에 부축하며 같이 찾아왔던 친구는 병자의 뒷바라지를 하다가 힘들어서 이미 떠나버렸고, K는 홀로 남아 모든 것을 다 포기하고 굶주린 채로 축 늘어져 자리에 누워 있는 중이었다. 너무 안쓰러워 영양주사를 하나 맞게 해주고, 흰죽을 쑤어 아주 천천히 먹게 하니 조금은 원기를 회복하는 듯했다.

"조금이라도 먹고 힘을 내야 해요, 그래야 살 수 있어요!"

그 후 1달 만에 그는 비틀거리며 요가원에 다시 찾아왔다. 힘들면 그냥 누워 있다가, 좀 기운이 나면 앉아서 몸을 조금씩 움직였다. 그렇게 차츰 기운을 차리면서 본인의 상태에 맞게 알려주는 요가 동작을 꾸준히 따라 했다. 그렇게 하기를 6개월, 다른 회원들이 모두 '기적'이라고 말할 정도로 그는 빠르게 정상인으로 돌아왔다.

젊은 사람은 빨리 회복되는 법이다. 그러나 망가지기도 쉽다. 그녀도 노래방 도우미, 식당 서빙, 술 서빙 등 온갖 고생을 하면서도 그간 모은 돈으로 옷가게를 하면서 잘 살려고 노력했다고 한다. 그러다가 망해서 전세금까지 다 날리고, 30대 초반에 좌절하고 있던 중에 나와 인연이 닿은 것이었다. 그렇게 몸과 마음이 병들면서 무너졌던 그녀의 정신 균형을 바로 잡아주고, 몸을 정화하며 해독해주는 수련을 계속 지도했다. 그 후 건강해진 K는 지도자 교육 과정을 자원했고, 5년 동안 요가원에서 수련 지도를 하기에 이르렀다. 지금은 지방에서 자신의 요가원을 설립하여 20여 년째 수많은 회원과 제자들을 가르치며, 운영하는 요가 고수이다. 결혼도 하고 아들도 2명을 낳아 아주 행복하게 잘 살고 있다.

그때의 감동이 컸었는지, 30년이 지난 요즘도 가끔씩 이야기한다.

"선생님, 그때 만들어주신 그 죽처럼 맛있던 음식은 없었어요. 지금도 잊을 수가 없어요."

언젠가 한 번은 이렇게 물은 적도 있다.

"그런데, 어떻게 저처럼 천한 사람을 거두셨나요?"

"인간은 평등한 것이지. 품격이란 만들어 가는 것일 뿐, 높고 낮음이 어디 있겠니?"

스승님이 아니었으면 죽었을 거라고, 나이든 제자는 이제 웃으면서 옛날 일을 말한다. 내가 아니었어도 살길은 있었으리라. 그래도 어떤 깊은 인연이었기 때문에 여기까지 왔으리라고 나는 생각한다.

이제는 자주 보고 듣지 않아도, 서로의 마음이 전달되는 그런 사제지간이 되었다. 세월이 흘러 그는 다른 사람들의 스승이 되었고, 그렇게도 아팠던 그가 건강해져서, 또 다른 아프고 힘든 사람들을 보살펴주며 살아가고 있다. 그의 노력하는 모습이 직접 보지 않아도 눈에 선하다.

감사할 따름이다.

20년 후가 기대되는 사람

(30대, 여성 연구원, 건강상태: 몸은 건강)

"선생님이 숨 쉬는 공간은 에너지가 달라요. 주변에 살아있는 건강한 미생물이 느껴져요. 그런 미생물을 통해서 선생님의 철학과 마음의 파장이 전해지죠. 그래서, 매일 매일 수련하러 오고 싶어요."

어느 날 B가 한 말이다. 그가 지내온 과정을 잘 알기에, 한편으로는 고맙고 한편으로는 안쓰럽다.

B가 나를 찾아온 시점은 결혼 후 몇 년이 지난 때였다. 처음에는 괜찮았지만, 몇 년이 지나자 성격 차이로 남편과의 불화가 자주 생겼다 한다. 그때마다 쌓이는 스트레스를 요가와 명상 그리고 내가 해주는 좋은 이야기들로 풀곤 했다.

하지만, 가정생활은 쉽게 나아지지 않았다. 엎친 데 덮친 격으로, 어머니는 위암 판정을 받았고 수술을 진행하게 되었는데, 이때 B는 임신을 하게 되어 정신없이 바쁘고 힘이 드는 시절을 보내게 되었다. 그나마 다행인 것은 그래도 임신 기간 내내 임산부요가를 잘 수행하여 건강한 딸을 순산한 것이다.

그는 가끔씩 자신의 결혼 생활에 대하여 상담을 요청해왔다. 나는 이기적으로만 생각한다면 당장에라도 이혼하는 것이 맞을 듯도 싶지만, 아직은 좀 더 참고 견디는 것이 좋겠다고 조언해 주곤 했다. 왜냐하면 이 결혼은 자신이 선택한 것이고, 또한 이로 인해서 자식이 벌써 두 명이 있으므로 이에 대한 책임을 져야 하기 때문이었다. B는 이런 이야기를 들으며 자신을 잘 다독여 갔고, 수련과 수행을 통해서 몸과 마음을 더욱 굳건하게 다져 난관을 잘 헤쳐 나갔다. 현재, B는 많이 성장하였고 그의 가정은 이제 안심 단계다.

B를 보면서 느낀 것이지만, 세상에는 결혼은 했지만 아직도 유아기적 마음을 가지고 사는 사람들이 너무나도 많다. 그들을 누가, 어떻게 성장시켜줄 수 있을지를 생각하면 뾰족한 해결책이 잘 보이지 않아 가슴이 답답하다. 그래서, 결혼적령기의 젊은 사람들에게 이렇게 말해주고 싶다.

"젊은이들이여! 선택을 하려면, 냄새 맡고 함께 부둥켜 안으면서 이 짝이 내 짝인지를 진정으로 느껴 보라. 그리고 자기의 본능이 진정되고, 진심으로 행복해 질 때까지 기다려보라. 혀끝에서 나오는 말만 듣지 말고, 가슴에서 나오는 말을 정확하게 들어라. 겉만 보지 말고, 진실을 볼 줄 아는 눈을 키워라. 그러고 나서 결정하라! 그래야 결혼 생활이 행복해 질 확률이 높아진다."

결국은 자기와 상대방을 있는 그대로 정확하게 바라보는 수련이 필요한 것이다.

B는 매우 똑똑한 재원인 데다가 솔직하고 순수한 사람이다. 처음 요가원에 왔을 때부터도 건강했지만 지금은 더욱 성장하여 몸의 유연성이 최고 수준이며, 밝고 명랑한 데다 기감과 오감도 아주 예민하게 발달된 상태다. 이대로만 간다면 10년, 20년 뒤에는 수준 높은 요가 마스터로 성장해 있을 것이다. 내가 할 일은 그저 쑥쑥 커가는 그의 곁에서 그를 지켜봐 주는 것일 뿐.

'물먹은 솜바지'가 사라지다

(40대, 여성, 교수, 만성통증 및 체증)

목·어깨·등·허리의 통증과 '물 먹은 솜바지'를 입고 있는 것 같다는 하체, 게다가 심한 어지럼증을 호소하는 N이 찾아왔다.

전체적으로 살펴보니, 허리는 물론 척추 전체가 손을 댈 수 없을 정도로 아픈 상태였고, 만성피로로 입병을 달고 살았으며, 위장의 기능도 무기력해져 있는 만성 체증으로, 총체적으로 위험한 상태였다. 학생들을 가르치고 연구하는 직업이기에, 장시간 앉아서 연구를 하거나 컴퓨터 작업을 하는 경우가 많았고, 따로 휴식을 취하거나 운동을 하지 않고, 식사도 신경을 쓰지 않아 몸이 망가진 것으로 보였다.

일단, 당장 통증부터 제거할 수 있는 조치부터 시작했다. 쉬는 법, 호흡하는 법과 자신에 맞는 간단한 요가 동작을 알려주고는, 이것을 반복적으로 연습시켰다.

내가 붙여준 그녀의 별명은 '울보 제자'다. 매일 울지는 않았지만 가끔씩 몸과 마음의 한계에 부딪히고, 참을 수 없는 스트레스가 쌓이다 폭발하면

"어떻게든 해주세요" 하면서 "왜 나한테 이런 고통이 왔고, 왜 이렇게 아픈 거죠?" 하면서 한바탕 울고 갔다.

"그래, 울어라. 울고 또 웃으면 된다. 폭발하면 된다. 속으로 터지면 속병이 되는데, 눈물을 흘리거나 소리를 지르면 열이 빠져나가 후련해진다."

나는 그가 아파할 때마다 더 많이 울고 가라고 격려(?)해 주곤 했다.

N은 그렇게 참고 참다가, 한 번씩 그냥 울음을 터뜨리곤 했다. 누가 있으나 없으나 편하게 속을 풀어버린다. 속을 다 터놓고 풀고 나면, 언제 그랬냐는 식으로 금방 생긋 방긋하면서 웃었다. 그렇게 화풀이를 하듯 울어버린 것이다. 울 수 있다는 것은, 편하게 넋두리를 할 수 있다는 것은 최고의 치유방법 중 하나이며, 그렇게 마음 놓고 울 수 있는 장소는 최고의 안식처라고 생각한다. 나는 다른 회원들에게도 "울어라 울어, 펑펑 울어라. 한 맺힌 가슴에 쌓인 모든 사연 풀어놓고 펑펑 울라"고 조언한다.

N은 두뇌도 총명하고, 근성과 열정이 있는 사람이었다. 항상 수련 시작 10분 전에 미리 와서 몸을 풀었고, 수련이 끝나면 꼭 배운 것을 복습하고 나서야 집으로 돌아갔다. 수련 관리뿐만 아니라 그의 음식 관리에도 변화가 왔다. 과식과 무절제한 식사가 체증과 소화불량, 모든 통증의 근본 원인임을 알려주었더니, 그때부터는 꼼꼼하게 공부하고 식단을 새로 짜서 실행하기 시작했다. '살기 위해서 먹는다'고 말할 정도로 음식 관리가 철저해진 것이다.

그렇게, 수도자처럼 엄격하게 생활하고 수련하기를 3년, N은 하체에 들씌워져 있던 그 무겁고 괴로운 '물 먹은 솜바지'를 완전히 벗어 던졌다. 그녀를 따라다니던 수많은 병증도 깨끗이 사라졌음은 물론이다. 그는 이제 치유요가·예술요가·동물요가 등 대부분의 수련 과정을 섭렵한 최고의 지도자가 되었다.

처음에는 힘들어서 울었지만, 나중에는 감동해서 울고, 감사해서 울고, 행복해서 울고, 사랑스러워서 울고, 몸이 건강해져서 울고, 그렇게 울면서 계속 간 제자. 꾸준하고 꾸준한 울보 제자, 영원하리라.

예술요가 전문가로 거듭나다

(30대, 여성, 교사, 척추측만증)

Y는 키도 크고, 팔다리도 길쭉길쭉하고, 발랄한 성품을 가진 미혼의 젊은 교사다. 몸매가 예쁘고 좋은 체형을 가졌지만, 일상에서 좋지 않은 자세로 생활한 것이 원인이 되어 척추측만증과 함께 턱·어깨·골반까지 틀어진 상태로 요가원을 찾아왔다.

기본적인 신체 조건이 좋았기 때문에, 치유요가를 수련한 지 얼마 되지 않아 척추측만증이 바로잡혔고 틀어진 부분들은 제자리를 찾아갔다. 그리고는 바로 요가 지도자가 되겠다고 했다. 처음부터 동작을 자연스럽게 잘 따라 했고 체형도 타고났으며, 잠자던 예술적 감각도 곧 살아나는 등 여러모로 준비된 제자였다. 따라서 〈아시오〉 예술요가에 적합하리라 여겨 지도자 과정 입문을 허락했다.

그런데, 그는 시키는 대로 고분고분한 스타일은 아니었다. 기초도 잘 배우지 않은 상태에서도 가르쳐 준 대로 하지 않고 삐딱하게 자기 멋대로 하는 경우도 있었다. 그래서 초기에는 그가 원하는 대로 하도록 내버려두고 지켜보면서, 본인이 원할 때 가르쳐주는 교육방법을 적용하였다. 그래도 기본적인 리듬감이 워낙 좋아서, 음악에 몸을 맡기며 흐름을 타는 예술요가에 쉽게 적응하여, 첫 번째 공연과 두 번째 공연에서 바로 환호도 받고 인기도 많았다. 하지만, 타고난 재능에 비해 아직은 깊이가 없었고 동작에는 감정이 실리지 않았으며, 아직은 자기 멋에 겨워 조금 배운 동작으로 마무리 짓는 수준이었다.

'저렇게 좋은 몸과 리듬감을 갖고 있는데, 왜 스승의 마음을 헤아리지 못할까?'
'조금만 더 정성을 들이면 크게 성장할 수 있을 텐데…'

처음에는 나도 아쉬운 마음, 안타까운 마음이 있었지만, 시간이 흐르면서 '젊고 에너지가 생동하니까 그런 것이겠지' 하고 이해하기로 했다. 이리저리 다니고 부딪히고, 깨지고, 몸으로 느끼고 하더니, 이제 요가가 뭔지를 알아가는 것 같아서 더 잘해줘야겠다는 생각이 들었다.

그래서, 이때부터는 매일 아침 명상 시간에 Y에 대한 축원을 해주었고, 어떤 날은 편하게 쓴 메시지를 보내주기도 했다.
"원심력을 타면서 동작하고 호흡해라. 그러면 언제는 강하게, 언제는 부드럽게 밀고 당겨야 하는지를 더 잘 알게 될 것이다. 그렇게 지속적으로 하다 보면, 때론 강하게 때론 부드러운 〈아시오〉 예술요가의 진면목을 몸과 마음으로 구현하게 될 것이다."

그런 마음이 전달되었는지, 어느 날 답장이 도착했다.
"처음에는 못 느꼈는데, 어느 순간 스승님이 사랑으로 저를 지켜주고, 축복해 주시는 기운이 확 느껴집니다!"

그런 진심 어린 편지를 보면서, 역시 때가 되면 누구에게나 다 진심이 전해지는구나… 확인할 수 있었다.

그렇게 몇 개월이 흘렀다. 어느 날, 그가 놀란 목소리로 전화를 걸어 왔다.

"선생님! 인당(印堂)이 열린 것인지, 제 몸속의 장기들이 막 보이고, 저와 다른 사람들의 에너지가 막 느껴져요! 어쩌죠?"

"수련을 꾸준히 하면 그렇게 혈자리가 열리고 12경락이 도는 것이 너무나 당연한 것이다. 모든 사람이 그래야 하는 것이 원래 정상이다, 거기에 일희일비(一喜一悲)하지 말고 계속 정진해라."

Y는 요즘, 학교에서 요가동아리를 맡아 학생들에게 요가를 지도하고 있다고 한다. 얼마 전에는 급체한 학생이 있었는데, 급체에 좋은 혈자리를 꾹 눌러주었더니 그 자리에서 막혔던 것이 쑥 내려가서 모두 다 놀랐다고, 신이 나서 설명한다. 또한, 수련이 깊어지더니 예술 감각도 함께 열린 것 같다. 미술전공자가 아닌데도 얼마 전에는 유화 작품전시회를 열었다고 한다. 지금은 그동안의 요가 체험과 여행 경험, 영혼의 성장 과정을 세상과 나누겠다며 책 발간도 준비하고 있다는 소식도 들린다.

제자들이 무럭무럭 커가고 있다. 든든하고 뿌듯하다.

나의 아픈 손가락

(40대, 남성, 사업가, 입술포진 및 발목통증)

'열 손가락 깨물어 안 아픈 손가락 없다'는 말이 있듯이, 아픈 손가락이 생기면 그쪽으로 마음이 더 가는 법이다. W는 처음 만나는 날 바로, '제자가 왔구나' 하는 생각이 들었던 사람으로, 스승의 선택으로 인연이 맺어졌지만 아직 나에게 숙제를 안겨주고 있는 제자이기도 하다.

그는 입가에 물집이 잡히는 입술포진과 지병인 발목 통증을 앓는 상태에서 나를 찾아왔다. 군대에서 농구를 하다가 발목을 삐끗하였다는데, 몇 달이 지나도 회복이 되지 않아 그 상태로 군 복무를 마쳤다 한다. 이후로도 병원을 여기저기 다녀보았으나 의학적으로 별문제가 없다는 진단이었기에, 그냥 목발을 짚으면서 불편한 것을 참고 살아온 것이었다.

바로, 치유요가 수련과 특별수련, 음식 수련을 시작했다. 3개월이 지나자 목발이 없어도 걸을 정도가 되었고, 이후 두 달은 목발을 내려놓고 잘 걸어 다니게 되었다. 굉장한 발전이었다.

그런데, 그것도 잠시, 다시 문제가 생기기 시작했는데 그것은 바로 일 때문이었다. 그는 전문인으로 사무실을 운영하는 사람인데, 사업이 너무 잘

되어 일이 너무 많은 것이 문제였다. 잠시 미뤄 놓았던 일들을 더 이상 미룰 수가 없어 다시 바쁘게 일을 처리하다 보니, 몸과 마음은 피곤해지고 수련과 휴식을 위해 시간을 내지 못하면서 다시 발목 통증이 재발한 것이다.

사업과 수련, 양쪽 모두를 포기할 수는 없어 W는 그 중간 지점에서 왔다 갔다 했는데, 발목의 상태도 이에 따라 좋아졌다 나빠졌다를 반복했다. 사실, 머리와 몸이 매우 바쁜 사람에게 '완치'란 어려운 일이다.

어쨌거나, 지속된 수련으로 1년이 지나자 입술포진은 거의 치료가 되었다. 아주 피로한 상태일 때만 간간히 물집이 올라오고 평상시에는 괜찮은 정도가 된 것이다. 기본 체력도 많은 진전이 있었다. 체중이 5kg 정도 빠지면서 몸이 가벼워졌고, 몸에서 피곤함이 많이 사라지면서 얼굴도 밝게 바뀌었다.

수련 시작 3년이 지난 어느 날, W는 자신의 변화에 대한 소회를 이렇게 밝혔다.

"돈 버는 일이 아직도 좋지만, 최우선 순위는 건강으로 바뀌었습니다. 힘을 덜 들이고 적당히 요령 피우며 사는 기쁨도 알게 되었습니다. 이제 최소한, 피로와 스트레스가 누적되는 상황은 피하면서 몸 상태를 스스로 조절할 수 있습니다. 무슨 일을 하든 몸이 즐겁게 살도록 노력하고 있으며, 어떤 상황에서도 흥분하거나 이성을 잃지 않을 자신이 있고, 생활 속에서 '참된 나'를 찾아가는 즐거움을 알게 되었습니다."

두뇌가 명석한 사람들은 기본적으로 근육의 에너지가 약한 경향이 있다. W도 그랬는데, 여기에 더해 가족과 사업에 대한 책임감이 매우 강한 사람이어서 손에서 일을 놓지 못했다. 그래서, 아쉽게도 발목은 완치되지 않았다. '너무 잘 되는 사업'이 오히려 자기 몸에 온전하게 몰두하는 수련의 기회를 막은 셈이 되었다. 다른 부분은 다 좋아졌어도 발목은 완치가 되지는 않았는데, 그것이 W와 나의 숙제가 되었다.

통증이 몇 번 재발하고 통증이 지속되면, 그 통증으로 인한 두려움이 같이 오게 마련이다. 두려움이 오기 시작하고, 그것에 나름대로 익숙해지면 이번에는 뇌가 예민해진다. 자신도 모르는 사이에 심리적으로 미리 마지노선을 긋기 때문에, 죽기 살기로 '자기를 던져버리기'가 힘들어지는 것이다. 그래서 완치가 어렵다. 또한 그는 조금만 방심하면 바로 체력 저하가 느껴지는 체질이었다. 신체 내부에서 밀고 당기는 에너지의 능력이 저하되었다는 사실을 알면서도, 가족과 직원들의 먹고사는 문제를 책임지려고 계속 열심히 살았으며, 남편으로서 그리고 아빠로서의 의무를 충실히 이행하려는 책임감 또한 최고인 사람이었다.

그렇듯 성실함과 자발심이 최고인 반면, 발목에 관한 한 제자의 몸 감각이 생각대로 잘 뻗치지 않는 것이 걱정되었다. 일이 너무 바쁘고 사업이 번창해서 좋기는 하지만, 어느 순간부터 가정에서 갈등이 생겨났고, 서로 마찰이 일어날 때마다 기가 꺾이는 것이 안타까웠다. 그러다 몸 상태 또한 안 좋아져서 다시 목발을 사용하게 되기를 몇 번씩 되풀이하다 보니, 이제는 실망하는 것 같아서 안쓰럽기도 하다.

어느 날의 새벽 명상 때 비전으로 미리 보았듯, 언젠가 W가 힘차게 뛰는 모습을 보고 싶다.

"부디, 하루속히, 아픈 손가락 제자가 더 이상 아프지 않게 하소서…."

'연결된 고리를 잡고, 놓지 말아라, 그리하노라면 어느 날 네 안의 연결고리를 보게 되리라. 우주가 연결되었고, 너와 나의 인연 고리가 연결되었으며, 머리·목·복부·다리·내장기관과 온몸의 근육과 경락이, 발목까지 이미 다 연결되었노라. 그 연결고리에 힘을 불어넣어 보거라. 그리고 힘내라!'

'그래야 한다. 그렇게 된다. 그렇게 될 거야, 되고말고!'

이것이 스승의 마음인가 보다.

로봇이 나비가 되다

(50대, 여성, 주부, 말린골반)

L은 어렸을 때부터 평생을 심한 '말린 골반'[1]으로 살아왔다고 한다. 그런데도 남편과 자식 뒷바라지를 하느라 자신의 몸을 돌볼 수 있는 시간이 없어, 점점 더 몸이 굳어지고 뻣뻣해진 상태가 되고 말았다. 50대가 넘어 더 이상은 버틸 수 없겠다는 생각이 들면서, 용기를 내어 나를 찾아온 것이다.

수련을 처음 시작했을 당시 그는 거의 '로봇'에 가까웠다. 가장 쉬운 자세를 취하는 것조차 너무 힘들어했고, 아무리 애를 써도 비슷한 자세조차 나오지 않았다. 하지만, 그는 뜨거운 정성과 굳은 신념의 소유자였다. 그의 집에서 수련원까지는 자동차로 40분 이상 되는 거리다. 그래도 매주 2~3회를 꾸준히 나왔고, 나와서는 수련에 완전히 몰입했다. 애를 써도 안 되는 동작도 끝까지 포기하지 않았으며, 아무리 힘들어도 멈추지 않고 뼈를 깎는 고통을 감내했다. 물론, 나오지 않는 날에도 집에서 혼자 연습을 반복했다.

수련을 시작한 지 3개월이 지나자, 같은 자리에 멈춰 있던 것처럼 보이

1 골반전방경사, 골반이 앞으로 나오고 이에 대한 균형을 잡기 위해 등이 굽은 체형

던 L에게 드디어 변화가 생기기 시작했다. 로봇의 모습이 조금씩 사라지면서 사람의 모습이 보이기 시작한 것이다. 이때부터 1년이 될 때까지는 그야말로 폭발적으로 성장하였다. 어느 날에는 절대 불가였던 '나비자세'가 턱! 하니 취해졌고, 또 이후의 어느 날에는 '다리 벌리기'가 일(一)자로 쫙~ 벌어지는 수준으로 올라섰다. 이후, 음악에 맞추어 동작을 선보이는 4분 정도의 공연을 할 기회가 있었는데, 여기서 L은 그야말로 다양한 요가 동작을 나비처럼 부드럽고 아름답고 표현하여, 보는 사람들로부터 많은 갈채를 받았다. 진짜 나비가 된 것이다.

스승으로서 내가 해준 것은 할 수 있다는 용기를 끊임없이 불어넣어 준 것, 균형·리듬·파워를 가질 수 있도록 지도해 준 것, 관심을 가지고 곁에서 지켜봐 준 것이다. 하지만 무엇보다도 중요한 것은 이런 것을 받아들일 준비가 된 사람에게만 결실의 열매가 맺힌다는 점이다. 그는 50이 넘은 나이였지만 변화를 선택할 수 있는 용기를 가졌고, 인내하고 노력하는 준비된 사람이었다. 그랬기에 온 힘으로 자신의 몸을 재정비함으로써 완전한 건강을 찾을 수 있었던 것이다.

L에게서는 이제 맑고 밝은 빛이 난다. 타 지역에서 요가를 가르치면서 그 빛을 나누어 주고 있는 L이 인기강사로 행복하게 지내고 있다는 소식이 들려온다. 이런 소식을 듣는 스승도 덩달아 행복하다.

"나비 제자, 파이팅!"

운명적인 인연

(50대 후반, 여성, 강사, 허리통증)

불가(佛家)에서는 '옷깃만 스쳐도 인연'이라고 한다. 그러므로 친구·연인·부부·부모와 자식·스승과 제자와 같은 관계는 엄청난 인연일 수밖에 없다. 그중에는 선한 인연도 있을 수 있고 악연도 있을 것이다. 알고 보면 모두가 서로에게 필연적인 존재이기 때문에, 때가 되면 만나게 되는 것이다.

그중에서도 운명적인 인연은 내가 간절히 원할 때 찾아오거나, 혹은 자신이 그런 인연을 직접 찾아 나서게 된다. 나는 간절하게, 내가 갖고 있는 능력과 경험을 누군가 이어나가고, 그것을 세상에 전해줄 인연을 기다리고 있었다. 그러던 어느 날, J 선생이 요가원에 찾아왔다.

'제자가 될 운명이구나.' 단박에 알 수 있었다. 그러나 제자들과의 관계 또한 안으로 또 밖으로 절차를 밟아야 한다. 그동안 자식의 아픔을 함께 겪으며 잘 참아온 인생살이였음에도 순수함과 신뢰성은 물론 진실한 사람이기에 제자의 자질로는 으뜸이었다. 3개월의 일반회원과정을 밟으면서 알게 된, 그동안의 맺힌 삶에서 빚어진 한을 뿜어내게 해야겠다고 마음먹었다.

그런데 마치 제자가 스승을 테스트라도 하는 것처럼, 일종의 명현현상처럼, J 선생은 어느 날 갑자기 허리를 움직일 수 없게 되었다. 비스듬한 자세로 앉아서 장시간의 자동차 여행을 한 이후, 칼로 찌르는 것 같은 통증 때문에 앉을 수도, 누울 수도, 몸을 뒤집을 수도, 누군가의 도움이 없이는 자리에서 일어날 수도 없게 된 것이다. 그동안 디스크까지는 아니지만, 20대부터 여러 번 인대와 골반 등 척추 주변의 미세한 손상들을 겪었다 했다. 그리고 가벼운 허리통증은 피로하면 가끔씩 올라오는 일종의 지병이 되었다고 한다. 말하자면 수련을 통해 온몸이 재편되는 과정에서 그 통증이 다시 올라왔던 것이다.

당시는 수련 시작 초기였는데도, 일말의 의심도 없이 치유 과정에 몸을 맡기고 스승을 신뢰하던 모습을 떠올리면, 지금도 그때 잘 참아준 것이 고맙다는 생각이 든다. 그로부터 참으로 운명적 만남이 시작된 것이다.

병원에 가라, 한의원에 가라, 진통제·소염제를 먹어야 한다…. 주변의 수많은 권유와 그로 인한 내면의 갈등조차 뿌리치고, 가르침을 믿고 따라주던 제자의 마음과 열심히 지극정성으로 치유해 준 스승의 마음이 통해서였을까? 허리는 본래의 건강을 되찾았다. 6개월이 지난 뒤에는 〈아시오〉 치유요가의 수행으로 10kg의 감량이 저절로 이루어졌고, 식생활 개선으로 다시금 아름다운 모습으로 되돌아왔다.

한편, J 선생의 아들인 H는 엄마가 권유하여 함께 요가원에 오게 되었다. H는 몸이 많이 굳어서 유연성이 매우 부족하고, 마음은 가슴 속에 울화가 많이 쌓여 있었으며, 주변과는 만남(대화)을 잘 하지 않는 상태였다.

H는 처음부터 이런 사실을 스스로 솔직하게 드러내고 도움을 청했는데, 원래 이렇게 순수한 마음을 가진 사람들은 쉽게 치유될 수 있다. H에게는 기본 수련 외에도 무술 연마와 음식 섭생, 그리고 정신 에너지를 높이는 대화가 필요하다고 판단하고 지도를 시작했다.

그동안의 살아온 과정과 상황을 들어보니 H는 기본 수련과 함께 무술 연마와 지속적인 운동, 음식 섭생, 정신 에너지를 수련하면 몸과 마음의 건강과 자신감을 많이 회복하겠다는 판단이 섰다. 여러 가지 안 좋은 원인이 있었겠지만 그것들을 뒤로 하고 그렇게 새로운 삶이 시작되었다.

기억력이 좋아서인지, H는 헷갈리기 쉬운 10단계의 무술 수련 기본품세를 역대 최단 기간에 마스터해 냈다. 무릎과 다리를 앞으로 쭉 편 상태로 똑바로 앉아 있는 자세조차도 유지하기 힘들 정도로 굳어있던 몸도 시간이 지남에 따라 조금씩 더 유연하게 변화해 갔다. 작은 이벤트이긴 하지만 회원들 앞에서 하는 무술 공연을 성공적으로 수행하면서 자존감과 자신감도 높아졌다. 지도자 수업 때에는 강의 내용을 요약 발표하는 연습을 시키고, 대화를 통하여 자주 따뜻한 격려를 해주었더니, 급할 때 말을 더듬는 증상도 나아지고 자기의 생각을 사람들 앞에서 편하게 이야기하는 정도로 발전했다. 6개월이 지나자, 보는 사람마다 H의 얼굴 표정과 눈매, 안색 등이 아주 건강하고 맑고 깨끗하게 변화되었다고 놀라워했다.

H에게도 특별한 날이 찾아왔다. 음악에 맞추어 자기 감정을 몸으로 표현하던 어느 날의 수련에서, 그는 이전과 다르게 넓은 수련장을 혼자서 이

리저리 뛰어다니며, 미끄러지고 도약하고 회전하면서 자기 속에 갇혀있던 에너지를 화산처럼 폭발시키며 뿜어낸 것이다. 생전 처음, 아들이 아름답고 자유롭게 자신의 에너지를 마음껏 발산하는 모습을 지켜보던 J 선생이 감동의 눈물을 흘리며, 감사의 인사를 하던 그 날의 기억이 지금도 생생하게 떠오른다. 이후 H가 나를 부르는 호칭도 원장님, 선생님, 스승님으로 저절로 바뀌어 갔다. H는 요즘, 평생 할 수 있는 취미를 발견했다면서 '제과 제빵' 과정을 재미있게 공부하고 있다.

사실 가벼운 발달장애는 불치병이 아니다. 발달의 균형이 깨어지거나, 주변 환경으로부터의 스트레스가 심해지거나, 몸에 노화가 오면 자연스레 올 수도 있는 증상이다. 특히 경계선에 있는 H와 같은 사람들의 경우, 자신의 현재 신체 결함과 불균형이 어디에서 비롯된 것인지를 알게 함으로써 정상적인 몸으로 가는 길을 스스로 찾아갈 수 있다. 변화는 서로가 아낌없이 마음을 주고받는 과정의 결과물인 것이다.

이들은 나와 만나기 이전부터 자신의 삶 속에서 절실한 마음으로 변화를 원했었고, 이에 더하여 나도 운명적인 만남의 에너지를 보낸 것도 사실이다. 그것을 알든 모르든 그런 것은 중요하지 않다. 그저 머지않은 미래에, 아들 H의 가슴 속 울화는 자연스레 완전히 해소될 것이 확실하며, J 선생이 써내려간 〈아시오〉 기본 도서인 『생명의 흐름 타기』는 몸과 마음이 아프고 힘든 세상 사람들에게 큰 힘이 될 것이다. 그러므로 그 노력에 대한 복은 제자의 가족에게 돌아간다. 스승의 삶을 제일 많이 닮아갈 것이다. 그것 또한 행운이다.

제자가 쓴 사제(師弟) 이야기 1

'도립의 여왕' 소리를 듣기까지

(40대, 여성, 사업, 만성체증 및 우울증 및 디스크)

4년 전, 나는 직장생활 10년을 하며 모은 돈을 식당에 투자했다가 억대의 손실을 보고 있었다. 게다가 처음 하는 동업으로 인한 문제점과 직장생활만 하다가 처음 사업을 하게 되면서 겪는 부적응 등으로 엄청난 스트레스가 몰려 왔다. 그 결과, 소화불량에 허리디스크, 어깨 통증이 나타났으며, 이에 더해 우울증까지 생겨났다.

선생님은 처음에 내가 만성체증 상태라고 진단하시며, 사람들이 잘 모르지만 체증이 모든 병의 근원이라고 말씀하셨다. 해결책으로 커피와 밀가루, 야식과 폭식을 줄이고 간간이 즐기던 술도 끊으라고 하셨다. 처음엔 정말 정말 지키기가 힘들었지만, 이를 악물고 지키려고 노력했다. 얼마가 지나자 차츰 아침에 눈 뜨기가 편해지고 정말로 피곤함이 사라져 갔다.

그로부터 서서히 과자·빵·밀가루 음식·술·야식과 폭식, 그리고 무엇보다도 생각을 줄이도록 노력했다. 나는 기본적으로 계속 생각, 생각, 생각하는 사람이었다. 선생님은 생각이 많으면 뱃속이 더 많이 뭉친다며, 생각을 줄이라고 하셨다. 요가에 점점 집중하면서 놀랍게도 점점 생각이 줄어들었고, 지금은 불필요한 생각은 거의 하지 않는다.

선생님은 매일 내 몸에 맞는 치유요가 수련을 하도록 이끌어주셨다. 3개월쯤부터는 몸이 바뀌기 시작하더니 1년이 지나자 소화불량과 체증, 디스크와 고질적인 허리통증·두통·우울증 등 모든 증상이 거의 사라졌다.

나에게 자신감이 생기기 시작한 것에는 작은 계기가 있었다. 내가 엄청나게 변화하는 모습을 보던 식당의 직원들과 동네 친구 등 지인들이 자기들에게도 요가를 가르쳐달라고 요청한 일이 발생한 것이다. 그리하여, 요가를 시작한 지 9개월 만에, 지인들 4~5명을 대상으로 친구네 집 아파트 거실에서 주 2회씩 요가수업을 지도하게 되었다.

나도 아직 요가를 잘 모르는 초보였지만, 그 날 배운 것을 지인들에게 가르쳐주면서 매일 매일 복습을 확실히 했다. 나는 원래 앞에 나서는 것을 싫어하는 소심한 성격이었는데 이렇게 다른 사람을 가르치는 지도자가 되자 성격도 점점 변해 갔다.

본격적으로 요가 지도자 과정을 시작하자, 각목같이 굳어있던 나의 몸이 확실히 변하기 시작했다. 수련을 시작한 지 2년이 더 지나자 다리도 일(一)자로 쫙 벌어지고, 이제 도립(거꾸로 서는 물구나무 자세)은 나의 특기가 되었다. 내가 도립을 활용한 요가 공연을 하는 모습을 본 다른 회원들이 붙여준 별명은 영광스럽게도 '도립의 여왕'이다. 선생님도 나의 현재 상태가 리듬감각과 자신감, 유연성 면에서 최고의 수준이라고 인정해 주신다.

변화될 것 같지 않던 몸이 엄청나게 유연해지고, 전혀 나설 줄을 모르던 동생이 앞에서 자신 있게 요가 지도를 하는 모습을 본 나의 언니와 동생 2명은 나중에 모두 〈아시오 치유요가〉 지도자 과정에 들어와 함께 제자가 되었다. 나의 놀라운 변화가 다른 사람들에게 최고의 동기유발, 건강한 자극제가 된 셈이다.

나는 원래 힘들어도 그냥 내가 참고 마는 성격이었고, 나를 힘들게 하는 이들과 어떻게 대화를 해야 하는 지도 잘 몰라 나 혼자 스트레스만 받던 사람이었다. 그런 나에게 선생님은 어려운 사람과 대화를 하는 법도 알려 주셨다. 대화를 할 때는 먼저 호흡부터 가다듬어야 한다면서 호흡하는 법을 구체적으로 알려 주셨다. 또한, 케이스 별로 내 마음을 전달하는 대화법을 하나씩 일러 주셨다.

내가 〈아시오 치유요가〉를 하면서 생긴 마음 속의 큰 변화는 내 스스로 나의 부족함을 알기 시작했다는 점이다.

'그동안 내가 내 멋대로 생각하고, 내 멋대로 판단했구나.
그래서 마음고생을 했구나!'

몸이 변화되면서 차츰 내면으로도 마음이 가기 시작했다. 몸은 건강해졌지만, 이론적인 부분은 많이 부족하다는 느낌이 왔다. 원래 독서에는 별로 관심이 없었는데, 어느 덧 책을 읽기 시작했고, 올해부터는 요가 회원들과 책 읽는 모임을 만들어 한 달에 한 권 정도의 관련 서적을 같이 읽고 있다. 좋은 책에는 놀랍게도 선생님이 말씀하시던 부분과 일치하는 내용이 많았다. 선생님의 말씀을 처음에는 흘려들었는데 이제는 차츰 귀에 들어와 쌓인다. 몸과 마음이 함께 건강해지는 느낌이다.

나는 정말로 생각만 많고, 소심하고, 자신감이 없고, 남 앞에 서는 것을 두려워하던 사람이었다. 그런데 이제는 너무나 감사하게도, 예전에는 들어보지도 못했던 '아름답다', '우아하다', '멋지다', '내공이 느껴진다'는 등의 칭찬을 주변에서 많이 해주신다. 그만큼 내면적으로도 힘이 많이 생긴 것 같아 행복하고 감사하다.

얼마 전부터는 취미로 시낭송을 시작했는데, 카메라 앞이나 많은 사람들 앞에서도 전혀 떨리지도 않고 주눅도 들지 않고 자연스럽게 발표를 하게 되었다. 3년 동안의 수련이 이렇게 엄청난 변화를 가져왔다는 것이 정말 놀랍고 믿기지가 않는다.

나의 꿈은 이제 〈아시오〉의 철학과 수련을 보급하는 것이다. 모든 변화를 이끌어주셨고, 느리고 답답했던 나를 언제나 곁에서 조용히 지켜보면서 힘을 주시는 선생님께 무한한 감사를 드린다.

"선생님, 너무 너무 고맙습니다."

제자가 쓴 사제(師弟) 이야기 2

삼차신경통을 스스로 조절하다

(40대, 여성, 교사, 삼차신경통)

10년 전쯤, 학교의 업무가 과중했고 스트레스를 많이 받았다. 한계점에 도달했는데 책임감으로 끝까지 버티다 방학식 날 푹 쓰러졌다. 그 후유증으로 삼차신경통이 왔다. 삼차신경통은 안면신경통인데, 통증이 올 때면 얼굴에 머리카락만 닿아도 감전된 듯이 아프고, 심할 때는 말도 못하고 먹지도 못하고 잠도 편하게 잘 수 없는 병이다. 내 경우는 1달 정도 극심한 통증이 있다가는 조금 가라앉고 다시 통증이 재발하기를 계속 반복하면서 지금까지 10년이 되었다. 잘 치료한다는 병원과 한의원들을 부지기수로 찾아 다녔고, 어떤 한의원에서는 침·뜸·부항으로 잠깐 동안 효과를 본 적도 있었다.

큰 병원들도 많이 다녔는데 공통적인 진단 원인은 스트레스 때문이라고 했다. 턱관절의 구멍으로 뇌의 삼차 신경이 통과해서 지나가는데 그곳의 신경이 눌리면 전선의 피복이 벗겨지면서 스파크가 일어나듯이 이상 신호가 생성되어, 심하게 맞거나 칼에 찔린 것처럼 뇌가 느끼게 되는 병이다. 의사 선생님은 수술을 하는 방법도 있지만 낫는다고 장담할 수는 없고 시간이 지나면 다시 재발하는 경우가 많다고 하니, 그런 상태에서 두개골을 열어 수술을 할 수는 없었다.

그런데, 둘째 언니가 〈아시오 치유요가〉를 하면서 모든 지병이 사라지고 엄청나게 변하는 모습을 보았다. 나의 사정을 아는 언니는 자신의 경험을 바탕으로 나에게도 요가를 해보라고 강력하게 추천하였다. 어떤 병원에서도 치료를 못했기에, 처음에는 사실 기대라고는 그야말로 1도 없었다.

'요가 한다고 뭐가 그리 달라지겠어?'

이런 마음이었고 믿음도 없었지만, 그래도 통증이 너무 심했기에 정말 지푸라기라도 잡아보자는 심정으로 치유요가를 시작하기로 했다.

"약을 많이 먹었나요?"
"아뇨."
"약을 장기간 많이 먹었다면 회복이 어렵겠지만, 그렇지 않다니 다행입니다. 이제 잘 나을 수 있을 것입니다."

원장님은 첫 질문에 대한 답변에 만족하시면서 치유에 자신감을 보였다. 그동안 나는 미련할 정도로 약을 먹지 않으려 노력했었다. 삼차신경통의 진통제가 사실상 간질환자용 항경련제이며, 장복할 경우 신경이 무력해진다는 것을 알았기 때문이다. 그래서 고통스러워도 가급적 약을 덜 먹으려 애쓴 것이 그나마 다행이었던 것이다.

삼차신경통의 그 극심한 고통을 10년 간 겪으면서 내 몸은 전반적으로 망가진 상태였다. 심장박동은 불규칙했고, 안면 근육과 목·어깨의 근육은 심하게 굳은 상태였으며, 머리가 띵할 정도의 두통이 자주 왔고, 목뼈도 뒤틀려 있었다.

원장님은 나의 몸 상태를 점검했다.

"신경성이 맞습니다. 책임감이 강해서 일을 완벽하게 하다 보니 스트레스를 많이 받고, 그러다보니 몸까지 아프게 된 것이지요. 몸이 너무 힘드니까 그것 때문에 내부 소화기관과 장기들이 무기력해졌고, 음식을 소화하는 것만으로도 몸이 견디기 힘든 상태가 되었습니다."

그래서 알려주신 대로 음식수련을 실행하였다. 소화도 잘 못시키는 상태였기 때문에, 소화가 잘 안 되는 음식을 먼저 끊고, 소화가 잘되는 음식으로 가려 먹었다. 밀가루 음식·커피·맵고 짠 자극성 음식·과일도 안 먹었고 처음에는 죽이나 끓인 밥 정도를 먹었다. 과일의 경우도 못 먹게 했는데, 꼭 먹고 싶다면 배를 익혀서 먹으라고 하셨다.

이와 함께 요가원에 갈 때마다 복부의 이곳저곳을 꾹꾹 누르면서 상태를 점검하고는 복부에 지압과 마사지를 해주셨다. 통증 부위에는 산소를 공급하고, 관련 혈자리를 풀어 기운이 잘 흐르도록 유도하는 조치라고 하셨다. 복부 곳곳에 딱딱하게 뭉친 곳이 많았기 때문에 집에서도 짧은 봉으로 꾹꾹 누르며 막힌 곳을 스스로 풀어주라 하셨는데, 배를 누르면 너무나 아팠기 때문에 처음에는 많이 하지 못했지만 그래도 조금씩 꾸준히 실행했다.

삼차신경통의 통증이 올 때는 정신이 혼미해진다. 한번 통증이 밀려오면 10초 정도는 지옥 같은 통증이 지속되다 사라졌다 하는 것이 반복되는데, 그때는 차라리 죽는 게 나을 것 같다는 생각, 자살하고 싶다는 충동이 저절로 생겨날 정도로 고통스러웠다.

"심장박동이 불규칙해진 것은 통증에 대한 공포가 쌓이면서 심장이 놀랜 것입니다. 이것을 완화하려면 숨을 깊게 들이마시고 내쉬고 하는 호흡을 많이 해야 합니다. 그리고 통증에 대한 집착과 두려움도 내려놓아야 합니다. 어차피 통증은 또 올 것이고 또 사라질 것입니다. 그러므로 처음엔 어렵겠지만 가능한 편한 마음을 갖도록 노력하는 것이 좋습니다."

나는 가능한 그렇게 하려고 노력하였다. 음식 조절과 더불어 청주에서 세종까지 매일 요가원으로 출근하면서 치유요가를 계속하였고, 선생님은 계속 지도해 주셨다.

그러기를 얼마 후, 오! 이게 웬일인가!! 통증이 차츰 호전되기 시작했다. 나는 원래 맛있는 음식으로 스트레스를 해소하고, 가끔씩 시원한 맥주도 한 잔씩 마시는 것을 낙(樂)으로 삼았던 사람이다. 몸이 조금 좋아진 어느 날, 그동안 잘 지켜왔던 원칙을 어기고 시원한 맥주를 반잔 마셨는데, 바로 잠잠했던 통증이 다시 밀려왔다. 어쩔 수 없이 원장님께 그 사실을 고백했다.

"그동안 통증에 시달리느라 내부 장기가 무기력해진 상태입니다. 간도 많이 무기력해져 있어, 현재는 알코올 독을 밀어낼 수가 없기에 치명적일 수 있습니다."

이런 조언을 들은 이후로는 다시 술·커피·밀가루 음식을 완전히 끊고, 채소를 많이 섭취했으며, 치유요가를 꾸준히 했다. 다시 상태가 점점 좋아졌다. 지금 현재 상태는 이전에 비하면 엄청나게 좋아졌지만, 아직은 조금 무리하면, 면역력이 떨어지면서 다시 스멀스멀 통증이 나타나긴 한다. 환절기에 몸이 민감해지고 피로가 쌓이면 아픈 증상이 한 두 번씩 생기지만 예전처럼 정신이 혼미할 정도의 심각한 통증은 이제 없다. 또한, 이제는 통증이 올 것 같은 신호가 느껴지면 미리 목과 어깨를 풀고, 요가 운동을 더 열심히 한다. 그러면 통증이 오지 않거나, 아주 짧고 약하게 지나간다. 삼차신경통이 100% 완전히 없어지지는 않았지만 거의 다 사라진 셈이고, 적어도 내가 병을 컨트롤할 수 있게 된 것이다.

사실 나름대로 노력을 많이 했다고 생각한다. 아침에 일어나면 기본 요가로 스트레칭을 했고, 하복부 단련을 했고, 경락체조를 했다. 청주에서 세종시의 요가원 옆으로 이사를 왔고, 매일 퇴근 후에 요가원에 가서 운동을 한 것이다. 이렇게 생활하니 건강이 매우 좋아졌다. 전에는 등과 허리가 무척 뻣뻣해 허리를 숙이고는 머리를 못 감았는데 이제는 그 동작이 가능하다. 목도 건강을 되찾아 이제는 사람의 목이 되었다. 얼마 전 걷기 수련을 할 때 다른 사람들과 원장님이, 나의 걷기 동작이 제일 유연하고 편안하게 보인다고 말해줄 정도가 되었으니 내 몸이 정말 많이 발전한 것 같긴 하다.

처음 요가원에 왔을 때의 내 모습을 기억하는 분이 "처음엔 얼굴이 초록색이었어요."라고 말해서 다 함께 한참 웃은 적이 있다. 아마도 통증에 사로잡혀 사느라고 푹 처져서 얼굴이 푸르딩딩 했었기 때문일 것이라 생각한다. 지금은 체중이 5kg 정도 빠져 날씬해졌고, 얼굴이 편안하고 따뜻해 보인다는 소리를 들을 정도가 되었다. 피곤이 조금 누적되어도 운동을 하고 요가원을 나오면 쌩쌩하게 회복이 된다. 이제 나에게는 든든한 무기가 생긴 것이다.

마음에 관한 이야기도 하나 더 하려 한다. 삼차신경통을 오래 겪으면서 내 성격은 소극적으로 바뀌어 어떤 일을 벌이지도 못하고, 앞에 나서는 것도 두려워하게 되었다.

'난 못해, 또 아프면 어떻게 하라고!'

이런 생각이 든다고 원장님께 말씀드렸더니, 원장님이 이렇게 말씀해 주셨다.

"일을 완벽하게, 빨리 해내려고 하지 말고 농땡이를 피우세요. 건강이 최고다, 나만이 내 건강을 지킬 수 있다, 그렇게 말해주면서 마음만이라도 자기가 주인이 되게 하세요."

2년 가까이 꾸준히 〈아시오 치유요가〉를 계속하니까 몸도 좋아졌지만 자신감도 다시 생기기 시작했다. "집착도 말고, 바라지도 말아라."는 말씀이 귀에 들어오면서, 욕심과 집착이 줄어들고 안달하는 마음도 하나씩 없어졌으며, 다툼이나 원망하는 마음도 많이 줄었다. 원장님 말씀대로 마음을 바꾸니까 정말로 머리와 가슴이 많이 편안해진 것이다.

이제 바램이 있다면, 교육 현장에서 여러 가지 문제가 있는 아동들에게 내가 배운 요가와 건강 상식으로 도움을 주는 일을 하려 한다.

아이들이 지루함을 느낄 때는 간단한 스트레칭과 요가 동작을 가르쳐 몸을 움직이게 하면 좋을 것 같다. 분노조절장애가 있는 아동에게는 단 음식이나 고열량의 인스턴트식품을 줄여가도록 지도하면 분노가 머리로 치솟는 증상이 줄어들 것이다. 체벌이 필요할 때는 손바닥·발바닥이 아프도록 자기 스스로 지압을 하게 하면 어떨까? 흥분한 아이에게는 두 팔을 위로 들어 올린 자세에서 심호흡을 시키면 흥분이 가라앉지 않을까? 현재 조금씩 시도하고 있는데, 나에게 자신감이 더 생기면 아이들에게 더 많은 도움을 줄 수 있을 것 같다.

요가를 배우면서 내가 원장님께 감동하는 부분은 사람을 대하는 태도다. 원장님은 사람이나 감정에 집착하지 말라고 하신다. 회원이든 제자든, 꾸준하든 쉬었다 가든, 열정적이든 투정을 부리든, 일희일비(一喜一悲)하지 않고 늘 한결같고 편안히 품어 주신다. 그런 모습을 보면 그 깨달음의 깊이가 깊고 남다르다는 것이 저절로 느껴진다. 나도 그런 모습을 닮고 싶다. 그래서 나도 어린 제자들을 늘 한결같이 받아주고 따뜻하게 품어주는 선생님이 되려 한다. 이제는 정말 내가 하고 싶은 것을 많이 하면서 살아야겠다.

제자가 쓴 사제(師弟) 이야기 3

내 인생의 터닝 포인트

(30대, 여자, 영양사, 고혈압 및 비만 및 우울증)[1]

나의 삶은 원장님을 만나기 전과 후로 나뉜다고 해도 과언이 아니다. 왜냐하면 내가 삶을 바라보고 대하는 태도가 원장님을 만난 후로 완전히 달라졌기 때문이다.

과거의 나는 단순히 살을 빼고 싶은 마음에 단기간에 효과를 보려고 무리한 다이어트를 많이 했다. 한의원에 가서 약도 먹어보고, 헬스장에서 PT(Personal Training, 개인지도)도 받아보고, 여러 가지 유행하는 다이어트를 많이 시도했었다. 그런데 그 결과는 참담했다. 잠시 살이 빠지기는 했지만 금방 요요 현상이 와서 오히려 시작할 때 보다 체중이 더 증가해 버리는 경우가 다반사였다.

또한, 나는 운동을 과하게 지칠 정도로 하면 살이 금방 빠지고 운동한 만큼은 건강해 지는 줄 알았다. 그런데 이렇게 하니까 몸이 힘드는 것에

1 가장 최근에 수련을 시작하고 많은 변화를 체험한 회원이다.

더해 정신적인 스트레스도 더 증가했다. 이렇게 실패하고 좌절하는 생활이 반복되면서 나는 아직 젊은 나이인데도 고혈압 진단을 받고, 발목 인대가 파열되는 등 자꾸만 병이 늘어났으며 허리둘레와 체중은 점점 불어났다. 내 인생에서 '다이어트 = 실패·포기·아픔'으로 각인되려 하던 그때, 직장의 한 교수님이 여기저기 아픈 내가 안타까워 보였는지 요가를 한 번 해보면 어떻겠냐고 하면서 원장님을 소개해 주셨다.

사실, 나는 과거에 다른 곳에서 이미 요가를 해 본 경험이 있었다. 그래서 '요가가 운동이 되겠나? 요가 한다고 내 몸이 변할 수 있을까?' 하는 생각으로 반신반의했지만 일단 상담을 받기로 하고 며칠 뒤 요가원을 찾았다. 그런데, 첫 날 상담하면서 이 양반이 지금까지 만났던 운동 지도자들과는 차원이 다른 분이라는 느낌이 딱 오는 게 아닌가! 그리고는, 몸에 대해서 상담해야 되는데 나도 모르게 정신적으로 힘들었던 부분들까지 다 말하면서 눈물을 한바가지나 흘린 것이다. 나는 살면서 지금까지 누구에게도 정신적으로 아픈 부분까지 이야기하면서 상담을 받아본 적이 없었다. 그런데 원장님은 단순히 나의 몸만 봐주는 것이 아니라, 멘탈, 그리고 나의 성향까지 한 번에 다 스캔하셔서 내 몸이 나빠진 원인을 정확하게 파악해 말씀해 주셨다. 한마디로 나를 꿰뚫어 본 것이다.

나는 그 자리에서 원장님께 특별수련을 받기로 마음먹었다. 그런데 급한 내 마음과는 달리 바로 수련 지도를 해주시는 것이 아니었다. 원장님은 본격적으로 수련을 시작하기 전 일주일 동안 나에게 2가지의 미션을 주셨다.

첫째, 단 것 먹지 않기.

둘째, 저녁 소식(小食)하기.

이 두 가지를 일주일 동안 어떻게 지키는지를 보고, 수련을 시작할 마음의 준비가 되었는지 여부를 테스트하시겠다고 하셨다. 그리고 원장님은 싱긋 웃으시면서 한 마디를 보탰다.

“아무나 특별수련을 받아주지는 않아요.”

정말 마음을 굳게 먹고, 일주일 동안 잘 실천해보기로 결심했다. 그런데, 갑자기 단 것을 먹지 않고 저녁까지 소식(小食)하기란 정말 정말 어려웠다. 3일 정도는 죽을힘을 다해 잘 지켰지만 결국 4일째에는 무너져 버렸다. 사실을 말씀드리면서 기가 죽은 나에게 원장님은 이런 말씀을 해주셨다.

“살다 보면 넘어질 수는 있어요. 그래도 또 다시 일어나려고 하는 의지가 중요합니다!!”

나는 지금까지 항상 안 된다 싶으면 재빨리 포기하는 사람이었고, 그러다보니 ‘내가 할 수 있을까? 나는 할 수 없어…’ 하는 생각이 머릿속을 지배하여 많은 일들이 실패로 끝나곤 했다. 그런데 이번에는 원장님의 말씀이 나를 일으켜 세웠고, 그 말씀대로 다시 도전을 해서 나머지 3일을 성공하게 되었다. 겨우 일주일 간 그렇게 했는데, 내 몸은 벌써 반응이 오기 시작했다. 아침에 일어날 때 기분이 너무나 상쾌한 것이었다. 그리고 단

것을 절제해서 그런지 짜증내는 감정도 좀 줄어든 것 같고, 음식을 바라보는 태도도 조금은 유연해졌다.

그렇게 워밍업이 끝나고, 나는 드디어 본(本) 수련을 시작했다. 수련 첫째 날. 원장님은 내 몸의 안 좋은 부분들을 점검해주셨고, 알려주시는 대로 치유요가 수련을 하고 나니, 시작하기 전 보다 몸이 너무나 가벼워진 것이 아닌가?

'아! 내가 왜 여태까지 내 몸을 이렇게 무겁게 하고 살았을까?'

나는 한편 깜짝 놀라면서도, 이렇게 몸과 마음이 가벼워진 내 자신을 보면서 너무 행복해졌다. 그 후로 요가원에 올 때마다 항상 마음이 설레고, 수련이 끝나고 집으로 돌아 갈 때의 발걸음은 너무나 가볍다. 지금까지 운동하러 가면서 설레었던 적이 단 한 번도 없었는데, 이렇게 달라진 생활이 그저 신기하기만 하다.

그리고, 예전에 헬스장에서 운동을 하고 오면, 그날은 너무 힘들어서 잠을 자도 편하지 않고 숙면을 취하지 못했는데, 특별수련을 받고 온 날은 몸과 마음이 편안히 잠들 수 있는 것도 좋은 점이었다. 확실히 다른 운동과는 차원이 다르다는 것을 체험하고 있다. 원장님은 요가를 하는 것이 하루하루 우리 몸을 '잘 사르는 것'이라고 가르쳐 주셨는데, 정말 요가원에 간 날과 가지 않은 날의 컨디션 차이는 확실히 다르게 느껴진다.

변화된 것이 또 있다. 제일 크게 변화된 점은 몸에 대한 마음가짐이다. 예전에는 다이어트, 즉 살을 빼기 위한 것만이 최대 목적이었지만, 이제는 내 몸에 집중하는 법을 배우게 되었다. 내가 하루를 어떻게 보냈느냐에 따라 내 몸이 어떻게 변화하는지, 나는 어떻게 하루하루 살아가야 하는지에 대하여 생각하고 실천하게 된 것이다. 내가 이렇게 바뀌게 되다니… 정말이지 놀라운 변화다.

원장님께 수련지도를 받으면 항상 정신까지 케어받는 느낌이 든다. 단순히 체중 감량에만 신경을 써주시는 것이 아니라 나의 성향·잠재력·가능성을 봐주시고 항상 바른 생각과 습관을 가질 수 있도록 지도해 주신다. 그러다 보니 인생길이 점점 지혜로운 쪽으로 바뀌어 가고 있는 것이다. 이 수련은 완전한 private class 인 것 같다. 나는 이 점이 〈아시오 요가〉가 다른 곳과 비교하여 가장 큰 차별점이라고 생각한다. 이렇게 지도해 줄 수 있는 선생님이 또 어디에 계실까? 이 분은 정말 나도 몰랐던 나를 발견하게 해주셨고, 잘못된 방향으로 가고 있는 것을 정확하게 캐치하여 원래의 좋은 몸으로 되돌릴 수 있는 방향으로 이끌어주시니 요가원에 가는 마음이 설레지 않을 수가 없다.

나는 지금 동굴 속에 있다. 아주 깜깜한 동굴 속이라, 현재 나의 위치가 어디인지, 어느 방향, 어느 길로 가야 할지를 잘 모르는 상황이다. 여기서 원장님은 나에게 등불 같은 존재이다. 그래서 그 등불에 의지하여 나아가면 이 어두운 동굴을 빠져나올 수 있을 것 같다는 확신이 든다. 물론, 등불이 있다 해도 휘청거릴 수 있고 넘어질 수도 있을 것이다. 하지만 이전에 가르쳐주신 것처럼 넘어져도 다시 일어나는 힘! 그 힘으로 계속 가다 보면 어느 순간 동굴을 빠져나와 환한 세상을 맞이할 수 있을 거라는 생각을 하면 앞으로 변화될 나의 삶이 너무나 기대되어 가슴이 벅차오른다.

지금은 수련 지도를 받은 지 2달 정도가 지나고 있는 시점이다. 그동안 변한 것을 한마디로 말한다면 '내 삶에 활력이 생겼다'이다. 오랜 기간 먹어왔던 피임약도 끊었고, 높았던 혈압 수치는 148/90에서 정상수치인 122/68로 내려갔다. 다이어트는 어떨까? 살은 언제 빠졌는지도 모르게 벌써 11kg의 감량이 이루어졌다. 그런데 지금까지 행했던 여러 다이어트와는 다르게 전혀 힘이 들지 않았다. 너무나 놀라울 일이 벌어진 것이다. 그뿐만이 아니다. 세상을 바라보는 나의 눈까지도 달라졌다. 아는 만큼 보인다는 말, 그 말이 무슨 뜻인지를 나는 정말 알게 된 것이다.

얼마 전에는 "자연에 귀를 기울여야 한다"는 원장님의 말씀을 듣고 자연을 바라보게 되었는데, 정말 세상 돌아가는 이치가 자연에서 통용되는 이치와 소름 돋게 일치하는 것들이 너무나 많은 것을 발견하게 된 경험이 있다. 자연을 편안하게 바라보고 관찰하게 되면 얻을 수 있는 깨달음이 한두 가지가 아닌데 지금껏 이런 것을 하나도 모르고 무지하게 살아왔던 것 같아 부끄럽기도 하다. 하지만 한편으로는 아직 깨달을 것들이 너무나도 많아서 자꾸자꾸 배울 수 있으므로 너무 즐거울 것 같다.

나는 이제 변했다. 과거의 내가 좌절만 반복하면서 속으로는 적당히 포기하며 살아왔던 사람이라면, 현재의 나는 노력하여 변하고, 무엇이든 원하는 것을 실현할 수 있는 사람이다. 얼마 되지는 않았지만, 내 인생 터닝 포인트의 열쇠를 쥐여 주신 원장님, 이분을 만나게 된 건 정말 내 인생에서 가장 큰 축복이라고 나는 생각한다. 이 분은 단순히 나의 몸의 변화가 아닌 삶 전체를 변화시켜 주셨다. 나는 오늘도 "내게 주어진 하루는 어제와 같지 않은 새로운 하루"라고 말씀해 주시는 원장님의 말씀에 따라 오늘도 새롭게, 후회 없이, 자연과 소통하며, 행복하게, 열심히 하루를 보내려 한다. 항상 감사합니다. 원장님!

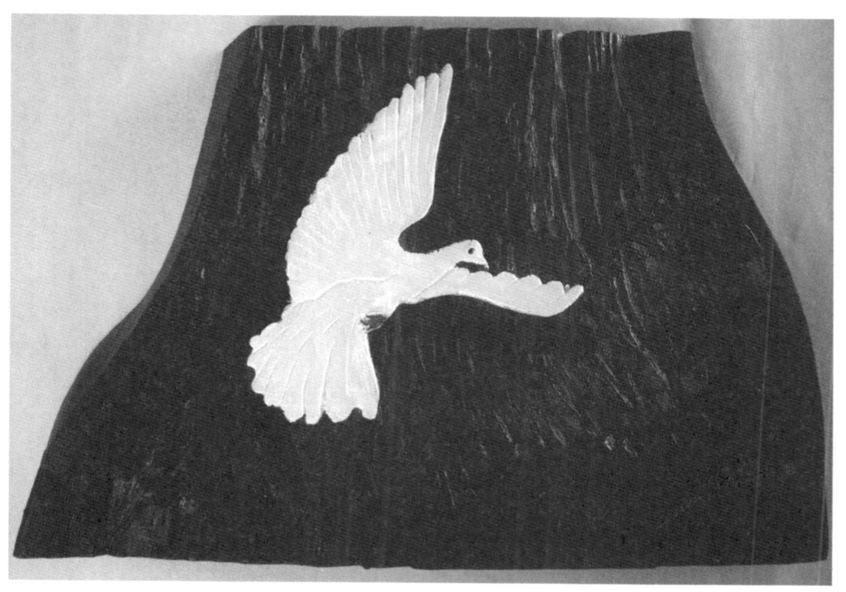

「보이는 것은 축복」 - 전각아트 / 나무, 아크릴물감

· 하얀 새는 길조를 나타낸다. 희망의 올리브 가지를 물고 날아왔다.
· 보이는 것은 축복, 보이지 않는 것은 기쁨

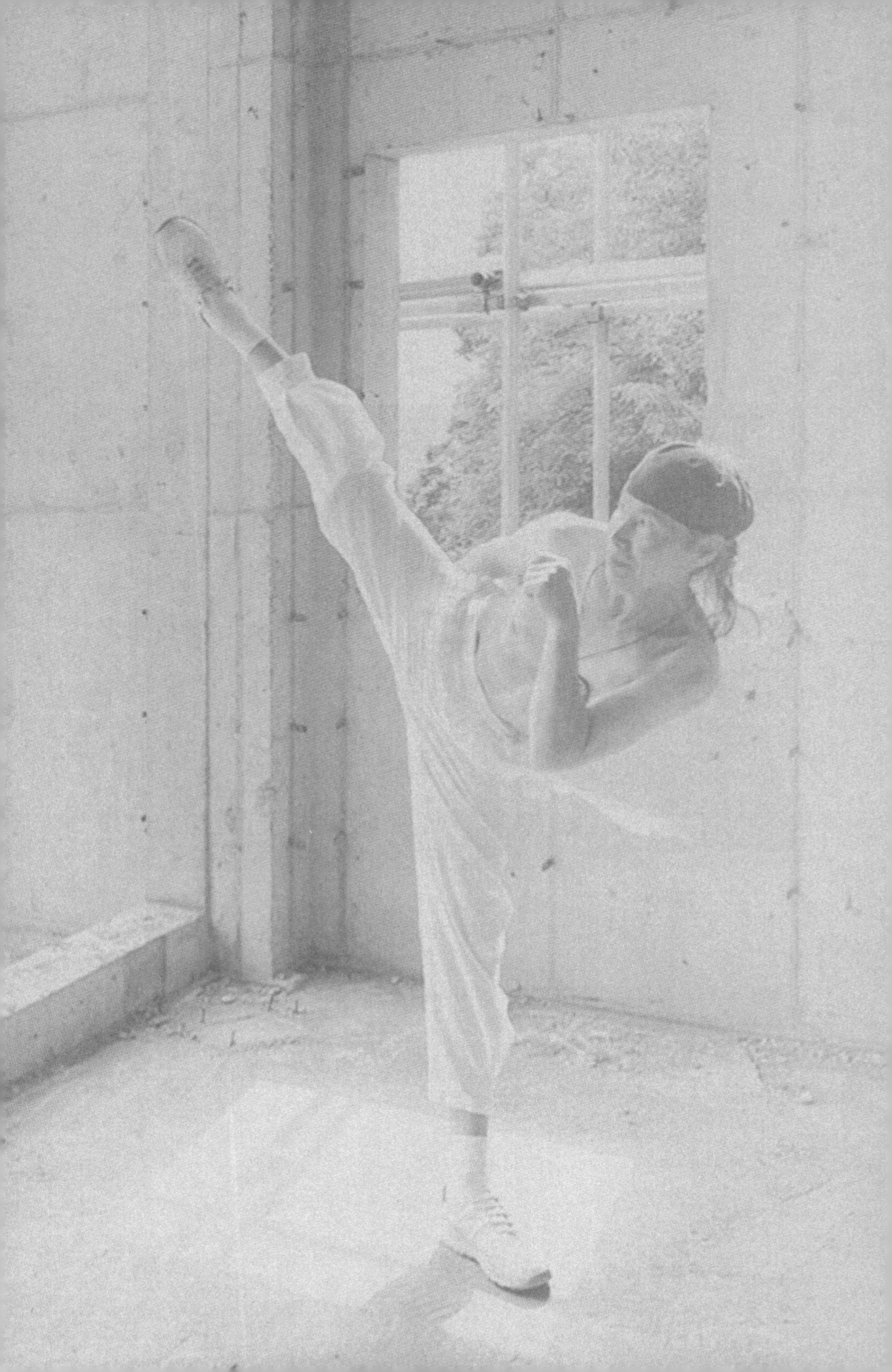

Part 3.

건강의 흐름 타기

〈아시오 건강법〉 4대 원리

열·음식·운동·자연

첫째 원리 : 열, 열을 온화하게 관리하라

둘째 원리 : 음식, 속 편한 음식으로 소식 (小食)하라

셋째 원리 : 운동, 설렁설렁 제대로 운동하라

넷째 원리 : 자연, 자연과 교감하고, 자연과 하나가 돼라

열·음식·운동·자연

내가 평생 배우고 경험하고 깨우친 건강 비법을 요약해서 말한다면 열·음식·운동·자연이라는 7글자 4대 원리다. 간단히 말해서 열 관리를 제대로 하고, 먹는 것을 제대로 먹고, 운동을 제대로 하고, 쉬는 것을 제대로 하라는 것이다.

'열'은 몸의 열을 의미하는 것으로 사람의 생명력이나 에너지라고도 말할 수 있는데, '열을 온화하게 관리하라'가 건강을 지키는 첫째 원리다.

다음은 음식에 관한 것으로, '속 편한 음식으로 소식(小食)하라'가 건강을 유지하는 둘째 원리다.

그 다음은 운동에 관한 것으로 '설렁설렁 제대로 운동하라'가 건강을 증진하는 셋째 원리다.

마지막으로, '자연과 교감하고, 자연과 하나가 되라'가 참다운 건강체가 되는 넷째 원리다.

열이 가장 중심이 되는 원리라면, 음식은 열을 잘 생성할 수 있게 하는 선행적인 원리이고, 운동은 열을 잘 소모할 수 있게 하는 후행적인 원리이며, 자연은 이 모든 과정을 조화롭게 하는 통합적인 원리라 말할 수 있다.

보통 사람은 열·음식·운동의 3가지 원리만 잘 체득해도 평생 병이나 약 없이 살 수 있으며, 여기에 자연의 원리까지 터득한다면 가히 도인(道人)의 경지까지 이를 수 있다.

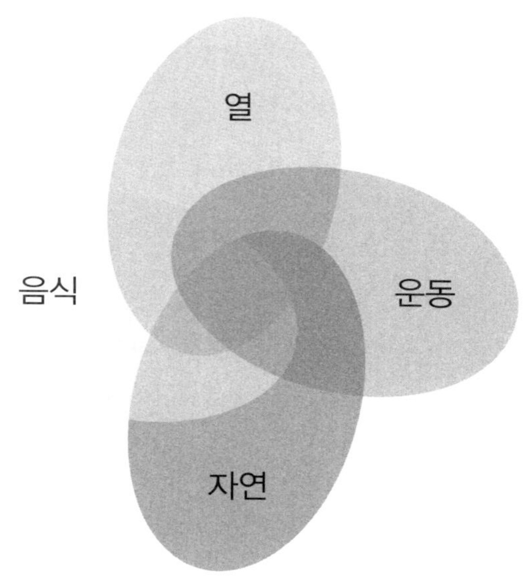

음식은 에너지의 공급원이다. 입을 통해 위로 들어간 음식은 위에서 소화되고 간에서 해독된다. 소장과 대장을 지나면서 영양소로 흡수된 후에는 방광과 신장을 거쳐 정화된 후, 에너지로 전환되어 몸 전체로 퍼져 나간다. 이 에너지는 몸이 필요로 하는 부분에서 필요한 만큼의 열을 만들어 신체 시스템을 균형적으로 유지하며, 남는 열은 근육이나 뼈에 축적된다. 이때, 과잉 섭취로 인한 열이 계속 증가하면 상체나 약한 부분에 쌓인

다. 그리고 나머지 찌꺼기들은 항문을 통하여 다시 자연으로 돌아간다. 이러한 과정을 편안하게 진행하려면 배가 고플 때, 속이 편한 음식으로 조금 부족한 듯이 소식하는 것이 좋다.

에너지를 소모하는 것, 축적하는 것, 단련하는 것이 운동이다. 운동은 신체 조건에 맞게 동작과 동작을 연결하면서 조화롭게 구성해야 효율적이다. 왜냐하면 신체는 근육의 균형 상태, 정신 상태, 외부 환경에 따라, 또 사람마다 개별적으로 발달하는 양상이 다르기 때문이다. 음식을 소화하느라 바쁘지 않을 때, 무리하지 않고 내 몸에 맞게 설렁설렁 제대로 된 운동을 하여, 참 근육을 조금씩 키우면서 온화하게 열을 발생시키는 것이 요령이다.

음식과 운동은 열을 매개체로 공급과 소비의 역할을 각각 담당한다고 말할 수 있으며, 열을 온화하게 유지하기 위해서는 서로 균형을 맞추어 적절하고 질서 있게 실행하는 것이 바람직하다. 현대인에게 있어 음식은 대부분 과잉 공급되고 있으므로 기본적으로 소식(小食)이 필요하다. 운동은 대부분 부족하므로 적극적으로 운동할 필요가 있지만, 무리하여 생땀이 흐르도록 무식하게 하면 안 된다. 촉촉한 땀이 날 정도로만 설렁설렁하는 것이 바람직하며, 미는 운동과 당기는 운동을 골고루 조합하여 균형 있게 하는 것이 좋다.

자연은 그 자체로 스스로 돌아가는 원리가 있다. 광대한 우주도 먼지 같은 티끌도 모두 자연의 법칙을 거스르지 않는다. 인간도 자연의 일부이므로 이러한 자연 원리에 순응하고 자연과 하나가 되도록 노력하는 것이 이롭다. 음식의 섭취도 자연에 가까울수록 좋으며, 운동도 무리하지 않고 자연스럽게 행하는 것이 좋은 것이다.

자연은 우리에게 햇빛·바람·나무·물·흙과 자원 등 목화토금수(木火土金水)의 중요한 원소들을 제공해 주며, 이를 통하여 원초적이면서도 가장 편안한 휴식을 준다. 휴식은 굉장히 중요한 요소이며, 반드시 필요한 완성의 과정이다. 자연 속에서 자연과 교감하며, 음식을 섭취하고 휴식하며 운동한다면 몸과 마음이 점점 우아하게 변해 예술적 경지, 나아가 자연과 하나가 되는 경지에까지 이를 수 있을 것이다.

'열·음식·운동·자연'의 7글자 4대 원리는 각각 독립적으로 작용하기도 하고, 상호 보완적으로도 작용하며, 전체가 통합적으로 작용하기도 한다. 음식은 열을 만들고, 운동은 열을 소모한다. 음식을 먹은 후 바로 무리한 운동을 하는 것은 좋지 않으며, 열이 나는 상황에서는 음식을 굶는 것이 더 좋을 때도 있다. 자연 속에서의 식사나 가벼운 운동은 신체의 열 순환을 자연스럽게 촉진하는 역할을 하기도 한다.

자연 속에서, 음식과 운동과 열이 조화와 균형을 이루면, 몸과 정신의 완전한 건강을 얻을 수 있다.

첫째 원리 : 열

열을 온화하게 관리하라

생명은 열이다. 우리 몸에서 열이 다 빠져나가 버리면 인생은 끝난다. 죽음을 맞는 것이다.

태어날 때 부모로부터 물려받은 기본 몸으로부터 성장해 가는 과정 모두가 열이 주입되는 과정이다. 뼛속의 열, 근육 속의 열, 오장육부의 열 등, 몸속의 에너지 자체는 부모로부터 받은 기본적인 열(원기: 元氣)로부터 생성된 것이다. 여기에, 자라면서 음식으로부터 생성되는 열(생기: 生氣)을 더하면서, 몸속의 열은 점점 커지고 균형을 잡게 된다.

열정을 가지고 인생을 살다가, 병이 들거나 나이가 들어 어느 시기가 되면 서서히 그 열이 식어 간다. 근육에 있는 에너지를 다 퍼다 써서 더 이상 퍼다 쓸 에너지가 없게 되면 근육이 쪼그라든다. 마지막으로, 뼛속의 에너지까지 다 퍼다 쓰고 나면 세상을 떠나게 된다. 결국은 모두 열의 작용이므로 그래서 가장 중요한 것이 열 관리라고 보면 된다.

그렇다면, 어떻게 열을 관리할 것인가?

이것은 "열을 어떻게 생성할 것인가?" 또는 "열이 너무 많거나 적어서 내 몸에 이상이 생기는 경우에는 어떻게 할 것인가?", "열을 내기 위해서 운동을 어떻게 할 것인가?", "몸과 정신 사이의 열 균형이 깨지는 것을 어떻게 막을 것인가?" 하는 질문 등으로부터 구체화할 수 있다.

일반적으로 사람들은 사업하느라, 공부하느라, 또는 여러 가지 자기 열정에 의해서, 열을 너무 한쪽으로 치우쳐서 쓰게 되는 경우가 많다. 이런 경우, 열의 균형이 깨지면서 몸에 문제가 생긴다. 노동하는 사람은 육체적으로만 너무 에너지를 써서 문제가 생기고, 공부하는 사람이나 사업하는 사람은 정신적으로만 너무 에너지를 써서 문제가 생긴다. 그런데 이런 단순한 현상을 대부분의 사람들은 잘 이해하지 못한다. 그래서 스스로 이 문제를 해결하지 못한다. 결국, 병원을 찾거나 다른 방법에 의지하게 되는데, 근본적인 문제의 원인을 제대로 파악하지 못하는 경우, 잘 되는 경우가 드물다.

나로 인하여 생긴 내 몸의 문제는 내가 스스로 해결하는 것이 가장 빠르고 효과적이고 오래 유지할 수 있는 방법이다. 이것을 해결하려면, 정확하게 음식으로 그 열을 잘 주입시켜야 한다. 우리 몸의 균형이 너무 깨졌을 때는 음식도 잘 받아들여지지 않는다. 사람이 건강했을 때는 흡수하고 제대로 발산할 수 있는 능력이 있어서 어떤 음식이 들어와도 그것을 적절하게 소비시킬 수가 있지만, 몸이 약해졌을 때는 열을 소비할 수 있는 능력이 모자라서 음식 소비가 제대로 되지 않는다. 이런 경우, 소화가 안 되고 대장 속에 남은 음식은 독이 되고 쓰레기가 되어서 또 다른 열이 나를 공격하는 꼴이 된다. 그러므로 이럴 때는 식사의 양을 줄이거나 한 끼 정도 굶는 것도 대안이 될 수 있다.

자연 에너지도 열이고 우리 몸속에 있는 에너지도 열이다. 그런데 열이 과하게 소비가 되었을 때는 저절로 그것을 식히려고 우리 몸에서 바람이 불기도 하고 냉한 기운이 머물기도 한다. 즉, 열을 순환시키려고 때로는 건조한 바람이 불기도 하고, 때로는 습한 바람이 불기도 하는 것이다. 이런 과정은 몸속에서 저절로, 미세하지만 분명하게, 지속적으로 진행된다. 그러나 사람들이 욕심을 내어 급하게 약물을 투여하거나 무리하게 운동을 하면 몸에 불균형이 생겨 건강이 더 나빠질 수 있다. 과잉의 열이 해소되는 게 아니라 어떤 곳은 더 쌓이고, 어떤 곳은 더 모자라게 되어 문제가 더욱 심각해지는 것이다.

열에 대하여 조금 더 자세하게 살펴보자.

열냉건습(熱冷乾習)이라는 말이 있다. 글자대로 풀이하면 열기·냉기·건조함·습기를 말한다. 예로부터 건강하려면 두한족열(頭寒足熱), 즉 머리는 시원하게, 발은 따뜻하게 유지해야 한다고 했다.

원래 수(水) 기운은 차가워서 위에서 아래로 내려오는 성질을 가지고, 화(火) 기운은 뜨거워서 아래에서 위로 올라가는 성질을 가진다. 인체의 건강 면에서 볼 때 신장(콩팥)의 찬 기운(腎水)은 위로 올라가고, 머리와 심장의 뜨거운 기운(心火)은 내려가야 건강한 상태가 된다. 즉, 수승화강(水昇火降, 물 기운은 올라가고 불 기운은 내려감) 상태가 잘 유지되어야 체내 순환이 정상적으로 이루어지는 것이다. 그러므로 아랫배와 손발은 따뜻하게 하고, 머리는 시원하게 유지하는 것이 좋은 방법이다. 그래야 순환이 잘 되어 건강해진다.

그런데, 현대인들은 이러한 두한족열 상태를 유지하기가 쉽지 않다. 오히려 정반대로 되는 경우가 더 많이 생긴다. 컴퓨터와 스마트폰을 접하는 시간이 늘어나고, 앉아서 지내는 시간이 많다 보니, 몸을 움직이기보다는 머리를 쓰는 일이 많기 때문이다. 주변으로부터의 다양한 스트레스도 자주 생긴다. 이러면, 평소에 많이 쓰던 머리 쪽으로 열이 많이 몰리면서 고혈압이나 두통이 발생하고, 심해지면 얼굴이 벌겋게 상기된다. 상체에 화(火) 기운이 올라와 차곡차곡 쌓이는 것이다.

이런 경우에는 물을 마시는 것이 도움이 된다. 하지만, 이때도 조심해야 한다. 물은 기본적으로 찬 성분이다. 몸에서 열이 나고 갈증이 일어나면 물을 적당히 마셔 열을 내려야 한다. 그러나 물을 너무 많이 마셔 몸이 차가워질 때까지 가는 것은 조심해야 한다. 건강에 좋다며 하루에 1~2리터씩 벌컥벌컥 물이나 찬 음료수를 마셨는데 순환이 안 되면 이로 인하여 수(水) 기운은 아래로 내려가 하체에 차곡차곡 쌓인다. 갈 곳 없는 습기가 쌓여서 저녁이면 다리가 붓고, 아침이면 얼굴이 붓고, 부은 것은 점점 살로 변한다. 여성들의 경우는 특히 종아리가 점점 굵어지고 얼굴도 점점 커진다. 아랫배는 차가워지면서 월경통이 심해지고, 손발이 차가워지는 수족냉증으로까지 발전한다. 문제가 아닐 수 없다.

건조하고 습한 문제는 어떨까?

비가 너무 많이 오면 농작물에 병충해가 생기고 과일이 썩는다. 하지만, 비가 오지 않으면 모든 동식물이 건조해지면서 말라간다. 자연에서는 적당한 시기에 비가 내려야 식물이 잘 자라고, 햇볕도 적절하게 쬐어야 튼튼해진다. 때로는 습할 때도 있어야 하고, 가끔씩은 바람이 불어 습기를 날려주고 통풍을 시키며 건조한 상태를 유지해야 할 때도 있어야 한다. 이렇게 조화로워야 꽃이 잘 피고 열매가 잘 맺힌다.

사람도 너무 습한 곳에서 오래 살면 폐가 나빠지고, 피부가 습해진다. 그러면, 균이 번식하면서 혈액·근육·뼈·몸 전체에, 유해균이 많아지게 되고 점차 균에 의해서 몸이 상하고 죽어간다. 추운 곳에서는 순환이 잘되지 않는다. 건조한 곳에서는 수분이 빠져나가 피부가 거칠어진다. 뜨거운 환경에서 오래 살면 세포들이 파괴되어 노화가 빨리 온다.

그러면, 이러한 것을 해결하는 구체적인 방법은 무엇인가?

몸에 열이 나는지 추운지, 건조한지 습한지를 정확히 제대로 진단하는 것이 우선이다. 그런 후에 열냉건습의 상태에 따라 알맞은 처방(음식·운동·휴식)을 실시하는 것이 두 번째다.

예컨대, 열이 한쪽에 몰려 있으면(염증으로 열이 나는 경우는 제외), 이럴 때는 열이 정체된 곳을 털어주고, 뽑아준다. 열을 식히기 위함이다. 냉한 곳은 쓸어주고, 두드리고, 비벼주고, 주물러준다. 열을 만들어 순환을 돕기 위함이다. 또한, 건조한 곳은 수분을 보충해주는 것이 필요한데, 물만 많이 마신다고 될 일이 아니다. 장에서 수분 흡수가 잘되도록 장 기능을 먼저 살려주는 것이 필요하며, 장 속에 좋은 미생물이 많이 살 수 있도록 장 환경을 개선해 주는 것이 필수적이다. 습한 곳은 열을 만들어, 즉 열이 나게 해서 과잉의 습한 것을 땀이나 소변으로 빠져나가게 해야 한다.

햇볕을 쬐어주고 바람이 통하게 해주는 것도 좋은 방법이다.

다시 전체적으로 정리해 보자.

과잉으로 습한 부분은 습기를 빼주고, 찬 곳은 운동을 통하여 열을 주입하고 순환이 되게 하여 냉기를 빼주고 따뜻하게 만든다. 건조한 부분은 적절한 습기와 수분이 생기도록 돕고, 상체에 쏠린 열기는 하체, 특히 하복부로 내려가게 하는 것이 열 관리의 비결이다. 몸에 열냉건습의 균형이 적절하게 유지되도록 하는 것, 이것이 '온화하게'의 의미이다.

아무리 강조해도 지나치지 않은 핵심을 현대인들은 잊고 살고 있다. 기본부터 찬찬히, 다시 잘 살펴보는 마음이 필요하다.

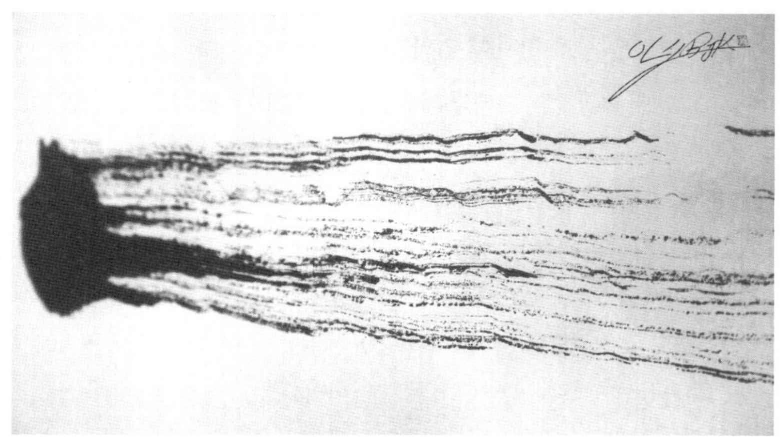

『열은 생명이다』 – 수묵화 / 종이, 먹

· 생명의 근원인 열이 잘 발산되는 과정을 나타내고 있다.
· 열이 치우치지 않고 균형을 이룰 때, 부드럽게 발산되고 순환이 잘 될 때 건강하다.

'열'과 관련한 Q&A

Q 자기의 열냉건습 상태를 어떻게 알 수 있나요?

A: 피부만 보아도 우리는 자기 몸의 열냉건습의 상태를 알 수 있다. 팔의 안쪽 오목한 곳(팔오금)에 자꾸 습진이 생기는 사람은 몸이 습하다는 신호다. 뱃속이 차가운 사람은 장에 차가운 곳이 많다는 것인데, 상태가 더 심해지거나 선천적으로 장이 약한 사람은 그 냉기를 설사로 내보내게 된다. 피부가 거칠거칠하고 각질이나 건성 비듬이 많이 일어나는 사람은 몸에 수분이 부족하다는 신호다. 얼굴이 붉고 열이 많은 사람은 몸에 과부하가 걸려서 열이 자꾸 위로 올라가기 때문이다.

Q 열과 열정은 서로 연관이 있나요?

A: 연관이 있다. 열이 없는 사람은 대체로 열정이 없다고 볼 수 있다. 열이 있다는 것은 그만큼 활동량이 많다는 뜻인데, 이것은 일반적으로 타고난 열정이 많다고 말할 수 있는 것이다. 열정이 많은 사람들이 소모되는 에너지를 보충하기 위하여 보통 열량이 높은 삼겹살·장어·닭고기 등의 음식을 찾는 이유가 그것이다. 그런데, 내 몸이 그것을 감당할 수 있는 에너지가 있으면 열정이 생기지만, 그렇지 않은 경우는 오히려 부작용이 생길 수 있다. 움직일 때 몸속에 있는 에너지가 타면서 열정이 생긴다. 몸은 움직이지 않고 생각만으로 열정을 끄집어내려는 사람은 열정이 생길 수가 없고 오히려 머리로 열이 몰린다. 열 관리를 잘못하는 경우다.

Q 그럼 헬스장 같은 곳에서 운동기구를 이용하여 운동하는 것은 열 관리 면에서 괜찮은 방법인가요?

A: 열 관리 면에서 괜찮을 수 있다. 단, 천천히, 무리하지 않고, 온화하게 하는 것이 좋다. 그런데, 헬스장에 가는 사람들 중 상당수는 운동을 해서 남에게 보여주기 위한 근육을 만들거나, 다이어트에 많이 집중한다. 근육을 무리하게 만들려고 하면 근육에만 열이 가서 뇌가 둔해진다. 근육을 많이 키우는 사람들이 머리 쓰는 일을 별로 좋아하지 않는 것은 이런 이유 때문이다. 이런 경우, 몸의 균형이 깨져서 좋은 건강체가 되지 못한다. 머리도 쓰고, 몸도 써야만 균형이 잡혀서 건강하게 되는 것이다.

반대로, 머리만 써서 공부하는 데 익숙한 사람들은 몸을 움직이고 열이 발산되면서 느끼는 행복을 느껴본 경험이 별로 없기에 운동이 즐겁다는 것을 잘 모른다. 그래서 운동을 잘 하지 않는다. 이 경우도 앞의 예와 마찬가지로 건강체가 되지 못한다. 이런 사람은 일부러라도 틈틈이, 조금씩이라도 몸을 움직이는 시간을 가지는 것이 좋다. 헬스장에서라도 무리하지 말고 다양한 운동을 하면서 열이 발산되는 행복감을 느껴보기 바란다.

Q 일상생활을 하면서 할 수 있는 열 관리법에 대하여 알려주세요.

A: 보통 8시간 일하는 동안, 조금씩 움직여 열을 발산하면서도 온화하게 유지하는 것이 좋은 열 관리법이다. 현대인들은 이 시간 동안 에너지를 충분히 쓰고, 이후에는 자신에게 알맞게 휴식을 잘 취하는 것이 좋다. 가장 좋은 컨디션으로 하루를 보내고, 다음 날도 또 그렇게 보내고, 이렇게 계속 지속적으로 하다 보면, 그것이 쌓여서 좋은 결과를 만든다. 피곤하지 않은 사람이 결국은 건강해지고 사회적으로도 성공한다.

Q 열이 적은 사람은 어떤 문제가 있으며 그 처방은 무엇인가요?

A: 열이 모자라는 사람들은 타고난 체질도 있지만 근육이 약하거나, 음식을 잘못 먹고 있거나, 섭생을 잘못하고 있는 것이다. 예를 들어, 약을 많이 먹거나, 지병에 많이 집착하거나 하면 필요한 만큼의 열을 만들기가 어려워진다. 왜냐하면 그런 것에 열을 뺏겨 몸의 균형이 깨지기 때문이다. 그러므로 열을 잘 만들려면, 근육계에 문제가 있는지, 뼈에 문제가 있는 것인지, 아니면 신경계·림프계·혈관계에 문제가 있는 것인지 등을 정확하게 파악해서, 원인이 되는 곳을 지속적으로 단련해야 한다. 신경이 약하면 신경을 덜 쓰고, 근육이 약하면 근육을 단련시키고, 정신의 문제이면 정신을 강화시켜야 하는 것이다.

Q 반대로, 열이 너무 많은 사람들은 어떤가요?

A: 열이 많은 사람들은 음식의 부작용으로 인한 경우, 몸속의 균 때문인 경우, 운동 부족으로 먹은 것이 소비가 되지 않는 경우, 스트레스로 인한 경우 등이 있을 수 있다. 유전적으로 타고난 열성 체질을 제외하면 스트레스로 인한 경우가 제일 많다. 스트레스는 모든 병의 근원이라고 보면 거의 맞다. 스트레스가 생기면 호흡이 제대로 이루어지지 않아 산소가 부족해지고, 긴장하기 때문에 근육이 움츠러들어 열이 발산되지 않는 것이다. 이러한 경우도 어떤 부위가 긴장된 부위인지를 찾는 것이 우선이다. 그리고 휴식을 통하여 신경과 근육을 안정시킨 후, 천천히 조금씩 운동을 시작하는 것이 방법이다. 몸속에 누적된 피로나 긴장된 상태가 해소되지 않은 상태에서, 마음만 앞서 자극을 강하게 주니까 과부하가 걸려 상태가 더욱 나빠지는 것이다. 이런 경우가 허다하다.

Q 지금 말씀하시는 것을 들어보면, 음식·병균·스트레스·운동 부족이 문제인 것 같네요. 그런데, 저의 경우, 아직도 몸에 열이 많습니다. 음식이나 병균도 아닌 것 같고, 스트레스도 별로 없다고 생각되고, 운동도 어느 정도 하는데, 제 경우는 왜 그런 것일까요?

A: 그것은 아직도 열성 음식이나 인스턴트 음식을 많이 섭취하거나, 그렇지 않으면 운동량 부족이 원인이다. 우리가 먹는 양은 생각보다 많은 양이다. 일반적으로 과잉 섭취다. 보통 사람들이 먹는 양과 비교하면 나는 훨씬 덜 먹고 운동은 더 많이 한다. 그러니까 우리가 보통 하루에 먹는 음식의 양은, 걸어서 한 30km 정도는 왔다 가야 해야 소모되는 양이다. 예를 들어, 내가 산을 가는데 완전히 탈진된 상태라면, 그때 토마토를 하나 먹으면 약 4km 정도를 더 간다. 이것은 내가 직접 실험해 본 결과로 말하는 것이다. 몸의 에너지가 완전 바닥인 상태에서도 토마토 하나로 그만큼 회복이 된다는 이야기다. 우리 몸은 의외로 효율성이 굉장히 좋은 시스템이다. 물론, 이것은 건강한 상태의 몸의 경우에만 해당된다. 그렇기 때문에 꾸준한 운동을 통하여 몸을 이러한 건강체로 만들어야 열 관리가 잘 되고 문제가 해결된다.

Q 요즘 건강식으로 녹즙이나 과일즙 같은 것을 많이 먹는데 이런 것은 건강에 도움이 될까요?

A: 일반적으로는 도움이 될 수 있다. 그런데, 몸 상태가 좋지 않은 사람은 이런 것을 먹는데 조심해야 한다. 영양소가 많이 들어 있는 것을 많이 먹으면 당연히, 무조건 좋지 않겠느냐 할지 모르지만 그렇지 않다. 녹즙 같은 것은 굉장히 강한 음식이어서 이것을 다 소화시키려면 간이 해독하는 데 매우 힘이 든다. 채소로 먹는 경우, 양으로 따지면 한참을 씹어 먹어야 할 양인데, 그것을 완전히 짜서 농축된 엑기스를 만들어 꿀꺽꿀꺽 삼키면, 이게 얼마나 강하겠는가? 몸이 이런 강한 에너지가 들어와도 이겨낼 수 있는 능력이 있는 균형 잡힌 상태라면 괜찮지만, 그렇지 않으면 그때는 몸이 진다. 즉, 오히려 건강에 마이너스가 될 수 있다. 어떤 사람이 효과를 봤다고 나도 그럴 거라고 기대하는 것은 오산이다. 그리고 과일즙은 당분으로 인하여 칼로리가 매우 높아 건강식이라 하기 어렵다. 같은 음식이라도 음식의 형태가 바뀌면 에너지의 작용이 바뀐다는 것을 알고 잘 살펴서 적용해야 한다.

둘째 원리 : 음식
속 편한 음식으로 소식(小食)하라

음식을 먹지 않으면 죽는다. 음식을 먹어야 열이 생기고 에너지가 생긴다. 우리 몸을 구성하는 근육과 뼈, 내장과 신경도 우리가 먹는 음식으로부터 생성된다. 사람의 생활을 의·식·주로 구분할 때 아마도 가장 중요한 것이 식(음식)일 것이다. 최근에는 TV 먹방이 유행이고 유튜브나 인스타그램과 같은 SNS에서도 음식과 관련된 내용이 가장 많다. 그만큼 중요하다는 의미일 것이다.

건강과 관련하여 음식 이야기를 하면 "어떤 음식이 몸에 좋아요?", "무엇을 먹으면 건강해져요?", "살찌지 않는 음식은 무엇인가요?"와 같이 음식 자체에 관한 질문을 많이 한다. 건강해지려면 "무엇을 먹을 것인가?"에도 관심을 가져야 하지만, 이에 못지않게 "어떻게 먹을 것인가?"와 "언제 먹을 것인가?"에도 관심을 가져야 한다.

결론부터 이야기하면 "몸이 음식을 원할 때(배고플 때), 몸이 필요로 하는 음식(속 편한 음식)으로, 몸이 필요로 하는 양(소식)만큼만 먹는 것"이 건강을 유지하는 방법이다.

무엇을 먹을 것인가?

건강해지려면 무엇을 먹어야 할까?

슈퍼푸드라고 알려져 있는 시금치·아몬드·블루베리·연어, 전통적인 보양식품인 삼계탕·추어탕·전복죽, 건강기능식품인 홍삼·프로바이오틱스·오메가3 등등, 건강에 좋은 음식이라고 추천하는 음식은 셀 수 없이 많다. 그런데 이런 음식은 무조건 몸에 좋을까? 일반적인 영양가의 측면에서는 맞을지 모르지만, "현재 내 몸에 좋은 음식인가?"에 대한 대답이라면 그것은 틀린 대답일 수 있다.

너무나도 허기져서 움직일 힘조차 없다면, 빨리 흡수되고 바로 에너지로 사용될 수 있는 당분이 많이 포함된 음식을 먹어야 한다. 운동량이 많고 힘을 많이 써야 하는 축구 선수는 훈련 기간에 단백질이 많은 고기나 생선류의 음식을 꾸준히 섭취하는 것이 좋다. 한편, 추운 극지방이나 고산지대에 사는 사람은 버터차 같은 지방질이 많은 음식을 먹어야 몸을 보충하고 건강을 유지할 수 있다. 여기서 우리가 알 수 있는 것은 좋은 음식이라는 것이 때와 장소 등의 환경, 그리고 나의 몸 상태에 따라 달라진다는 것이다. 반대로 건강식이라고 알려져 있는 음식도 내 몸의 상태가 그것을 받아들일 수 없는 상태라면 그것은 나쁜 음식이 된다. 그러므로 음식을 통하여 건강을 유지하려면 내 몸에 맞는 음식, 즉 나에게 '속 편한 음식'을 먹어야 한다.

'속 편한 음식'이란 어떤 음식일까?

'속 편한 음식'으로 꼽을 수 있는 것은 우리 땅에서 나고 자란 식재료로 만든 음식, 신선한 제철 음식, 대장 내의 미생물 성장에 좋은 발효음식, 항생제나 농약이 적거나 없는 음식, 나의 몸 상태(체질·소화력)에 맞는 음식이라 말할 수 있다.

1. 우리 땅에서 생산된 음식

조상 대대로 이어진 유전자의 적응과 진화 덕분이겠지만, 우리는 빵보다는 밥을 더 잘 소화하며, 수프를 먹은 후 보다 김치찌개를 먹은 후에 좀 더 속이 편한 것을 느낀다. 하지만 신토불이(身土不二) 음식을 권장하는 더 큰 이유는 다른 데 있다. 즉, 외국산 식품은 우리에게 도달하기까지의 기간이 길기 때문에 덜 익은 상태로 수확되고, 이동 중의 부패를 방지하기 위해 방부제·첨가제를 사용하는 경우가 다반사이기 때문이다. 반대로 외국에 나가서 바나나 한 개를 먹어보거나 치즈 한 쪽, 빵 한 개를 먹어보면 바로 입에서 그 맛의 차이를 확연히 느낄 수 있을 정도로 맛이 있다. 이 또한 그 나라의 신토불이 효과다. 그러므로 기왕이면 가까운 우리 땅에서 나고 자란 신토불이 음식을 섭취하자.

2. 제철 음식

신선한 제철 식재료에는 그 계절에 필요한 영양소와 에너지가 가득하다. 예를 들어 더운 여름에 나오는 수박이나 오이·미나리 등은 몸속의 열을 배출하여 식혀주는 역할을 하며, 늦가을에 수확하는 대추·생강·단호박·밤 등은 몸을 따뜻하게 해주는 성질이 있다. 그러므로 계절마다 제철에 생산되는 식재료로 만든 음식은 당연히 '속 편한 음식'의 자격을 갖는다. 신선한 제철 음식은 입속에서의 느낌과 소화력이 다르고 담겨 있는 생기 역시 다르다.

3. 발효 음식·5색 채소

한국인의 기본 음식인 된장·고추장·김치 등의 각종 발효음식에는 유산균 등의 미생물이 많이 포함되어 있어, 이를 섭취하면 대장 내 유익균의 수가 증가한다. 유익균이 많아지면 면역력이 높아지고 소화흡수가 잘 된다. 그뿐만 아니라 비만·우울증·동맥경화까지 예방하는 효과를 가지고 있으므로, 발효음식은 당연히 건강음식이자 '속 편한 음식'이다. 한편, 5색 채소도 대장 건강을 위한 좋은 음식인데, 서양의 관점에서는 피토케미컬(phytochemical)이나 컬러 푸드가 된다. 녹황색 채소 등 5색 채소는 대장 속 미생물의 좋은 먹이가 되는 프리바이오틱스(pre-biotics)를 많이 포함하고 있어, 대장 내 유익균의 수를 획기적으로 증대시켜 준다. 한편, 5색 채소는 동양철학의 오행적 관점으로 볼 때, 각 색깔에 대응하는 장기를 강화시켜주는 역할을 한다. 간이 나쁘면 녹색 계통의 음식을, 심장이 좋지 않으면 붉은색 계통의 음식을, 위장이 약하면 황색 계통의 음식을, 신장을 위해서는 검정색 계통의 음식을, 폐를 강화하려면 흰색 계통의 음식을 취하면 좋다. 평상시에는 5색(빨강·노랑·녹색·검정·흰색)의 음식을 골고루 섭취하여 몸이 균형을 잡을 수 있게 하는 것도 요령이다. 식사 때마다 5색이 힘들면 최소 3색이라도 섭취할 것을 권장한다.

4. 농약·항생제·화학물질이 적거나 없는 음식

국내산 음식이라도 농약을 많이 사용한 채소, 항생제나 살충제를 먹이면서 사육하였거나 또는 매우 열악한 환경(비좁은 공간, 비위생적인 시설)에서 사육된 소·돼지·닭 등의 육류와 거기서 산출된 우유·계란 등은 '속 편한 음식'이 될 수 없다. 우유나 계란·연어 등의 식품은 완전식품이라 할 만큼 영양소가 뛰어나다. 그러나 생육 환경 면에서는 조심할 여지가 많기 때문에 '속 편한 음식'으로 추천하기가 어렵다. 마지막으로, 인공 감미료나 보존제와 같은 화학물질이 가미된 인스턴트 푸드는 건강에 악영향을 미친다는 것이 이미 많이 알려져 있으므로 당연히 '속 편한 음식'에서 제외된다. 몸에 유익한 음식을 먹는 것도 중요하지만, 몸에 해로운 음식을 덜 먹는 것이 더욱 중요하다.

5. 내 몸이 지금 필요로 하는 음식

일반적으로 머리를 많이 써서 소모되는 에너지는 탄수화물로 보충하고, 근육이나 오장육부를 많이 쓰거나 힘(정력)을 많이 써서 소모되는 에너지는 단백질이나 지방으로 보충해주어야 한다. 열이 많으면 몸을 식힐 수 있는 야채 위주로 먹고, 열이 부족하면 적당량의 육류 음식으로 보충해야 한다. 만약 어지럽다면 이것이 칼슘 부족이 원인인지를 잘 살펴서 콩·견과류나 멸치 등을 섭취하여 칼슘을 보충해주는 것이 올바른 방법이다.

그런데, 이렇게 진행되지 않는 대표적인 두 가지 경우가 있다.

첫째는, 뇌가 원하는(눈이나 입이 즐거운) 음식을 취하는 경우다. 몸은 영양가 있는 식사를 원하는데, 입으로는 뇌가 원하는 빵이나 과자 등의 달콤한 밀가루 음식이 들어오고, 몸은 따뜻한 보리차를 필요로 하는데, 입으로는 뇌가 즐거운 아이스 아메리카노가 공급되는 잘못된 경우가 자주 있는 것이다. 또한 뷔페 음식처럼 너무 많은 종류의 음식을 섞어서 과식하는 것도 소화에는 나쁜 섭생(攝生)이다. 맛있다고 혹은 귀찮다고 한 가지 음식만 계속 먹는 것(한 끼니를 빵으로만, 닭가슴살로만 계속해서 많이 먹는 것 등) 또한 좋지 않다.

둘째는, 영양 성분 분석에 따르거나, 전문가의 추천에 의하여, 또는 광고나 유행에 따라 특정 음식을 '좋은 음식'이라고 뇌에 각인한 경우다. '영양가 있는 10대 음식'과 같은 타이틀로 뇌에 기억해 두고 이것은 무조건 좋은 것이라고 생각하여 언제 어디서나 이것을 취하는 경우가 된다. 예를 들어, 아몬드는 언제나 영양가 있는 음식이라고 여겨, 현재 아몬드를 소화할 수 없는 몸 상태이거나 아몬드가 자기에게 맞지 않는 음식인데도 이를 모르고 한 움큼씩 먹는 것은 잘못된 방법이다.

두 가지 경우 모두 내 몸이 지금 필요로 하는 음식을 제공해 주지 못하므로 이것은 '나쁜 음식'이 된다. 다시 강조하지만 좋은 음식을 많이 먹는 것보다 나쁜 음식을 가능한 안 먹고 덜 먹는 것이 몇 배 더 건강에 유익하다. 나쁜 음식이 아닌 음식, 이것이 '속 편한 음식'인 것이다. 이것이 키포인트다.

'속 편한 음식'을 찾는 방법

정확하게 자기 몸이 원하는 '속 편한 음식'을 찾는 것은 일반인들에게는 쉬운 일이 아니다. 음식의 맛을 보고 입안에서 진짜 '속 편한 음식'을 구별할 수 있는 능력이 생겨야만 가능한 일이기 때문이다. 이것은 열관리와 운동을 병행하면서 수련을 해야만 오감이 예민해지면서 저절로 능력이 생기고 향상된다. 지금은 너무 조급하게 생각하지 말고 할 수 있는 것부터 조금씩 적용하도록 하자.

1. 어떻게 먹을 것인가?

음식을 먹는 이유는 몸이 필요한 에너지를 보충하기 위해서다. 그러므로 운동으로 소비되는 정도에 맞추어, 소화가 잘되도록 먹는 양과 질을 조절하는 것이 음식을 먹는 좋은 방법이다.

소화가 잘되게 먹으려면, 마음이 안정된 상태에서 먹는 것이 중요하다. 즉, 음식을 편안하고 즐겁게 천천히 먹어야 한다. 또한 TV 시청이나 인터넷 검색 등을 하지 말고, 음식에 감사하며 집중해서 음식을 먹는 것이 좋다. 음식물을 천천히 많이 씹으면 입안에 침이 많이 생기면서 음식과 잘 섞여 위장과 소장·대장에서 소화가 잘된다. 입속의 침은 그 자체로 최고의 효소이며 천연 소화제다. 선도(仙道)수련에서 명상할 때 입에 고이는 침을 '감로수'라 한 것은 과장이 아니다. 나이가 들거나 구강건조증이 생겨 침이 마르면 몸 상태가 급격히 좋지 않게 되는 이유도 이해할 수 있을 것이다.

만약, 마음이 안정되지 않은 상태에서 음식을 섭취하면 어떻게 될까? 이 경우는 뇌가 긴장하게 되고, 이에 따라 각 장기도 긴장하게 된다. 위를 포함한 소화기관 전체가 긴장하게 되어 제 기능을 발휘하지 못하게 되므로 당연히 소화가 잘되지 않을 것이다.

먹는 양은 배부르지 않게, 즉 자기 위의 2/3 정도로 소식하는 것이 좋다. 포만감은 식사를 하는 동안 바로 생기지 않고, 위는 최대 5배까지 늘어날 수 있기 때문에, 포만감이 들 때까지 계속 먹으면 과식하기 십상이다. 또한, 일반적으로 현대인들은 운동량이 부족하므로, 보통 밖에서 제공되는 식사의 양으로 세끼를 모두 챙겨 먹고 이에 더해 디저트나 커피, 간식 등을 추가로 섭취하면 대부분의 경우 칼로리 과다 섭취가 된다. 이렇게 되면 여분의 칼로리는 몸에 지방질로 축적되면서 비만이 된다. 비만이 만병의 근원임은 더 말할 필요가 없으리라. 이런 정도까지 되면 단식도 필요할 수 있다.

2. 언제 먹을 것인가?

사람들은 자신의 뱃속 상태와 상관없이, 배가 고프지 않아도, 계속 냉장고 문을 열었다 닫았다 하면서 종일 먹는다. 이 또한 잘못된 습관이다.

일반적으로 식사 시간은 규칙적인 것이 좋다. 아침에는 섬유질과 탄수화물이 풍부한 식사를 권장한다. 점심에는 몸 상태를 살펴보고 모자라는 영양소를 보충하는 형태로 자유롭게 식사한다. 저녁에는 채소를 곁들여 단백질을 조금 섭취하는 것이 몸이 기뻐하는 식사법 중의 하나다.

하지만, 몸 상태가 좋지 않은 상태라면, 배 속이 비었을 때, 배고픔이 느껴질 때 먹는 것이 좋다. 음식이 당기지 않을 때는 굶는 것이 더 좋은 방법일 수도 있다. 동물들은 다쳤거나 병이 들면 굶는 경우가 많다. 이러면 자연치유가 된다. 뱃속이 더부룩한 상태에서도 때가 되었으니까 먹는 것, 혹은 버리는 것이 아까워서 먹기 싫은 데도 뱃속에 밀어 넣는 것, 몸이 안 좋으니까 몸에 좋은 것을 많이 먹어야 한다는 강박관념에서 먹는 것은 모두 매우 미련한 식습관이다. 이렇게 음식을 섭취하면, 소비되지 않은 음식은 모두 몸속에서 쓰레기와 독으로 남는다. 필요하지 않은 여분의 에너지가 되어 몸속 여기저기에 지방질의 형태로 쌓이는 것이다. 또, 과잉의 열은 혈관을 통해 여기저기 떠돌다가 약한 곳에서는 염증을 일으킨다. 이런 상황이 되풀이되면 결국에는 곳곳에 문제가 생기면서 병이 나는 것이다.

한편, 야식은 '내 건강 최고의 적'으로 삼는 것이 좋다. 잠자기 전에 음식을 먹으면, 소화에 시간과 노력이 소모되므로 위장을 포함한 여러 장기에 부담이 되고 결과적으로 정상적인 수면을 방해하게 된다. 즉, 위장은 음식물을 소화 분해하느라 쉬지 못하고, 간과 쓸개는 해독하느라, 신장은 걸러내고 정화하느라, 소장과 대장은 흡수하느라, 심장은 이 모든 것을 지원하려고 혈관을 통해 산소를 온몸에 공급해주느라 쉬지 못하는 바쁘고 힘든 상태가 된다. 이런 상태가 장기화되면 당연히 쾌적한 숙면을 이룰 수가 없고, 불면증이 생기며, 내장 기능이 무력하게 되고, 결과적으로 병이 발생하기에 이른다.

핵심을 다시 요약하자면 음식의 섭취는 뱃속이 비었을 때, 속 편한 음식으로, 잠들기 2~3시간 전까지 식사를 마치며, 소식하는 것이 건강을 유지하는 방법이다. 잊지 말자!

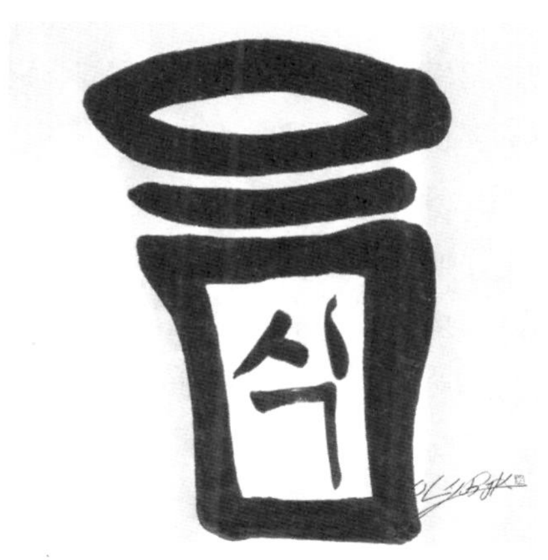

『나를 살리는 음식』 - 타이포그래피 / 종이, 먹

· 타원은 위장, 가로획은 간·담, 네모 모양은 소장·대장을 의미한다.
· 나에게 맞는 식재료, 나를 살리는 음식이 잘 소화되는 과정을 나타내고 있다.

'음식'과 관련한 Q&A

Q 음식을 배부르게 먹으면 왜 안 좋은가요?

A: 장시간 동안 위에 음식이 가득한 상태가 계속 되면 위의 상태가 점점 무력해지고 위를 돕는 췌장, 즉 이자는 그 기능을 상실해서 효소 공장이 망가지게 된다. 즉, 인슐린 분비나 위산과다증이 발생하고 위경련·급체·무력감이 온다. 또한 늘어난 위는 위하수가 되고, 가득 찬 위 때문에 더 늘어날 공간이 없으므로 간 등 내장기관을 누르게 되어 간 기능의 약화로 연결되기도 한다. 또한 만성피로·두통·영양흡수장애 같은 질병이 시작되면서 온갖 합병증이 오게 된다. 모든 것은 모든 것과 연결되어 있으며, 서로 영향을 미치는 법이다.

Q 뇌가 행복한 음식, 몸이 행복한 음식이 따로 있나요?

A: 따로 있다. 그런데 사람들은 그것을 잘 모른다. 그래서 뇌만 행복한 음식을 먹고, 그것도 과식을 한다. 그것을 먹어야 하는 이유가 딱히 없어도 죽기 살기로 먹는다. 배가 부른데도, 목까지 음식이 찼는데도 계속 먹는다. 왜 그렇게 먹을까? 뇌가 먹으라고 하기 때문이다. 예전에 '아, 이 음식 너무 좋다'라는 기억이 남아서 먹지만, 현재 상태가 그때 당시의 몸 상태와 다르기 때문에 생기는 현상인 것이다. 좋은 음식이라는 것도 필요할 때 먹어야 좋은 거지, 필요 없을 때 먹으면 아무 소용이 없다.

예를 들어, 단팥이 들어있는 간식을 디저트로 조금 먹으면 췌장의 할 일을 도와주는 것이기 때문에 소화가 촉진되는 면이 있다. 그런데, 속지 말아야 할 것은, 가끔씩 먹으면 되는데, 이것을 계속 많이 먹게 되면 이것은 췌장의 기능을 오히려 무력화시킨다. 디저트로 가끔 조금씩 먹는 것은 행복해지고 소화 작용이 촉진되지만, 그 범위를 벗어나면 중독이 되면서 건강에 해로운 적이 되는 것이다.

그러므로 뇌가 행복한 음식과 몸이 행복한 음식을 잘 구별해야 한다. 더불어, 음식 열량도 봐야 하고 음식의 식재료 자체가 갖고 있는 열성과 냉성의 기운도 균형을 잘 맞추어 주는 것이 필요하다.

Q 소화가 잘되는 음식에는 어떤 것이 있나요?

A: 김치나·된장·고추장 등 우리 조상들이 먹던 것들은 확실히 미생물이나 유산균이 대장에 자연스럽게 들어가서 소비를 잘 시킨다. 소화가 잘되는 것이다. 그런데 밀가루로 만든 음식들은 성질 자체가 다르다. 쌀이나 보리의 경우에는, 우리가 조상 대대로 먹어서 쌓인 정보가 유전적으로 내 몸에 담겨 있는데 밀가루 같은 경우는 그렇지 않다. 우리는 전통적으로 밀농사를 많이 짓지 않았기 때문에 조선시대만 해도 밀가루는 구하기 힘든 귀한 재료였다. 즉, 주로 먹던 음식이 아니기 때문에 한국 사람들이 몸에서 소비를 시키는 정도가 다를 수밖에 없고, 소화도 잘 안 되는 사람(유당불내증)이 많은 것이다.

또한, 요즘은 뇌를 교란시키는 조미료·농약·중금속·환경물질 같은 것들이 들어간 음식들이 너무나 많은데, 이런 것들은 당연히 소화가 잘될 수 없다. 자연속에 방목하여 목초를 먹고 자란 산양이나 젖소 등에서 바로 채취한 산양유나 우유, 이것으로 만든 요구르트 같은 것은 맛이 완전히 다르다. 인도에 가서 먹어보고 유럽에 가서 먹어보면, 몸에 기운도 생기고 진짜 너무 좋다는 것이 금방 느껴진다. 그런데, 내가 국내에서도 직접 산양유나 산양 요구르트 등을 먹어보았는데 나한테는 맞지 않는 것이 바로 느껴졌다. 계란도 인증 마크가 달린 것은 먹어보면 맛이 다르며, 그 차이가 엄청나다. 그러니까 구별하기 어려우면 무조건 비싼 것을 먹으면 되는데… 우리 같은 서민들에게는 쉬운 일이 아니니까 문제이긴 하다. 제일 좋은 것은 현지에서 무농약으로 키운 것을 바로 먹는 것이 가장 좋다. 나물도 채취한 곳에서 바로 무쳐서 그대로 먹는 것이 최고다.

Q 최근 여러 가지 연구 결과나 매스컴의 보도를 보면 빵·국수 등 밀가루로 만든 음식이 건강에 좋지 않은 식재료로 나오는데요. 그런데 서양 사람들은 밀을 수천 년 전부터 주식으로 사용하고 있습니다. 밀가루를 어떻게 봐야 할까요?

A: 서양인은 조상들로부터 계속 밀을 먹어왔다. 그러니까 유전적으로 체질이 우리나라 사람들과 완전히 다르다. 장의 길이가 우리와 다르고, 먹고 소화시키는 과정도 우리와 많이 다르다. 이 때문에 밀가루의 글루텐 등에 대한 소화 능력, 몸 안의 소화효소 같은 것들도 여기에 최적화되어 있어 우리의 흡수력과는 다를 수밖에 없다. 또한, 현지에서는 탈곡해서 바로 먹기 때문에 영양상태도 훨씬 좋고 방부제 등의 첨가물도 덜 들어있다.

반면, 우리나라로 들어오는 밀가루의 경우는 어떨까? '수입 밀가루는 쥐들도 먹지 않는다'는 말까지 있을 정도로 여러 가지 처리를 많이 한다고 알려져 있다. 배로 수입되어 들어오는 시간과, 소분 포장하고 각지로 이동하는 것을 감안하면 엄청난 시간과 에너지가 더 소모되기 때문에, 소비자의 입에 들어가는 순간부터 벌써 문제를 안고있다 해도 과언이 아니다. 미국 가서 직접 먹어보니 빵·고기 할 것 없이 수입해서 여기서 먹는 것과는 다르다는 것을 확연히 알 수 있었다. 어디서든 '신토불이(新土不二)'가 그 나라 사람에게 제일 건강한 음식 섭생법이라 하겠다.

Q 임신했을 때 영양분이 많은 음식을 많이 먹는 게 맞는 것인가요?

A: 아기가 생기면 임산부의 몸은 본능적으로 에너지를 몸에 비축하려고 한다. 또한, 임산부 자신도 아기가 더 먹을 거 같아서 자꾸 음식을 더 먹으려 하는데 이것은 과잉이다. 어떻게 보면 평상시의 식사와 거의 비슷하게 먹어도 충분하다. 필요 이상으로 너무 많이 먹으니까 임신 때 자꾸 살이 찌게 되는 것이다.

Q 입덧이 심해서 전혀 못 먹는 임산부들도 많습니다. 그런 사람들은 음식을 어떻게 해야 하나요?

A: 입덧이 심한 것은 태아가 어떤 반찬이나 과일 등의 독성에 놀라서 모든 것을 거부하는 상태인 것으로 볼 수 있다. 아이가 예민해지면 엄마의 위장도 같이 예민해진다. 그러므로 몸이 음식을 거부하는 상태라면 당분간 음식 섭취를 쉬는 것이 맞다. 아기에게 주어야 한다는 강박관념 때문에 억지로라도 먹으려 하는 것은 잘못된 것이다. 하루나 이틀 정도 굶으면서 뱃속의 아이가 엄마 뱃속에 남아있는 에너지를 어느 정도 흡수해서 엄마가 배고픔을 느낄 때 조금씩 다시 먹기 시작하는 것이 좋다. 그래야 태아도 잘 흡수하고 받아들인다. 예를 들어, 미역국이나 황태국 등 소화가 잘되는 단순한 것부터 조금씩 먹어보면서 뱃속 아기의 반응을 살피는 것이 요령이다.

Q 체증(滯症)이 모든 병의 원인이라는 말이 있는데 체증은 무엇이고, 왜 생기나요? 그리고 체증을 없애는 방법은 무엇인가요?

A: 체증은 '체한 증상'을 말하는데, 보통의 경우는 소화에 장애가 있는 질병을 말하지만, 음식물을 먹은 후 토하거나, 가슴이 답답하거나, 머리가 아프거나, 목이 당기거나, 아랫배가 묵직하고 막힌 느낌이거나, 배 또는 등이 아픈 것이 주기적 또는 습관적으로 발생하는 증상을 의미하는 경우도 포함한다.

체증은 체질적인 것과 심리적인 것의 복합작용으로 많이 발생한다. 즉, 체질적으로는 약한 부위가 심리적인 스트레스에 의하여 영향을 받아, 긴장하고 막히기 때문에 생기는 것이다.

그러면, 어떤 부위가 긴장할까? 보통은 위에서 문제가 생기는 것으로 생각하기 쉽지만 꼭 그렇지만은 않다. 위뿐만 아니라 모든 장기가 긴장할 수 있기 때문이다. 그렇기 때문에 체증을 진단하려면 먼저 긴장된 부위가 어디인지부터 살펴보고 거기에 알맞은 처방을 내려야 한다. 위장인지, 소장인지, 대장인지, 아니면 췌장인지, 심장인지…

그런데, 스트레스를 받으면 왜 장기가 긴장하게 될까?
그것은 온몸에 걸쳐 연결된 신경망 때문이다. 스트레스를 받으면 뇌가 긴장하는데 그 결과, 뇌와 연결된 척수를 통해 전신에 있는 모든 장기에 신호를 보내게 되고 이로 인하여 다른 장기들도 영향을 받게 된다. 이때 가장 약한 부위가 가장 많이 긴장하면서 그 부위와 주변 근육이 움츠러들게 된다. 기가 소통되지 않으면서, 이런 것들이 통증이나 답답함 등의 현상으로 외부에 나타나는 것이다. 약한 부위는 사람마다 타고나는 것이어서 모두 다르므로 현상도 다르게 나타날 수밖에 없다. 예를 들어, 방광이 움츠러들면 소변이 잘 나오지 않는다. 그리고, 요실금이나 통증 등이 나타날 수도 있다.

이런 것이 좀 더 심해지면 어떻게 될까?
전체적으로 문제가 생긴다. 스트레스로 인해 소화가 안 되고, 다음으로 간에서 해독이 안 되고, 신장에서 정화가 안 되고, 그래서 모든 장기 기능이 저하되면서 심한 경우 마비가 오고, 그다음은 순환계에 문제가 생긴다. 이런 식으로 악순환이 계속되면 그때는 몸 전체가 다 '기가 막힌 상태'가 된다. 소통이 안 되고 운동량이 부족하면 지방이 축적되면서, 점점 더 열만 바짝바짝 나고, 소비되는 에너지만 더 채우려고 하니까, 더 많이 먹고 그만큼 더 비만이 되기도 한다. 어떤 경우는 움츠러든 장기가 풀어지지 못해 점점 더 약해지고, 결국에는 파괴되기도 한다. 즉, 약해진 장기로 균이 침투하여 염증이 생기고 통증이 생기면서 기능이 무기력해지는 것이다. 체증은 굉장히 무섭다.

체증을 없애려면, 긴장된 부위를 풀어주면서 원인이 되는 뇌의 스트레스를 없애주는 것이 가장 좋은 방법이다. 즉, 장기와 주변 근육이 움츠러들어서 오는 증상은 운동으로 풀어주고, 뇌가 스트레스를 받은 것은 휴식하면서 생각을 줄여 그 스트레스를 빨리빨리 해소해주는 것이 중요하다.

여기서 중요한 포인트는, 뇌가 스트레스를 받았을 때 거기에 집착하지 않도록 주의해야 한다는 것이다. 예를 들어, 두통이 왔을 때, '아, 두통이 또 오네' 하면서 머리를 싸매고, '이게 뭐지? 물혹이 생겼나? 혹시 뇌종양인가? CT 촬영을 해봐야 하나?' 별별 고민을 다 하면서 뇌에 집착하는 것은 좋지 않다. 또, 위가 조금 쓰리고 답답하면, '인터넷에서 정보를 찾아보니 이 경우가 나랑 비슷한 것 같네. 윽! 이것 혹시 췌장암 아닌가?' 이런 식으로 너무 집착을 하는 수도 있는데, 이렇게 되면 증상이 더 가중되어 나타난다. 특별한 경우가 아니면 이렇게 집착할 필요가 없다는 말이다. 때론 그냥 쉬는 것이 최고의 보약이다.

Q 체증의 증상을 좀 더 자세하게 알려 주세요.

A: 체증의 현상은 뱃속이 불편한 것은 물론이고, 그 외 여러 가지 형태로 나타난다. 만성 체증의 경우는 머리가 많이 아프고, 입안이 굉장히 쓰고 텁텁하다. 또, 머리가 자주 멍해지고, 졸리고, 음식을 먹은 후에는 자꾸 눕고 싶어지기도 한다. 또, 소화가 잘 안 되므로 심장에서 위장 쪽으로 피를 많이 보내주려고 하기 때문에, 가슴이 많이 두근거리거나 답답한 증상도 나타난다. 눈에 핏발이 생기면서 눈이 뻑뻑한 것도 체증의 증상일 수 있다. 음식을 간에서 해독하려고 하는데, 해독이 잘 안 되면 소화도 안 되고 이런 증상이 함께 생기는 것이다. 심하면, 등까지도 뻐근하고 아픈 경우도 있다.

Q 아니, 눈이 건조한 것도 체증과 관계가 있나요?

A: 예를 들어, 컴퓨터 화면을 많이 보는 경우, 눈이 뻑뻑해지고 건조해지는데 이것은 간이 약해서 힘들어 하기 때문에 눈으로 열이 올라와서 그런 경우가 많다. 간이 건강한 사람은 컴퓨터 화면을 오랫동안 봐도 별문제가 없다. 그걸 이

겨내는 힘이 있기 때문이다. 간의 기능이 좋지 않아 간에서 해독 물질이 잘 나오지 않으면 그때는 소화 작용도 잘 안 되고 눈도 뻑뻑해진다. 이런 현상은 술을 많이 마셨을 때도 나타난다. 간에 알코올이 많이 들어와 해독이 힘들면, 눈으로 열이 올라오면서 눈이 건조해지고, 아프고, 피곤하고, 충혈된다. 당연히 소화도 잘되지 않는다.

Q 소화도 안 되고, 두통도 있는데, 그럴 때는 운동을 해야 하나요? 말아야 하나요?

A: 그럴 때는 운동을 하면 안 된다. 소화가 덜 된 상태에서 운동을 하면 머리가 더 아파진다. 이럴 때는 위장 경락을 풀어주는 동작이나, 장운동 같은 것을 먼저 행해서 소화가 잘되게 하는 것이 좋다. 그러면 두통이 사라진다. 그 후에 운동을 하는 것이 맞다. 다시 말하면 소화가 다 된 상태에서 운동하는 것이 좋다.

셋째 원리 : 운동
설렁설렁 제대로 운동하라

운동이 뭔지 모르는 사람은 없을 것이다. 그렇다. 몸을 움직여서 에너지를 소모하는 것, 축적하는 것, 단련하는 것이 운동이다. 그런데 제대로 된 운동은 여기에 하나를 더해야 한다. 무엇일까?

운동의 '운(運)'은 '운전할 운'으로, '운전하다'의 의미는 상태에 맞추어 '조절하다'는 의미를 가지고 있다. 목적지까지 가기 위해서는 직진을 포함하여 좌회전, 우회전도 해야 하고 가끔씩은 브레이크를 밟거나 후진도 해야 한다. 그러므로 운동은 건강을 위하여 몸을 움직이되 아무렇게나 움직이는 것이 아니고, 내 몸의 균형 상태와 정신 상태 및 외부 환경에 맞추어 조절하면서 움직여야 함을 의미한다.

다시 '제대로 하는 운동'을 정의하면 이렇다. 제대로 하는 운동'은 자기 몸의 상태에 맞춰 몸을 움직여서 에너지를 소모하고, 축적하고, 단련하는 것이다.

운동은 왜 해야 하나?

먹고 살기 힘든 시절에는 운동이라는 것이 따로 없었다. 먹는 것이 부실하여 운동을 해야 할 필요성도 적었겠지만, 농사짓고, 음식 만들고, 빨래하고, 밖에 나가 뛰놀고, 이쪽저쪽 마실가고… 걸어 다니는 생활 그 자체가 운동의 역할을 하였기 때문이다.

그런데, 요즈음은 어떤가? 기본적으로 너무 잘 먹는다. 그러므로 열 생산이 많다. 게다가 앉아서 생활하는 시간도 많다. 그러므로 열 소비는 매우 적다. 당연히 열 생산과 소비의 균형이 맞지 않는다. 그래서 소비되지 않고 남은 열은 신체 내에 지방의 형태로 차곡차곡 쌓인다. 허리와 다리는 굵어지고 배는 점점 나오면서 내장 비만이 되고 지방간이 되는 것이다.

〈아시오 건강법〉에서 말하는 운동의 목적 첫 번째는 열 생산과 열 소비의 불균형을 해소하기 위함이다. 음식 조절을 통하여 열 생산을 줄이기도 해야겠지만, 열 소비를 높이기 위해서는 운동이 필수인 것이다.

다음으로, 운동을 하면 몸에 균형이 잡힌다. 몸의 각 부분으로 기와 혈이 잘 순환되어 통증과 병이 치유되며, 근육과 장기가 강화되어 그 기능이 활성화된다. 몸이 건강해지는 것이다.

인체는 근골격계·소화계·혈관계·신경계·림프계·경락계로 중첩되어 구성되어있으며 각 계통의 순환이 잘되어야 건강한 신체가 된다. 그러므로, 운동의 목적 두 번째는 근골격계·소화계·혈관계·신경계·림프계·경락계의 순환을 돕기 위함이다.

운동의 목적 세 번째는 근육과 골격을 정상화시키기 위함이다. 골격은 인체의 기둥이며 대들보로써 내장기관들을 지지하고 보호하는 역할을 한다. 근육도 몸 안에 있는 하나의 '열저장 탱크'라고 보면 된다. 특히 종아리 근육은 '제2의 심장'이라 불리듯, 운동은 근육 특히 참근육을 키워주고, 혈액순환을 돕는다. 허벅지 근육을 키우면 건강수명이 올라가며, 허벅지 안쪽 내전근 강화는 손쉬운 성기능 향상법이다. 반대로 근육량이 급격히 줄어들면 치매의 위험도는 급격히 높아진다.

언제 운동해야 하나?

운동하는 방법을 살펴보기 전에 언제 운동을 해야 하는지부터 간단히 알아보자. 두 가지만 기억하면 된다. 하나는 뱃속이 비어있을 때고, 다른 하나는 몸 상태가 좋을 때다.

운동 시간은 아침·점심·저녁 식전 약 1~2시간 전이 좋다. 왜 이때가 좋을까? 그것은 이전에 섭취한 음식이 거의 소화가 다 된 시점이어서, 소화계 근육에 에너지가 사용되지 않고 운동하는 부위에만 에너지가 소비되므로 매우 효율적이기 때문이다. 또한, 이미 흡수되어 혈액 속에 녹아있는 당류 등 영양분이 많아, 운동 시 바로바로 잘 소비될 수 있기 때문이기도 하다. 이 경우 다시 음식을 섭취하면 선순환이 되어 소화가 잘되고 영양분이 쫙쫙 잘 흡수된다. 운동을 제대로 해보면 느낄 수 있는 사실이다. 건강한 사람의 경우 빈속일 때 면역력이 향상된다는 것은 잘 알려진 사실이다. 몸에 침투하는 세균 등을 백혈구가 이때 더 잘 잡아먹기 때문이다. 운동까지 더하면 이런 체계가 더욱 활성화되면서 훨씬 더 면역력이 강해지게 된다.

그렇다면 운동에 좋지 않은 최악의 시간은 언제일까? 반대로 생각하면 된다. 식사 후 바로 운동하는 것이 최악이며, 잠자리에 들기 직전의 운동이 차악이라 할 수 있다. 잠을 편안히 자기 위해서는 잠자기 직전의 운동도 삼가야 한다. 가벼운 스트레칭 정도는 괜찮겠지만, 운동량이 꽤 되는 운동은 몸을 다시 긴장한 상태로 만들기에 누워도 잠이 잘 오지 않기 때문이다.

운동은 내 몸 상태가 좋을 때 해야 한다. 일단, 일 등으로 지쳐 있는 상태에서는 운동을 하면 안 된다. 피로물질이 없어질 때까지 충분히 휴식한 후 운동을 시작하도록 하자. 머리를 많이 사용하였거나 정신적으로 충격을 받았을 때도 일단 안정을 시킨 후에, 긴장이 해소된 후에 운동을 해주어야만 제대로 된 운동의 효과를 얻을 수 있다.

여유 시간이 많거나 통증·질병을 빨리 해소하고 싶다면 하루에 3번 정도 식전에 촉촉한 땀이 생길 정도로 운동할 수 있으면 좋다. 이렇게 운동해서 온화하게 열(체온)을 1도 정도 올리고, 시간 여유가 있다면 하루 종일 틈틈이, 그리고 소소히 움직여 열을 태우면서 몸을 유지하면 최상이다.

제대로 된 운동법

세상에 나와 있는 운동과 관련 있는 책은 수천 권, 아니 수 만권이 넘을 것이며, 운동을 가르치는 도장이나 클럽·모임·강좌도 셀 수 없이 많다. 모두가 다 나름대로 주장하는 운동법이 있고, 배워서 도움이 되는 부분이 분명 많이 있을 것이다. 그런데, 전체적으로 운동과 섭생과 휴식을 어떻게 해야 할지를 포괄적으로 알려주는 책이나 강의는 그리 많지 않다. 그래서 내가 40여 년 동안 실행해보고 체득한 포괄적인 운동법인 〈아시오 건강법〉을 여기에 소개한다.

크게 3가지로, 첫째는 운동의 원리를 알고 이를 적용하면서 하는 것이고, 둘째는 내 몸의 상태에 맞게 무리하지 않게 설렁설렁하는 것이고, 셋째는 호흡과 함께하는 것이다. 이러한 방법을 뼈대 삼아 운동을 한다면 틀림없이 매우 안전하고 빠르게 몸의 건강을 되찾을 수 있을 것이다. 하나씩 좀 더 자세히 살펴보자.

1. 운동이 몸에 적용되는 원리를 알고 한다

운동할 때, 기본적인 운동법칙을 알고 하면 편하고 쉽다. 아래 제시하는 3개의 운동법칙은 내가 40여 년간 운동하면서 우주와 자연에서 영감을 받아 체득한 것이다. 수많은 아픈 사람들의 치유와 회복을 돕는 과정에 적용하여 수많은 효과를 본 바 있다. 각 법칙을 잘 이해한 후에 운동에 임하면 여러분들에게도 많은 도움이 될 수 있을 것이다.

첫째는 '밀당의 법칙', 둘째는 '원심력·구심력의 법칙'이고, 셋째는 '중력·무중력의 법칙'이다. 보통의 경우는 '밀당의 법칙'만 잘 적용해도 충분하다. 운동이나 수련이 깊어져서 '원심력·구심력의 법칙'과 '중력·무중력의 법칙'까지도 응용이 가능해 진다면 각자의 건강이 한 단계씩 더 점프할 것이다.

1) 밀당의 법칙

'밀당'은 '밀고 당기기'를 뜻한다. 사람은 여자와 남자가 있고, 호흡은 들숨과 날숨이 있고, 하루는 밤과 낮이 있듯이 모든 것은 음과 양의 양면성을 갖는다. 운동도 크게 미는 운동(척력)과 당기는 운동(인력)이 있다. 요가 동작도 밀고 당기는 근육 작용이 기본이다. 핵심은 운동할 때는 어느 한쪽에 치우치지 말고, 미는 운동과 당기는 운동을 균형 있게 해야 한다는 것이다.

그러면 어떤 것이 미는 운동이고, 어떤 것이 당기는 운동일까?

대부분의 운동은 척추를 중심으로 팔다리를 움직여서 행해진다. 팔다리는 밀 때 운동이 되는 근육 부분이 있고, 당길 때 운동이 되는 근육 부분이 있다. 예를 들어, 야구·배구 등의 스포츠나 태권도·검도 등의 무술, 역도·팔굽혀펴기와 같은 운동은 전형적인 미는 운동이다. 씨름과 같은 민속 스포츠, 유도와 같은 무술, 철봉과 같은 운동은 전형적인 당기는 운동이다. 다양한 동작으로 구성된 〈아시오 요가〉에서는 미는 것이 위주인 동작과 당기는 것이 위주인 동작이 함께 섞여 있는데, 이처럼 미는 운동과 당기는 운동이 골고루 섞이도록 구성하는 것이 좋은 운동 구성 방법이다.

밀당 운동을 잘하면 전체적으로는 끝과 끝이 통하게 되어 몸 전체에 골고루 열이 발생하게 되고, 또 머리·손끝·발끝까지 모두 통하면서 과잉의 열이 발산되면서 해소된다. 이때, 근육과 근육 사이를 지나는 경락과 혈관들도 함께 자극되면서 온몸으로 산소·영양·에너지·열이 더욱 잘 순환되는 것이다.

마지막으로, 밀당은 몸의 상태에 따라 무리하지 않게 운동의 강도를 밀고 당겨서 조절하는 것도 포함한다. 컨디션이 좋은 날은 운동의 강도를 높여 몸을 더 단련하도록 하고, 컨디션이 좋지 않은 날은 운동의 강도를 낮추어 몸이 편안하게 이완될 수 있도록 운동하도록 한다. 또한, 안개가 많이 끼거나 눈이 오거나 비바람이 치는 등 날씨가 좋지 않은 날은 실내운동을 하는 것이 좋다.

신체의 균형점을 찾아, 내가 할 수 있는 능력만큼만 설렁설렁 운동하는 것이 〈아시오 건강법〉에서 말하는 '밀당'이다. 욕심을 부리지 않고, 스트레스를 받지 말고, 몸의 상태에 맞추어 지속적으로 움직여, 몸속에 온화한 열을 만들어내는 것이 '밀당'을 실현하는 것이다. 운동하면서 긴장이 풀리고 몸이 가벼워지는 것을 느껴보라. 좀 더 나아가, 내 몸에 몰입하여 운동하는 동안 근육의 작용이 어떻게 움직이는지를 느끼거나, 에너지의 움직임이 어떻게 변하는지를 느끼는 수준까지 이른다면 진정으로 '밀당의 법칙'을 깨달았다고 할 수 있다.

한편, 멋진 근육을 만들려고 혹은 남에게 보여주려고 무리한 헬스 등을 지속하거나, 탁구나 조기축구 같은 스포츠 등을 할 때 너무 승리에만 집착해 운동하는 것은 '밀당의 법칙'에 어긋나는 예가 된다. 자기도 모르게 뇌를 흥분시키고, 열이 상기되게 하며, 몸은 긴장하여 경직되고, 마음이 균형을 잃는 경우가 많으므로 좋지 않은 운동이 되는 것이다.

2) 원심력·구심력의 법칙

원심력은 원 운동하는 물체가 중심 밖으로 탈출하려는 힘을 말하며, 구심력은 원운동을 할 수 있도록 물체를 중심 방향으로 당기는 힘을 말한다. 인공위성이 지구 대기의 적당한 곳에 떠 있는 이유는 위성의 공전운동에 의해 발생하는 원심력과 지구 중력인 구심력이 균형을 이루기 때문이다. 만약, 구심력이 더 크다면 추락할 것이고, 원심력이 더 크다면 이탈하게 된다.

이 이야기를 하는 이유는 우리 몸에도 이러한 법칙이 적용되기 때문이다. 우리 몸은 수많은 뼈와 살(근육)의 조합으로 이루어진다. 뼈와 뼈 사이인 관절 부위는 인대나 힘줄·물렁뼈 등을 매개체로 서로 붙어 있어, 어느 정도 범위 내에서는 독립적으로 움직일 수 있다. 그러므로, 특정 부위의 운동은 관절 부위를 중심으로 여기에 연결된 뼈와 살이 적당한 정도로 회전, 즉 원운동을 하는 것을 의미한다. 따라서 모든 운동은 관절을 중심으로 뼈와 살에는 원심력이 생기는 것이며, 이것의 강도에 따라 관절도 같은 정도의 구심력을 갖는다고 볼 수 있다.

예를 들어보자.

걷는다는 것은 하체의 뼈와 근육들이 고관절(골반), 슬관절(무릎), 족관절(발목)을 중심으로 시간에 따라 적절하게 회전을 조절하는 것으로 볼 수 있다. 또한 몸통을 좌우로 돌리는 것은 척추를 중심으로 한 회전, 즉 원심력의 작용으로 볼 수 있다.

'원심력·구심력의 법칙'은 이러한 뼈와 근육 사이의 상관관계를 잘 알아, 각각의 뼈와 근육에 알맞은 움직임이 이루어지도록 동작을 취하는 것이다. 즉, 원심력·구심력이 적절하게 적용될 수 있는 범위 내에서, 급격하지 않고 무리하지 않게 동작을 취하는 것이 기본 요령이다. 필요에 따라서는 원심력·구심력의 강도를 조절해야 하고, 전체적인 균형 속에 구심점의 중심 이동도 안정되게 이루어지도록 연습하는 것이 필요하다.

모든 관절이 중요하겠지만, 그 중 척추가 가장 중요하다. 척추는 사람의 중심에 위치하고 상당히 유연한 여러 개의 뼈로 이루어져 있으므로 중심이 이동할 때 이러한 원심력·구심력이 잘 적용될 수 있도록 조화롭게 움직여야 한다. 척추를 기반으로 한 원심력·구심력을 이용해서 힘의 이동을 바깥쪽으로 잘 끌어내는 것이 운동의 핵심이라 할 수 있다. 물론, 이러한 것이 잘 이루어지려면 척추를 중심으로 한 코어 근육을 튼튼하게 유지해야 한다는 전제 조건이 필요하다.

원심력·구심력의 법칙을 말로만 설명하기는 조금 어려운 면이 있다. 운동이나 수련의 깊이가 깊어지면 저절로 조금씩 느껴지는 바가 있을 것이다. 원심력·구심력의 법칙을 응용한 수련은 〈아시오 요가〉, 〈아시오 무술〉에서도 난이도가 있는 고급 운동, 고급 수련에 속한다.

3) 중력·무중력의 법칙

사람들은 누구나 지구상에서 앉아 있거나 서 있는데 불편함을 느끼지 않는다. 그런데, 대한민국을 기준으로 지구 반대편에 있는 호주 사람들은 정확하게 우리와는 반대로, 즉 거꾸로 매달려서 생활하고 있다. 그림으로 보면 굉장히 이상한 그림이 된다. 누구나 알고 있겠지만 이것은 중력 때문이다.

중력은 물체와 물체가 서로 끌어당기는 힘이다. 세상에서 가장 큰 물체가 지구이므로 우리는 지구 중력의 영향을 가장 많이 받는다. 그래서 모든 사람은 지구에 딱 달라붙어 있다. 실제로는 힘을 많이 받고 있지만 이것은 언제 어디서나 항상 받는 힘이어서 너무 익숙하므로, 우리는 실제 생활에서 아무런 불편도 느끼지 않고 살아간다.

운동에서 '중력·무중력의 법칙'은 지구 중력을 이용하여 힘들이지 않고 운동하면서 균형점을 찾고 유지하는 방법이다. 중력 방향으로 움직일 때는 힘을 빼면서 중력의 힘으로 자연스럽게 흐름을 탄다. 중력에 반하여 움직일 때는 힘을 주긴 하지만, 움직임이 꼭 필요한 곳에 꼭 필요한 만큼만 사용하는 것이 요령이다. 특히, 자세를 유지할 때는 그 자세가 무중력 상태에서의 자세인 것처럼 불필요한 힘을 빼고 최소한의 힘만 사용하도록 한다.

'중력·무중력의 법칙'을 적용하는 방법은 매우 단순하다. 즉, 자연스럽게 하면 된다. 온몸에 힘을 뺀 상태에서, 하고자 하는 운동에 순응하는 마음으로, 리듬을 타면서 물 흐르듯이 천천히 하면 된다. 자신의 몸무게를 이용하여 특정 자세를 취하여 운동하는 것도 중력·무중력을 활용하는 방법 중 하나이다.

수련이 깊어지면 어느 순간, 전체적인 움직임이 무중력 상태에서 저절로 움직이는 듯한 느낌으로 변할 것이다. 말로 더 이상 표현하기란 힘들다. 단순하지만 몸과 마음이 함께해야 하는 고급 운동법칙이기 때문이다.

2. 내 몸의 상태에 맞게 설렁설렁한다

제대로 된 운동의 두 번째 조건은 내 몸의 상태에 맞게 설렁설렁하는 것이다.

운동하는 사람들의 상당수가 간과하는 것은 내 몸의 현재 상태와 상관없이 일반적인 운동법을 나에게 그대로 적용하는 것이다. 이것은 매우 잘못된 운동법일 뿐만 아니라 잘못하면 오히려 운동을 함으로써 건강을 더욱 악화시킬 수도 있으므로 매우 조심해야 한다. 어떤 면에서는 이것이 첫 번째 항목보다 더 중요한 항목이다. 즉, 운동의 원리를 이론적으로 많이 아는 것보다 내 몸에 맞게 운동하는 것이 더 중요하다는 뜻이다. 하나씩 알아보자.

1) 몸에 몰입하고 몸 상태에 맞춘다

운동을 하면서 내 몸의 상태를 알려면, 일단 생각을 내려놓고 몸에 몰입해야 한다. 그리고, 천천히 가벼운 운동으로 심장에서 먼 곳에서부터 운동을 시작한다. 스트레칭이 좋은 시작이 될 것이다. 조금씩 체온이 상승되는 것이 느껴지면 다양한 밀당 운동을 하면서 몸 전체에 열이 퍼지도록 꾸준히 몸을 움직이면 된다.

체온이 상승하기 전에 동작을 무리하게 하는 것은 심장과 근육에 무리가 온다는 것을 잊지 말자. 만약 특정 부위에 통증이 있을 때는 운동하지 말고 쉬면서 살살 달래준다. 또한, 열이 심하게 나는 곳은 지금 염증이나 병이 진행되고 있다는 의미이고, 많이 차가운 곳은 기능이 무력화되어 제 기능을 다하지 못하는 곳이므로, 이런 곳은 기혈 순환이 잘 되도록 치유하고 복구한 후 운동하도록 한다.

2) 설렁설렁한다

전체적으로 무리하지 말고 설렁설렁 리듬감을 타면서 운동한다. '설렁설렁'한다는 것은 성의 있게, 여유 있게, 즐겁게, 천천히 하는 것을 말한다. 대충 하는 것과는 전혀 다른 것이며, 큰 차이가 있다. 리듬감의 흐름을 타면서 움직이면 더욱 좋다. 이렇게 몸을 느끼면서 운동의 강도·빈도·속도를 몸 상태에 맞추어 조절하면 된다. 내 몸이 움직일 수 있는 만큼만 움직이면 되는 것이다.

3) 열감을 만들고 골고루 느낀다

운동을 하면 열이 난다. 설렁설렁 운동하면 온화한 열이 생기고 촉촉한 땀이 생긴다. 뜨거운 열이 나거나 땀이 줄줄 흐르는 것은 몸 상태가 잘못된 것이거나 운동 방법이 잘못된 것이므로 잘 살펴야 한다. 운동을 하면서 항상 스스로 열감을 느껴야 한다. 어디에서 열이 시작하고 끝나는지를 확인해 보는 것이 방법이다. 열감이 상체로만 가면 잘못된 것이다. 상체보다는 하체에 열감을 느끼는 것이 좋다. 아랫배나 등·엉덩이·허벅지에 골고루 열감을 느낄 수 있는 것이 더 좋고, 손끝·발끝까지 열감이 확장되도록 하면 더욱 좋다.

이해를 돕기 위해, 예를 하나 들어보자.

워밍업 없이 격렬한 운동을 시작하면 어떻게 될까?

산소가 갑자기 많이 필요해지므로, 폐근육 활동이 갑작스럽게 늘어나면서 헐떡거리게 된다. 평소보다 많은 산소가 과잉으로 공급되므로 몸에 무리가 오면서 열이 난다. 그러면 갑자기 증가한 열을 식히고 빼내기 위하여 머리·이마와 겨드랑이에서는 생땀이 난다. 생땀이 나면 시원함을 느끼게 되는데, 사람들은 이것을 운동을 해서 생기는 좋은 결과로 알고 '아, 운동해서 땀이 나니까 이제 건강해졌다.'고 생각한다. 어떤가? 좋은 결과인가? 아니다. 앞에서도 이야기했지만 열은 골고루 퍼져서, 끝과 끝을 통해서 말단까지 도달하여 해소되어야 순환이 잘 되는 것이다. 머리와 얼굴·상체 쪽으로만 열이 올라간 상태는 몸에 불균형이 생긴 것이니 좋을 이유가 없다.

땀 역시도 전체적으로 골고루, 특히 하체까지 촉촉하게 나야 한다. 자신이 운동을 제대로 하고 있는지, 열 관리가 제대로 되고 있는지 알고 싶다면 자기 몸의 어디에서 땀이 많이 나는지를 관찰하라. 얼굴·머리·겨드랑이·등에만 땀이 흠뻑 나는 사람들은 심장에 화(火) 기운이 많이 쌓인 상태다. 운동을 장기간 했는데도 계속 상체에서만 땀이 많이 나고 손발은 계속 차다면 운동을 잘못하고 있는 것이다. 이런 기본을 모르는 사람들이 많다.

4) 운동 후에는 쉰다

'연착륙'이라는 말이 있다. 운동에 있어서 연착륙이란 시작과 끝을 부드럽게 하라는 뜻이다. 운동을 시작하기 전에는 스트레칭을 해 주어 몸이 적응하게 하고, 운동을 마치면 정리운동을 하여 심신의 흥분을 서서히 가라앉혀야 한다. 누구나 다 아는 상식이다. 그런데 여기에 한 가지를 더 추가하면 금상첨화(錦上添花)가 된다. 무엇일까?

휴식이다. 운동 후에는 쉬어야 한다. 열을 발산하였다면, 열을 차분하게 식히는 과정이 필요하다. 휴식을 해야 운동 중에 소모된 영양과 수분을 보충하고 근육의 피로가 풀어진다. 제대로 운동을 하고, 운동 후 명상을 하면서 쉬는 동안 근육과 뼈와 경락이 질서를 찾아간다. 또한 운동 중에 혹시 미세하게 손상된 조직이 있다면 쉬는 동안 복구될 수 있다. 만약 충분한 휴식이 없다면 손상된 근육에서 염증이 발생하여 병으로 발전되기 쉽다. 누구나 다 아는 것일 수 있고 당연한 말일 수 있다. 그런데, 머리로 아는 것과 실행하는 것은 다른 것이다. 〈아시오 건강법〉에서 휴식이란 부록처럼 추가되는 것이 아니라 매우 중요한 운동 과정 중의 하나다. 운동 후에는 쉬는 것이 최고의 보약이다.

3. 호흡과 함께한다

운동할 때 호흡과 함께 제대로 하지 않으면 그건 운동이 아니다.

산소는 그때그때 사용되고 몸속에 저장되지 않기 때문에 계속해서 몸안으로 공급해주어야 한다. 운동에서 호흡을 강조하는 이유가 그것이다. 비유하자면, 혈관(도로망) 속의 적혈구(택배 아저씨)가 산소와 영양분(택배상자)을 싣고 다니면서 온몸의 근골격과 내장기관(고객)에 전달해 주는 것이고, 이 과정이 잠시도 쉬지 않고 원활하게 유통되어야 문제가 생기지 않는 것이다.

헉헉거리면서 하는 숨 가쁜 호흡은 부족한 산소를 채우기 위해서 하는 호흡이다. 보통의 운동을 할 때 계속 이런 호흡을 한다면 일반적으로 좋은 운동이 아니다. 호흡은 가볍게 몸이 움직이는 정도에 맞게 해야 하며, 조금 거칠게 움직이는 경우라도 호흡이 깊이 들어갈 수는 있지만 가능한 끊어져서는 안 된다. 숨을 오래 멈추면 근육에 무리가 가기 때문이다.

예를 들어, 손을 들어 올릴 때는 올리는 동안 숨이 뱉어져야 하고, 손을 다시 내릴 때는 내리는 동안 숨이 들어가야 한다. 동작이 끝난 다음에는 호흡이 다시 자연스럽게 정돈된 후에 다음 동작을 취해야 한다. 다리도 마찬가지고 허리도 마찬가지다. 심장에서 먼 곳에서부터 점진적으로 무리하지 않고 운동하면서 호흡도 이에 보조를 맞추면서 잔잔한 파도와 같이, 부드럽게, 움직임과 일치되게 하면 된다. 몸이 시원해지는 느낌이 오고, 그 시원함을 동반한 온화한 열이 몸 전체에 골고루 퍼져가는 행복한 감각을 느끼면서 호흡을 하면, 산소 공급에 차질이 생기지 않는다.

그런데, 숨은 언제 내쉬고, 언제 들이쉬어야 할까?

운동은 종류에 따라 취하는 자세가 다르고, 목적이 다르고, 움직이는 형태가 다르고, 소요 시간도 모두 다르다. 언제 숨을 내쉴지, 언제 숨을 들이쉴지를 획일적으로 정할 수는 없다. 다만, 일반적으로 다음의 네 가지 기준으로 적용하면 큰 무리가 없을 것이다.

첫째, 동작을 취할 때 내쉬고, 원 상태로 돌아올 때 들이쉰다.

둘째, 힘이 더 드는 자세일 때 내쉬고, 힘을 덜 드는 자세일 때 들이쉰다.

셋째, 동작의 변화가 없는 상태에서는 자연스럽게 들이쉬고 내쉰다.

넷째, 정해진 호흡 방법을 제시해 주는 운동은 제시한 방법대로 호흡한다.

호흡의 길이는 일반적으로 내쉬는데 3초 정도, 들이마시는데 2초 정도를 기본으로 운동 동작과 맞추면 된다. 점점 숙달이 되면 5초/3초로, 그다음에는 7초/5초로 그렇게 호흡하는 게 좋다. 이것은 운동할 때, 즉 움직일 때의 호흡을 말하는 것이다. 명상을 할 때는, 1대1로 똑같이 호흡을 해야 한다. 즉, 내쉴 때와 들이마실 때가 각각 3초/3초, 5초/5초… 이렇게 일대일 호흡을 하게 되므로 운동할 때와 혼동하지 말아야 한다.

여기서 중요한 것은 자기의 호흡 수준을 정확하게 알아야 한다는 점이다. 자기가 3초 호흡을 했을 때 편한지, 5초 호흡이 편한지 그것을 스스로 판단을 하면서 하라는 말이다. 동작을 한 번씩 취하면서 자기에게 맞는 호흡을 찾아가야 한다. 그렇게 했을 때 3초가 편하다면 3초 호흡으로 계속하고, 그러다가 '이제 좀 늘려도 괜찮겠다' 하면 5초 호흡으로 늘리면 된다.

좀 더 설명을 하면 운동할 때, 즉 동작을 취할 때는 호(呼, 내쉬기) 3초, 다시 본래의 상태로 돌아올 때는 흡(吸, 조금 빠르게 들이마시기) 2초, 이렇게 가면 된다.

호(3)~~흡!(2), 호(3)~~흡!(2), 호(3)~~흡!(2).

이런 식으로 말이다. 몸을 움직일 때는 흡! 하면서(들이마실 때) 좀 더 빠르게 들어가야 한다. 다른 곳에서는 좀 보기 힘든 방식일 것이다. 그동안 〈아시오 요가〉를 지도하면서 치유를 돕는 이런 방식의 호흡을 발견한 것이며, 〈아시오 요가〉만의 호흡의 특징으로, 운동할 때 적용해보니 효과가 매우 좋았다.

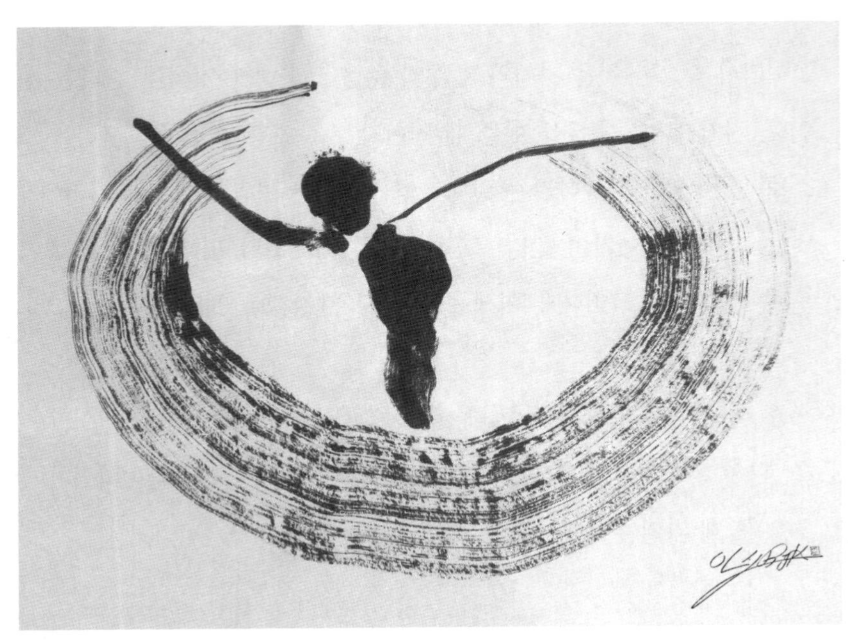

「운동 - 원심력과 구심력」 - 수묵화 / 종이, 먹

'운동'과 관련한 Q&A

Q 운동은 결국 근육을 정상화시키기 위한 것이라고 봐도 되나요?

A: 그렇게 보아도 된다. 앞에서도 말한 바 있지만 근육은 몸 안에 있는 하나의 '열(에너지) 저장 탱크'다.

Q 운동을 하는데도 병에 걸리는 이유는 무엇일까요?

A: 사람은 하루 종일 소소하게 움직여서 열을 골고루 태워야 한다. 그런데 운동은 하지 않고 가만히 앉아서 일만 하는 시간이 늘어나면 몸에 울체(鬱滯)[1]가 많이 생긴다. 기운이 계속 움직여야 하는데 그렇게 못하니까, 사람들은 몇 시간에 걸쳐서 움직일 것을 한 시간 만에 왕창 태워 버리려고 한다. 그러면 또 문제가 생긴다. 신장에 무리가 오고, 근육에는 젖산이 생기고, 땀은 얼굴에만 나게 된다. 이것은 무식하게 운동하는 것이다.

옛날에는 사람들이 살아가는 것과 움직이는 것 자체가 그냥 운동이었는데, 요즘은 헬스클럽 가서 운동하고, 등산하면서 운동한다. 그런데 더 그것이 더 낫다고는 말할 수 없다. 가능하다면 일상이 운동이 되는 것이 더 좋다.

Q 바쁜 현대인들이 그렇게 하루 종일 운동을 하기는 힘들지 않나요?

A: 그렇다. 시간 내서 꾸준히 움직일 수가 없기 때문에 운동하는 방법을 제대로

1 기혈(氣血)이 한 곳에 몰려서 머물러 있는 것

배우라고 하는 것이다. 자기 자신의 몸에 균형이 깨져있다는 것을 알고, 제대로 배워서 운동을 시작해야 한다. 또, 평상시에 호흡을 어떻게 하고 있는지도 살펴봐야 한다. 특히 게임이나 컴퓨터 작업 등을 할 때, 긴장하여 숨도 제대로 안 쉬고 움츠리는 시간이 많은데, 그러니 자기가 '산소 부족'이라는 사실도 알아차려야 변화가 일어난다. 그리고 숨 쉴 때, 산소가 잘 들어가게 움직이는 법도 배워야 한다. 이런 것들을 잘 모르기 때문에 부작용도 많이 생긴다.

헬스장이나 수련장에 가서 다짜고짜 막 운동을 시작하는 사람도 있다. 그러면 몸이 굉장히 무리하게 된다. 물론, 땀이 머리 쪽으로 가니까 어느 정도는 해소는 된다. 땀이 나면서 열을 식히니까, 뇌가 조금 시원해져서 행복한 느낌이 오는 것이다. 하지만 열들이 머리, 즉 위로만 해소가 되므로 좋은 것이 아니다. 열은 몸 전체로 골고루, 끝과 끝을 통해서 다 나가야 건강해진다.

또한, 가능하다면 조금씩이라도 자주 하루 종일 움직여야 한다. 책상에 많이 앉아 있는 사람들은 일부러라도 자꾸 일어나 움직여줘야 그나마 순환이 된다. 앉은 상태에서도 가끔씩 손가락이나 발가락, 손목이나 발목, 목 등 여기저기를 꼬물꼬물 움직여주면서 작업하는 습관을 들여야 한다. 오래 앉아 있을수록 척추에도 무리가 가고, 골반이 눌려 혈액순환이 잘 안되므로 척추와 연결된 오장육부의 기능이 떨어진다. 그러므로, 자주 일어나서 허리를 돌려주고 골반, 특히 꼬리뼈 부분을 많이 두들겨 주도록 하자.

Q '끝과 끝이 통하도록 운동해야 한다'고 하셨는데, 여기서 끝과 끝이란 손가락·발가락을 말씀하시는 것인가요?

A: 맞다. 우리 몸이 건강하려면 손끝 · 발끝 같은 말단까지, 몸 전체에 골고루 열이 공급되어야 한다. 순환이 끝까지 되어야 한다. 그래야 근육을 포함한 모든 세포가 모두 다 건강하게 구성된다. 자세히 보면 열만 가는 것이 아니다. 열이 전

달되기 위해서는 영양이 가야 하고, 산소와 기(氣) 에너지가 가야 한다. 그러려면 소화가 잘되어야 하고, 숨도 잘 쉬어야 한다. 만약 이런 흐름이 끝까지 이어지지 못하고 중간에 머무르면 죽은 열이 되고, 죽은 에너지가 된다. 끝까지 가지 못하고 중간에서 막히니까 아프고 병이 나는 것이다.

Q 배고플 때 운동하는 것이 맞나요?

A: 내가 예전에 늑대에 대한 다큐멘터리를 본 적이 있다. 늑대가 한 보름 동안 사냥을 못 해서 쫄쫄 굶다가 썩은 고기를 딱 한 덩어리 먹었는데, 그것만으로 또 며칠을 지내는 것을 보았다. 늑대처럼 진화한 동물은 야생에서의 생존 능력이 매우 뛰어나다. 사람도 동물이므로 배고플 때 운동해도 아무런 문제 없이 괜찮은 것이다. 사자들 역시 썩은 고기를 먹어도 몸이 거뜬한데, 그 이유는 사자의 위에서는 인간보다 더 강력한 위산이 나와서 음식을 분해하고 소화시키기 때문에 탈이 나지 않는다. 사람은 그렇게 진화하지 않아 동물보다 흡수하는 능력이 많이 떨어지긴 하지만, 우리 몸에도 3일 정도는 쓸 수 있는 에너지가 있다. 그러니까 어느 정도 배가 고픈 상태가 되어도 운동하는 데는 지장이 없다. 오히려, 배가 고픈 상태에서는 몸속에 있는 모든 에너지를 태워 사용하기 때문에 순환이 더 잘 된다. 단, 현기증이 오거나 하는 상태 그리고 위가 약한 사람들의 경우는 예외이므로 이런 경우는 제외한다.

음식물을 먹으면, 먹는 순간부터 대부분의 에너지가 위장으로 쏠린다. 이런 상태에서 운동을 시작하면 소화도 시켜야 하고 운동도 해야 하므로 심장이 더 바빠진다. 피 순환을 통한 영양 공급 체계에 무리가 와서 근육으로 가야 하는 에너지가 잘 가지 못하는 경우가 생길 수 있다. 그러므로 어느 정도 속이 빈 상태에서 운동을 하는 것이 더 좋다. 꽉 찬 상태에서 운동을 하면 무겁고 커진 위가 늘어나는 위하수증이 생기게 되고, 늘어난 만큼 위가 간을 누르게 되므로 간 기능까지 약해지게 된다. 식후에는 머리를 쓰는 게임이나 바둑 등을 하거나 심한 운동을 하기보다는 가벼운 산책이나 음악을 들으며 쉬는 것이 더 낫다. 잠시라도 편하게 휴식하는 것이 제일 좋은 방법이기 때문이다.

Q 운동과 산소와의 관계를 설명해 주세요.

A: 높은 산에서 음식을 해 먹으려고 가스 불을 켜면 산소가 부족하여 불이 잘 안 켜지는 경우가 있다. 운동할 때에도 산소가 잘 전달되어야만 영양분이 잘 타서 열이 잘 생성된다. 그래서 운동할 때는 호흡의 균형을 잘 맞추는 것이 필요한 것이다.

운동에는 유산소운동과 무산소운동이 있다.

유산소운동은 산소가 공급되는 상태에서 하는 운동으로 걷기·조깅·자전거·수영 등을 말한다. 이런 운동은 몸 안에 있는 당류를 에너지원으로 소비한 후, 당이 부족하면 지방을 분해해서 에너지원으로 사용하고, 노폐물인 물과 이산화탄소는 몸 밖으로 바로 배출한다. 몸에 무리가 가지 않는 좋은 운동이라 할 수 있다. 다이어트에 특히 좋다.

무산소 운동은 역기나 근력운동 등 단시간에 많은 에너지를 필요로 하는 운동을 말한다. 이런 운동은 짧은 시간에 많은 에너지를 필요로 하므로 유산소운동의 메커니즘으로는 에너지를 충분히 생성할 수가 없다. 그래서 이 경우에는 몸속의 단백질을 산소 없이 빠르게 분해하여 많은 에너지를 생성하는 다른 메커니즘이 작동된다. 이 과정에서 노폐물이 피로물질인 젖산을 만들어낸다고 알려져 있다. 젖산은 배출이 잘 안 되므로 근육이 뻐근해지고 아픈 것이다. 근력 증강을 위해서는 이러한 무산소 운동도 필요하다. 하지만 기본적으로 무산소 운동은 몸에 무리가 가는 운동이므로 잘 선택해서 해야 한다. 부작용을 조심해야 하는 것이다.

Q 마구잡이라도 운동은 하는 게 낫겠죠?

A: 나을 수도 있지만 더 좋지 않을 수도 있다. 통증이 너무 심할 때는 일단 약을 먹는 게 낫다. 급한 불은 꺼야 하니까. 운동도 그동안 아무런 운동도 하지 않고 있었다면 마구잡이라도 운동을 하면 틀림없이 좋아지는 부분이 있다. 하지만 약을 잘못 쓰면 부작용이 있는 것처럼 운동도 자신의 상태에 알맞은 운동을 제대로 하지 않으면 부작용이 생긴다. 언제 어떻게 운동해야 하는 것인지는 이미 다 이야기했으므로 그 부분을 참조하도록 하자.

Q 운동의 법칙으로 '밀당의 법칙'을 말씀하셨는데, 밀당은 운동에만 적용되나요?

A: '밀당의 법칙', 즉 밀고 당기는 작용을 운동에 적용되는 원리로 설명했지만, 사실은 좀 더 큰 의미가 있고, 적용 범위도 제한을 받지 않는다. 밀당은 힘의 작용인데, 우주 자체가 전부 밀고 당기는 힘으로 균형을 이룬다고 할 수 있다. 음양의 원리가 그렇고, 빅뱅의 원리가 그렇다. 우리가 지금 여기 서 있는 것도 지구 중력의 당김에 대하여 우리 몸이 발바닥으로 밀어서 균형을 이루는 밀당의 일종인 것이다. 밀고 당기는 운동의 작용이 골고루 일어났을 때 온 세계가 순환이 되는 것이고, 순환이 잘 되기 때문에 균형이 잡히는 것이다. 인간관계 역시도 알고 보면 밀당이고, 생태계의 작용 또한 밀당이다. 다시 운동으로 돌아와서 말한다면, 밀당이 있으므로 순환이 되고, 그렇기 때문에 병이 생기지 않고 건강해진다. 그러니까 이 논리를 꼭 배우고 체득하기 바란다.

Q 뼈에도 밀당도 있나요? 다른 밀당 관계도 알려 주세요.

A: 뼈의 경우는 밀고 당기는 것보다는 뼈에 붙어 있는 속근육과 겉에 있는 겉근육이 밀당 작용을 하는 것이다. 그러니까 뼈 자체는 밀당 관계로 설명하는 것이 부적절하다.

먹는 음식도 밀당 관계가 있다. 당기는 음식이 있고 미는 음식이 있는데 몸에서 미는 음식은 먹지 않는 것이 좋다. 대소변은 밀어내는 것인데, 잘 밀어내야 잘 당겨진다. 음식 먹은 것이 나가지 않으면 들어올 수가 없는 것은 너무나도 당연한 이치다.

숨결도 밀고 당기면서 산소와 이산화탄소를 밀당하는 것이고, 심장의 펌프질도 밀당하는 것이다. 밀어내는 것은 동맥이고, 당기는 것은 정맥이다. 미는 것의 끝과 당기는 것의 끝이 연결되므로 끝과 끝이 통해야 밀당 관계가 좋아진다.

남녀 관계에도 적절한 밀당이 있으면 재미가 있고 가끔씩 신선한 자극도 되며 균형이 잡힌다.

Q 운동을 심하게 하면 피로물질이 쌓이나요?

A: 당연하다. 몸이 감당할 수 있는 범위를 넘어설 정도로 운동이나 일을 심하게 하면 피로물질이 생긴다. 사실, 피로물질이라는 것은 근육에서 빠져나온 젖산인데 이것은 근육을 굳게 하는 성질이 있고 배출도 잘되지 않는다. 이렇게 되면 근육이 경직되는 것이다. 알고 보면 젖산이 생기는 것은 인체가 근육을 보호하기 위한 자정시스템이기도 하다. 너무 심하게 운동을 해서 근육과 인대 등이 상할 때까지 운동하는 것을 막아주는 것이다. 피로물질이 쌓이면 이것이 없어질 때까지는 운동을 쉬어주는 것이 좋다. 살살 그리고 천천히 빼근하거나 통증이 느껴지는 부위를 풀어주라. 기본적으로 운동은 근육에 무리가 되지 않는 범위 내에서 체온을 천천히 올리면서 단계적으로 하는 것이 좋다. 그리고 휴식하라. 근육에는 산소, 영양만 필요한 것이 아니라 휴식도 필요하다.

Q 운동과 관련해서 중요한 개념으로 '연결고리'를 말씀하신 적이 있습니다. 이것에 대하여 간단히 설명해 주세요.

A: '연결고리'란 〈아시오 요가〉의 전문가 과정에서 배우는 개념이다. 일반 사람들은 굳이 알 필요가 없지만 간단히 이야기하면 이렇다. 운동의 깊이가 깊어지면 신경과 근육, 겉근육과 속근육의 '연결고리'가 느껴진다. 먹는 것이 소화되는 과정에서도 5장6부의 '연결고리'가 느껴지고, 깊이 명상을 하면 12경락의 '연결고리'까지 느껴진다. 이런 것을 통찰할 수 있는 생각과 마음과 영혼의 관계도 '연결고리'가 있다. 이 정도만 알고 넘어가자.

넷째 원리 : 자연
자연과 교감하고, 자연과 하나가 되라

진정한 건강을 얻기 위해 필요한 마지막 원리는 자연과의 만남에서 완성된다. 이것은 이전에 이야기한 3가지 원리의 기반이 되기도 하고, 결론적으로 완성을 이루게 하는 원리이기도 하다. 인체가 '소자연'임을 이해하고, 자연 속에서 휴식하고, 자연과 교감하며, 궁극적으로 자연의 섭리를 깨달을 수 있다면 자연과 하나가 되는 경지에까지 도달한다. 면역력과 자연치유력이 극대화되어 진정한 건강을 얻고 마음의 평화를 얻는다. 이렇게 된다면, 〈아시오: 我始悟〉의 궁극적 목표인 깨달음의 경지에까지 올랐다 할 수 있을 것이다.

인체는 소자연

'인체는 소우주'라는 말이 있다. 우주와 자연은 서로 동격이라 할 수 있으므로 '인체는 소자연'이라고도 할 수 있다. 인체는 자연과 비슷한 점이 너무나 많은 자연의 축소판인 것이다. 우주에 배치된 은하들의 구성 모습과 뇌 신경세포망의 형상이 매우 닮았으며, 자연에서 발생하는 열냉건습이 내 몸속에서 그대로 발생하는 것 역시 비슷하다. 서로가 균형을 이루고 화합하면 잘 굴러가지만 서로 내가 잘났다고 우기거나, 한쪽에서 무리하면 탈이 나는 것이다.

한 가지 예를 들어 보자.

현대에 들어와, 전 세계의 인구는 폭발적으로 증가하였고, 산업과 문명도 차원이 다르게 발전하였다. 전 세계 수많은 공장에서는 엄청난 양의 이산화탄소나 매연 등의 온실가스를 대기 중에 배출한다. 이로 인하여 '지구 온난화 현상'이 생겨 자연에서는 수많은 천재지변이 발생한다. 바다의 수온이 높아져 북극의 빙하가 녹고, 엄청난 가뭄과 홍수, 폭설 등이 생기는 것이다. 이것은 인간이 자연의 에너지를 무분별하게 퍼다 쓰고 오염시켜서, 자연에 불균형이 생겼기 때문이다. 천재지변은 자연이 인간에게 보내는 경고 메시지다.

내 몸속에서 일어나는 상황도 살펴보자.

어제 욕심을 내어 배 속이 가득 찰 정도로 먹은 음식은 오늘 가슴이 답답한 체증으로 나타난다. 오늘 갑작스럽게 심하게 한 바벨 운동은 내일 근육이 뻐근하고, 당기고, 담이 결리는 형태로 나타날 가능성이 크다. 이것은 내 몸을 무리하게 사용한 결과로 불균형이 생겨 나타나는, 몸이 나에게 보내는 경고 메시지인 것이다.

자연 속에서의 휴식이 필요한 이유

대다수 현대인들은 음식을 대충 빨리 먹고, 하루 종일 앉아서 일하는 경우가 많다. 고열량의 음식으로 과식하고 운동이 부족하면 열이 남아돌게 되는데, 그 열은 어디로 갈까? 움직여야 그 열이 척추를 타고 발끝까지, 손끝까지 연결되어 순환되는데, 가만히 오래 앉아 있으면 열의 순환이 허리나 골반에서 차단된다. 하체로 내려갈 수 없는 열은 아래로 못 가니까 상체로 퍼져 갈 수밖에 없어서, 현대인들에게 익숙한 경로인 머리와 얼굴로 몰리게 되는 것이다. 그래서 머리에서 열이 나고, 짜증이 나고, 스트레스가 쌓이고, 그러다 선을 넘으면 폭발하여 병이 생기는 것이다. 게다가, 컴퓨터 앞에 앉아서 마우스만 움직이니까 손·목·어깨가 굳으면서 통증까지 생긴다.

이럴 때는 어떻게 해야 하나?

이럴 때는 일단 쉬어야 한다. 쉬는 것도 여러 가지 방법이 있겠지만 자연 속에서 휴식을 취하는 것이 최선의 방법이다.

사람은 자연의 일부이므로 본능적으로 자연 속에 있으면 마음이 편해진다. 가벼운 산책이나 명상을 통하여 복잡한 생각을 접을 수 있으므로 마음이 안정되고 긴장이 해소된다. 또한, 자연은 직접적으로 몸의 상태를 회복시킨다. 자연 소재의 편안한 옷을 입고, 신선한 공기를 마시고, 햇볕을 쬐고, 자연에서 직접 채취한 식재료의 음식을 가볍게 먹으면 몸의 열냉건습(熱冷乾濕)이 온화하게 잘 조절된다. 이때 몸은 필요한 것은 흡수하고 필요 없는 것은 배출하여 항상성을 유지하므로, 면역력이 향상되고 자연 치유력이 극대화된다. 건강해질 수밖에 없는 것이다.

자연과 교감하고 자연과 하나 되는 방법

한 걸음 더 나아가 보자. 진정한 건강을 얻으려면 어떻게 해야 할까?

한 마디로, 자연과 교감하고 자연과 하나가 되면 된다.

자연과 교감하려면 먼저 자연에너지를 느껴야 한다. 그렇지 못하면 사실 방법이 없다. 달·태양·나무·물·돌·여기서 뿜어 나오는 에너지를 이해해야 하고, 그 속에서 내가 살아있음을 느껴야 한다. 자연에너지를 느낀다는 것은 현대인들에게는 조금 어려운 일이다. 내 몸의 열(火)이 해소되지 않은 상태에서는 어렵다. 하지만, 오감을 회복하면 가능하다. 오감을 회복하는 과정은 따로 소개한 내용(Part4. 수련의 흐름 타기 – 4단계: 오감 살리기)을 참조하도록 하자.

마지막으로, 어떻게 하면 자연과 하나가 될 수 있을까?

말로 표현하기 어려운 문제다. 굳이 표현하자면 이렇다. 내 몸의 호흡을 알면 자연과 하나가 될 수 있고, 자연이 주는 식재료를 구별해서 먹을 수 있으면 자연과 하나가 될 수 있다. 생명의 존엄함을 알아도 자연과 하나가 될 수 있고, 사람들끼리 서로 존중하는 법을 알면 자연과 하나가 될 수 있다. 자연과 하나가 되려면 내가 하루를 살아가면서 '자고 먹고 싸는 것'에 대하여 잘 알아 섭생하고, 자연에서 오는 감동을 찾고 느끼면 된다. 자연과 하나가 되려면 자연의 섭리를 완전히 깨달으면 된다.

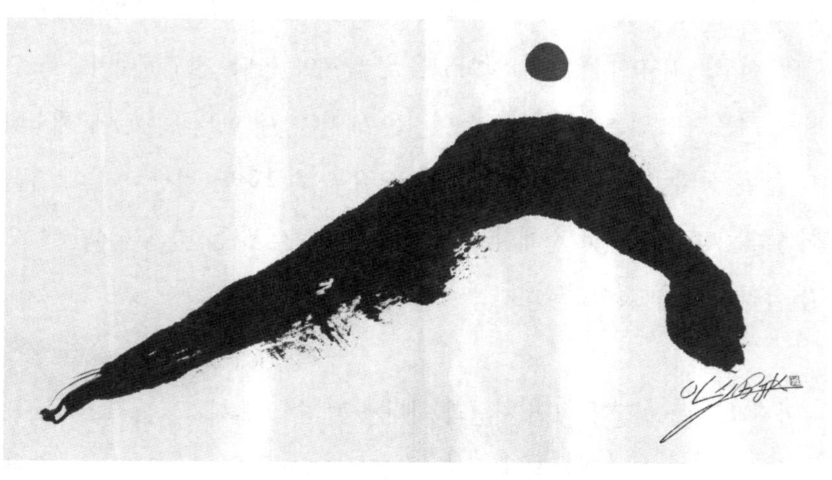

「자연 - 있는 그대로」 - 수묵화 / 종이, 먹

‘자연’과 관련한 Q&A

Q 몸이 소자연이라고 하셨는데, 비슷한 예가 있으면 더 알려 주세요.

A: 이 시대에 들어서면서부터 자연이 굉장히 역동적으로 변화되는 것을 알 수 있다. 수백 년 전까지 굉장히 천천히 변하고 있다가 석유를 쓰면서부터 지구 속의 에너지가 갑자기 바깥으로 나왔다. 그 에너지가 타면서 새로운 오염 에너지를 만들어 지구 대기를 오염시키면서 땅속에 있는 자원도 빠르게 비워지고 있다. 바깥으로 뿜어 나온 에너지 때문에 온실효과가 발생하고 이것이 지금 대단히 큰 영향을 미친다. 그래서 허리케인이나 엘니뇨나 태풍이나 지진이나 이런 것들이 자연을 복구하기 위해서, 균형을 맞추기 위해서 발생하는 중이다. 한편으로 자연은 그 균형을 맞추기 위해서 균도 만들어낸다. 균도 하나의 생명이다. 그래서 크게 보면 이렇게 ‘코로나19’와 같은 균도 만들어서 전체적인 자연의 균형을 잡으려고 하는 것으로 봐야 한다.

인간의 몸도 마찬가지다. 몸의 균형이 깨지면 병이 많이 생긴다. 무서운 얘기지만 심해지면 죽을 수도 있다. 우리 몸이 스트레스를 받으면 정신적인 균형도 같이 무너지게 된다. 그러므로 정신적인 균형은 물론이고 육체적으로도 적절한 균형이 유지되어야 한다. 그런데 근육의 상태를 멋있게 보이려고 겉 근육만 키우면 겉은 멋있지만 속에 있는 근육들은 그만큼 더 힘들어진다. 겉 사정이 좋아지는 것에 비례해서 속사정이 안 좋아지는 것이다. 이런 이유로 밀당운동을 하면서 참근육을 키우라고 반복해서 강조하는 것이다.

Q 석유를 막 뽑아 쓰면서부터 여러 가지 문제가 생기고 있다고 하셨는데, 석유뿐만이 아니라 그 전부터도 나무라든지, 석탄이라든지… 결

국은 인간이 살기 위해서는 뭔가 자원을 써야 하는 것이고 그것은 결국 자연에서 빼내어 쓸 수밖에 없지 않나요?

A: 인간의 입장에서는 맞는 말이다. 그러나 지구는 그 안에서 스스로 열 조절을 한다. 열이 너무 많이 팽창되면 활화산으로 폭발해서 마그마가 분출된다. 화산 쪽에서 마그마가 분출되어 이산화탄소가 많이 생기면, 밀림 쪽에서는 산소를 더 많이 공급해주는 식으로 자연은 자연스럽게 균형을 맞춘다. 그런데 인간은 서서히 하지 않고 너무 심하게, 한꺼번에 막 빼다 쓰면서 급격하고 커다란 변화를 준다. 이러다 보니 균형을 맞출 시간이 없어, 문제가 크게 나타나는 것이다.

몸도 서서히 에너지를 사용하면서 서서히 성장하고, 나중에는 몸 안에서 에너지가 서서히 고갈되는 것이 자연의 순리다. 그런데, 그냥 앉아서 오랫동안 앉아서 버티고, 그러다 또 운동을 너무 한꺼번에 많이 하고, 맛있는 음식이라고 마구 많이 먹으면 이게 문제가 된다. 자연의 법칙은 누가 잡아끌어서 적용되는 것이 아니라, 자연 스스로가 균형을 잡기 위해 자연스럽게 반응하는 것이다.

Q 균형을 맞출 시간을 주지 않고 무리를 하면 문제가 된다는 것이네요?

A: 그렇다. 사람이 자기 욕심 때문에 무리하게 대출을 받아서 일을 벌였다가 부도가 나는 것처럼, 몸속의 환경도 무리하게 에너지를 빼서 쓰면 나중에 이것이 고갈되어 몸에 병이 나게 되는 것이다. 자연도 마찬가지다. 그래서 중요한 것이 전조 현상이다. 아주 큰 지진이 일어나기 전에 몇 번 정도는 작은 지진이 일어나는데 이것을 경고로 보고 대비해야 한다.

병이 생겼을 때 약을 먹으면 금방은 낫지만 근본적으로 치유되지 않으면 얼마 후에 또 병이 생긴다. 내가 잘못 먹으면 설사가 나고, 내 몸에 균이 들어오면 장이 서서히 또는 급격히 아파진다. 말하자면 계속해서 점점 더 나빠지는 것이다. 그런데 이런 현상이 자주 발생한다면 이때는 경각심을 갖고 잘 살펴가며 미리 조치를 취해야 한다. 이것을 방치하면 대지진이 발생한다. 큰 병이 생기는 것이다. 큰 병이 생기면 이때부터는 자잘한 여진이 계속 따라온다. 후유증이 자주 나타나고 오랫동안 아플 수밖에 없다.

내 몸이 자연이므로, 몸이 보내는 신호를 잘 보고 살아야 한다. 한두 가지 예를 더 들어보자. 머리털이 조금씩 빠지거나, 피부에 열꽃이나 두드러기, 반점 등이 생기거나, 굳은살이 박이거나, 손발이 차갑다면 그것은 인체 속 자연이 파괴되고 있다고 보면 된다. 마찬가지로 눈곱이 나오고, 가래가 나오고, 입이 바짝바짝 마르고, 입안에 뭐가 자꾸 나고, 잇몸에서 피가 나고, 소변에서 피가 비치면 이런 것은 내 몸의 어딘가가 파괴되려고 하는 전조증상이다. 이럴 때는 정말로 큰 병이 오기 전에, 빨리 원인을 찾아 제거해야 한다.

Q 마지막으로, 진정한 의미의 건강을 다시 한 번 정리해주세요.

A: 건강하게 잘 산다는 것은 첫째, 자기 몸의 열 관리를 온화하게 잘하고, 둘째는 몸이 원하는 음식으로 소식을 하고, 셋째로는 운동을 제대로 하는 것이다. 마지막으로 자연의 에너지까지 잘 느끼고 표현하며 사는 것이다. 그래야 진정한 건강이며, 자연이 우리 인간에게 준 본연의 건강이라고 말할 수 있다.

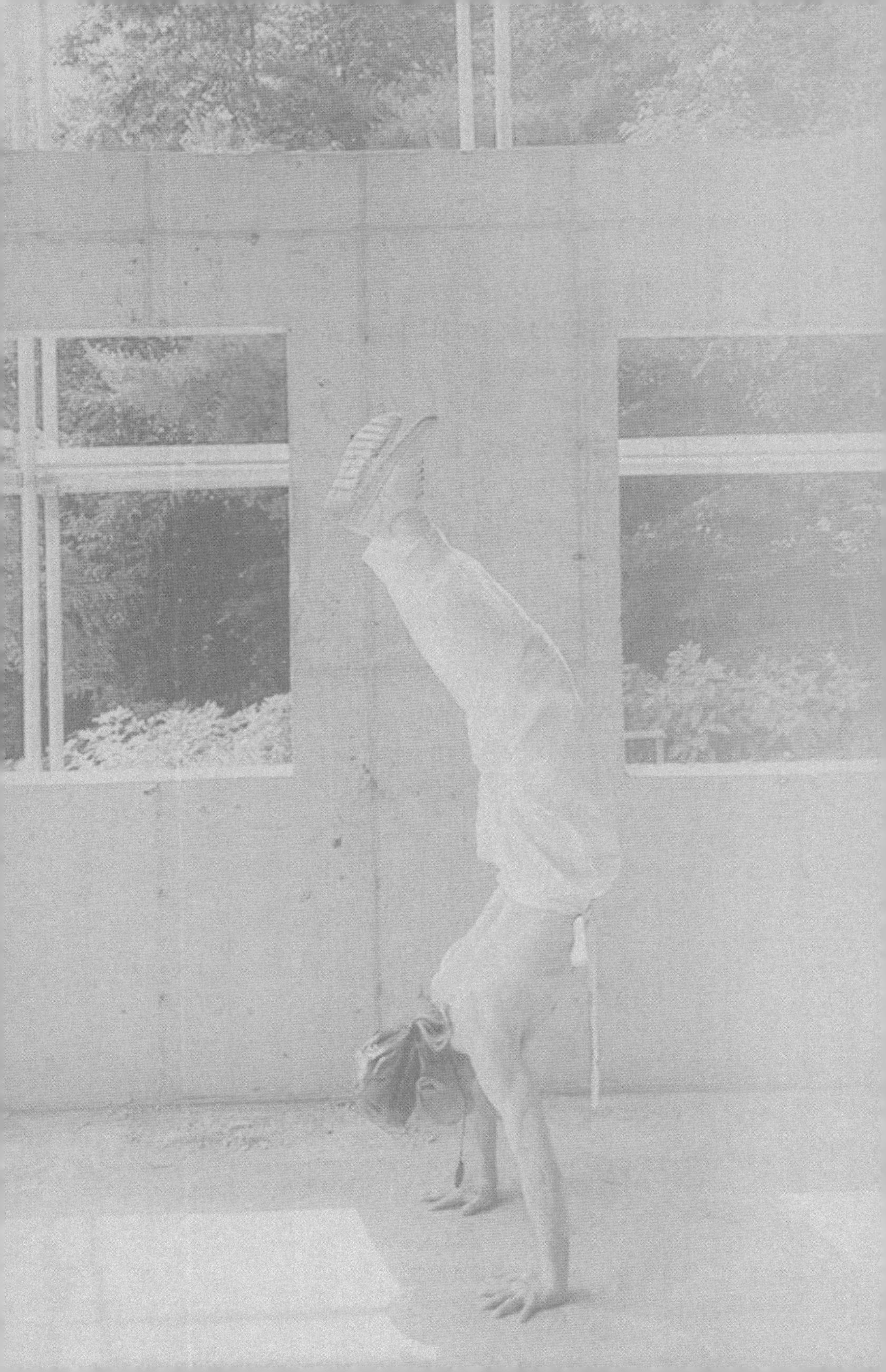

Part 4.

수련의 흐름 타기

〈아시오 건강법〉 수련 9단계

1단계 : 염증·통증 잡기 – 해독과 정화

2단계 : 뭉치고, 막히고, 맺힌 것 풀어주기 – 순환과 소통

3단계 : 밀고 당기기 – 참근육

4단계 : 오감(五感) 살리기

5단계 : 9공(九孔) 활성화하기

6단계 : 5장6부 강화하기

7단계 : 12경락 운기·축기하기

8단계 : 생명의 흐름 타기

9단계 : 참나로 돌아가기

1단계 :
염증·통증 잡기 - 해독과 정화

염증·통증이라는 말을 자주 들어보았을 것이다. 염증·통증을 가지고 있는 사람에게는 지긋지긋한 단어가 되겠다. 〈아시오 건강법〉 수련 1단계는 '염증·통증 잡기'다. 왜냐하면 가장 급한 불부터 꺼야 하기 때문이다. 다리가 붓고, 무릎이 쑤시는데, 호흡이 어떻고, 명상이 어떻고 하는 말은 사치일 수 있다. 그래서 이것을 해결하는 것이 급선무이고, 그래서 1단계 수련은 '염증·통증 잡기'다.

그러면, 바로 염증·통증을 잡으러 떠나 보자! 출발이다.

염증은 외상이나 화상, 세균 등에 대하여 체내에서 일어나는 방어 반응이다. 발이 붓거나 열이 나거나 눈이 충혈 되거나 어깨가 아픈 증상 등이 염증이다. 기능 저하도 수반된다. 통증은 배가 아프거나, 무릎이 시리는 등, 특정 부위가 아픈 증상을 말하는데, 염증에 의해서도 생기지만, 외부의 충격이나 급격한 운동에 의해서도 생긴다. 우리 몸은 모두 연결되어 있기 때문에 피가 통하고 산소가 공급되는 곳은 모두 다 염증이 퍼질 수 있다. 뼛속까지도 들어갈 수 있다. 염증과 통증은 당연히 좋은 현상이 아니다.

염증·통증은 몸 내부 또는 몸 외부의 다양한 원인으로 생긴다. 뇌출혈이나 중풍과 같은 급성도 있고, 어깨 결림이나 관절통과 같은 만성도 있다. 급성은 갑자기 생긴 것처럼 보이지만, 자세히 보면 수개월에서 수년 동안에 걸친 잘못된 생활 습관이나 자세, 정신적인 스트레스의 결과가 한꺼번에 나타났다고 보는 것이 더 타당하다. 패스트푸드를 먹고, 소파에 누워서 TV를 보고, 부하에게 화내고, 동료를 질투하면서 살아온 결과일 수가 있는 것이다. 물론, 아기를 낳을 때 생기는 산통이나 몸이 자라면서 생기는 성장통 같은 좋은 통증도 있지만 이것은 예외로 한다.

염증·통증은 순기능도 가지고 있다. 더 큰 병이나 화를 방지하기 위한 경고시스템의 역할을 하거나, 순환되는 것을 차단하여 병이 진전되는 것을 막는 보호시스템의 역할을 하는 것이 그것이다. 그러므로, 염증·통증이 생겼을 때는, 바로 '어? 경고신호가 떴네, 주의하란 말이구나!' 이렇게 알아차리고, 빠르게 그 원인을 찾아 제거해야 한다. 그렇지 않고 염증·통증을 그대로 방치하면, 그것은 점점 더 심해져 결국에는 돌이킬 수 없는 병을 만들게 된다. 매우 조심해야 하는 이유다.

염증·통증이 발생하는 원인

그러면, 염증·통증이 일어나는 원인은 무엇일까? 외상에 의해 생기는 것은 제외하고, 균이나 잘못된 음식물 섭취, 나쁜 자세나 생활습관, 스트레스에 의하여 발생하는 것만 이야기해 보자.

1. 첫 번째 원인은 세균이나 바이러스에 의한 감염 때문이다

우리 몸으로 세균이나 바이러스가 침투하면 몸의 면역시스템이 작동한다. 즉, 침투한 세균이나 바이러스에 대한 항체가 있거나 저항력이 있을 때는 면역력이 생겨 세균이나 바이러스와 싸워서 이기기 때문에 염증·통증이 생기지 않거나 경미하지만, 그렇지 않은 경우는 염증·통증이 발생한다.

2. 두 번째 원인은 술이나 약, 방부제와 같은 해독하기 어려운 화학물질이 몸속으로 침투하기 때문이다

오렌지나 바나나 등의 수입 식품에 묻어 있는 방부제나, 유기농이 아닌 식자재에 배어있는 농약, 좋지 않은 환경에서 생산된 우유나 계란 등에서 검출되는 항생제, 그리고 술의 알코올 성분, 염색약이나 샴푸 등에 들어 있는 화학물질 같은 것들이 몸속으로 많이 흡수되면 간에서 해독할 수 있는 능력과 용량을 초과한다. 간에서 채 걸러지지 않은 이런 독성들은 온몸을 돌아다니면서 신체 방어 시스템을 교란시켜 염증·통증을 일으킨다.

3. 세 번째 원인은 장내 유해균이 좋아하는 음식물에 의하여 생성되는 독성 물질 때문이다

장내 유익균은 장에 음식물이 들어왔을 때 이를 잘게 분해하여 영양소로 흡수하지만, 장내 유해균은 음식물을 분해하면서 나쁜 가스나 독성 물질을 만들어낸다. 그러므로 인스턴트 식품·밀가루·단당류 등과 같이 유해균이 좋아하는 음식물을 많이 먹으면, 유해균이 늘어나 독성 물질이 많이 생성되고 이것은 혈관을 통하여 온몸으로 퍼지게 된다. 이때, 순환 과정에서 간이나 신장에서 걸러지거나 땀 등을 통하여 배출되지 않으면 이것은 근육계·골격계·신경계·순환계·림프계·5장6부를 모두 다 오염시키면서 염증·통증을 일으킨다. 얼굴이나 손발이 붓고, 눈이 침침해지고, 배가 아프고, 설사가 나는 등 부작용이 나타나는 것이다. 또한, 혈액 속에 지방 덩어리나 콜레스테롤 같은 노폐물이 많아지면, 이것이 혈관 벽에 붙어 쌓이면서 혈관이 좁아져서 압박을 받아 통증이 생기기도 한다. 나중에는 이로 인하여 근육에도 이상이 생기고, 경락까지도 막힐 수 있다.

4. 네 번째 원인은 스트레스 때문이다

정신적으로 스트레스를 받으면 염증을 악화시키는 물질이 몸속에서 생성되며, 몸이 긴장하고 호흡이 불안정하게 되는데 이때 생기는 산소 부족, 혈액 순환 장애, 근육의 장시간 수축 등의 원인으로 통증이 생긴다. 스트레스는 눈에 직접적으로 보이지는 않지만 염증·통증을 일으키는 매우 비중이 큰 요인이다.

5. 다섯 번째 원인은 심한 운동으로 생긴 피로물질 때문이다

운동을 심하게 하면, 몸속에서는 갑자기 필요한 에너지를 빠르게 만들어내기 위하여 산소를 사용하지 않는 무산소운동 메커니즘이 작동한다. 즉, 몸속의 단백질을 분해하여 에너지를 생성하는 과정이 진행되는데, 이때의 부산물로 피로물질인 젖산이 생성되면서 근육이 뻐근한 통증을 만든다. 이것은 앞에서 말한 염증·통증들과는 종류가 다른 것이다.

염증·통증을 없애는 방법

염증·통증이 생기는 원인을 알았으니, 이번에는 어떻게 하면 염증·통증을 없앨 수 있는지 그 방법을 알아보자. 사실, 방법은 간단하다. 원인이 되는 물질이나 환경을 제거하거나 이것을 극복하는 힘을 키워주면 된다. 하나씩 살펴보자.

1. 첫 번째 방법 - 독성의 침투를 차단한다

놀랍게도 면역세포의 70%는 장에 존재한다. 그러므로 이들을 활성화하는 데 도움을 주는 유익균을 키워야 한다. 유익균은 섬유질이 풍부한 신선한 채소, 당분이 적은 과일, 해조류, 견과류, 버섯 등을 좋아하므로 이런 음식을 섭취하면 유익균이 늘어난다. 한편, 유해균은 단백질과 지방, 당분을 먹으면서 대사물질을 만들어내는데, 이것이 독소로 작용하여 염증·통증을 유발하므로 이것은 꼭 필요한 만큼만 적게 먹는 것이 좋다. 또한, 유산균과 같은 유익균을 직접 보충하면서 유익균의 먹이도 포함하고 있는 된장이나 김치, 요거트 같은 발효식품은 좋은 음식이므로 자주 먹어주는 것이 좋다. 반대로, 독성 물질이 많이 포함되어 있는 인스턴트 식품이나 수입 과일, 술 등은 잘 가려서 가능한 적게 먹는 것이 좋다. 독성 물질이 직접 피부로 침투하는 것을 막기 위하여 염색약이나 스프레이 등 화학물질의 사용도 최소화해야 한다.

약을 먹는 것도 세심한 주의가 필요하다. 우리는 염증·통증을 빨리 없애기 위하여 진통제와 같은 약을 먹지만, 이것은 몸이 스스로 치유할 수 있는 자생력을 키우는 기회를 놓치는 것이 될 수도 있다. 습관적으로 약을 먹으면 병이 약에 의해서 더 지연되는 부작용이 나타나는 경우가 많다. 이렇게 되면 세균의 뿌리를 뽑을 수가 없다. 보통 사람들도 통증을 잘 이겨낼 수 있으므로 급성이거나 증세가 심한 경우가 아니라면, 가능한 약의 사용을 줄이도록 한다.

비타민과 같은 영양제는 어떨까? 이것도 과다 섭취하면 독이 된다. 내 몸 안에서 소비가 안 되면 그것은 모두 독이 된다. 영양가가 많다고 좋은 것이 아니고 내 몸의 상태에 맞아야 좋은 것이다.

최신 연구에 의하면, 채소나 과일의 씨앗에는 동물들로부터 자기를 보호하는 방어기제인 '렉틴'이라는 단백질이 많이 들어 있는데, 이것이 인체 내에서는 독소로 작용한다고 알려져 있다. 밀가루의 글루텐 역시 렉틴의 일종이다. 렉틴은 장 누수, 염증 유발과 함께 면역세포가 많은 대장과 소장을 공격한다. 따라서 장 건강에 관심이 많은 사람들은 렉틴

성분이 많이 함유된 채소·과일·곡류들을 덜 먹거나, 씨앗을 제거 후 섭취하거나, 압력밥솥으로 고온 조리하여 성분을 변화시켜 섭취하는 등의 방법으로 먹는 것을 추천한다.

2. 두 번째 방법 - 운동으로 면역력을 키운다

세균이나 바이러스가 침투하지 못하게 손을 자주 씻고, 주변 환경을 깨끗이 하는 것이 당연히 가장 중요하다. 단, 이를 완전히 막을 수는 없으므로 세균이나 바이러스를 이길 수 있는 면역력을 높이는 방법도 강구해야 한다.

근육을 많이 쓰거나 노동을 많이 해서 기운이 빠지거나, 또는 두뇌 노동을 많이 해서 정신적 피로가 많이 쌓이게 되면 면역력이 떨어진다. 그러므로 면역력을 유지하려면 육체적·정신적으로 무리하지 말아야 한다. 이번까지만 무리하고 다음부터는 무리하지 않겠다는 생각은 위험한 생각이다. 지금부터 무리하지 않도록 한다.

면역력을 높이는데 가장 좋은 것은 운동이다. 운동을 하면 체온이 올라가는데, 체온이 낮았던 사람이 체온이 상승하면 좋은 호르몬 등이 활성화되면서 면역력이 증가한다. 노폐물이 땀으로 배출되는 효과도 있다. 앞에서 이야기한 것처럼 무리하지 않고 촉촉한 땀이 날 정도까지만, 체온이 1도 올라갈 정도로, 하루에 한두 번씩 규칙적으로 또는 틈나는 대로 운동해주면 아주 좋다.

운동할 때 유념해야 하는 것은 손가락·발가락까지 끝과 끝이 통하는 느낌을 갖고 운동해야 한다는 것이다. 어떤 특정 부위만 열이 나는 것이 아니라 손끝으로, 발끝으로 열감이 통하는 느낌을 가지면서 말초 신경을 잘 자극하면서 운동을 해주어야 한다. 이렇게 손끝·발끝의 감각을 잘 살리고 온몸을 순환·소통시키면서 운동하는 사람이야말로 정말 전문가다.

조금 더 구체적으로 통증을 없애는 방법으로는 통증이 있는 근육에 집중하는 방법이 있다. 근육을 천천히 수축했다가 풀어지는 과정을 호흡과 더불어 반복하면서, 에너지가 통하는 감각을 느끼며 운동하면 된다. 이렇게 하면, 긴장이 풀리면서 동시에 열감이 생기고, 결국 산소의 순환과 함께 시원함이 찾아오면서 통증이 줄어든다. 즐겁고 행복해져야 제대로 운동하는 것이고, 만약 통증이 더 심해진다면 이것은 운동을 잘못하고 있는 것이다.

목과 어깨에 문제가 생기면 오십견이 오고, 컴퓨터 앞에 너무 오래 앉아 있으면 요통이 오고, 관절을 무리하게 사용하면 관절통이 온다. 이렇게 되지 않으려면, 원하는 부위에 섬세하고 자잘한 근육이 생기도록 자기의 몸에 알맞게 꾸준하게 단련해야 한다. 통증의 종류에 따라 통증을 줄여주고 관련 부위를 풀어주는 동작을 세트별로 3가지 정도로 구성해서 무리하지 않고 실행하는 방법을 추천한다. 그래야 젖산과 같은 피로물질을 만들어내지 않으므로 이로 인한 통증도 생기지 않는 부가적인 효과도 얻을 수 있다. 또한, 동작을 취하면서 내가 할 수 있는 범위 내에서 호흡을 처음에는 3초 내쉬고 2초 들이마시고 하다가, 익숙해지면 5

초 내쉬고 3초 들이마시고, 그다음은 이러한 비율로 조금씩 늘려가는 것이 좋다. 호흡이 자연스럽게 들어가야 무리가 오지 않는다.

3. 세 번째 방법 - 모두 다 내려놓고 휴식한다

스트레스로 인한 염증·통증은 스트레스를 더 이상 받지 않아야 제거되거나 해소된다. 휴식은 스트레스를 날려 보낼 수 있는 최고의 보약이다. 휴식하는 동안에는 일을 하거나, 생각하는 것을 멈추도록 한다. 고민과 갈등도 모두 내려놓고, 염증·통증·병에 대한 집착도 내려놓는다. 가끔씩, 최소한 10분 정도라도 모든 것을 내려놓는 완전한 휴식을 취할 것을 권장한다. 그래야 몸속의 세포들이 긴장 상태나 방어 상태를 풀고 정상적이 된다.

평상시에는 일하면서 간간이 휴식하는 것이 좋고, 음식을 먹은 후에도 일정 시간은 휴식하는 것이 좋다. 물론, 운동 후에도 휴식해야 운동효과도 좋아지고 충전이 된다. 영양을 잘 공급받아 운동을 잘해 놓고 휴식을 취하지 않으면 말짱 도루묵이 된다.

자연 속에서 휴식하면 효과는 더욱 높아진다. 햇볕을 쬐면 몸속에 있는 면역세포가 활성화되므로 10분~20분 정도 피부를 햇볕에 노출시키자. 가볍게 산책을 하면서 바람을 느끼고, 나무와 대화해 보는 것도 좋은 방법이다. 긍정적으로 생각하면 몸속에서 신비한 바람이 불어 좋은 호르몬이 많이 생성되므로 염증·통증이 줄어든다.

4. 네 번째 방법 - 해독과 정화 능력을 강화한다

해독(解毒)이란 몸 안에 들어간 독성 물질의 작용을 없애는 것이고, 이것을 담당하는 기관은 간이다. 정화(淨化)는 몸속의 노폐물을 걸러서 깨끗하게 하는 것을 말하는데, 이 기능은 신장과 방광이 담당한다. 간·신장·방광의 기능을 강화하면 해독과 정화 능력이 좋아지므로 염증·통증을 줄일 수 있다.

5장6부가 필요한 것은 5색 5맛의 싱싱한 음식물이다. 평상시에는 이런 것들을 골고루 섭취하는 것이 좋다. 간의 기능을 강화하려면 녹색 계통의 음식을, 신장을 강화하려면 검정 계통의 음식을 더 섭취하도록 한다. 좀 더 직접적으로 이야기하면, 미나리·쑥·봄나물들은 간에 도움이 되고, 수박·참외·옥수수수염차 등은 신장에 도움이 된다.

가끔씩 굶어주는 것도 해독과 정화 능력을 강화하는 좋은 방법 중 하나다. 단식을 하면 세포의 자가포식(오토파지: Autophagy) 기능이 활성화되어 불필요한 오염물질들을 분해하고 청소하는 능력이 향상된다. 동물들이 아플 때 아무것도 먹지 않고 굶는 것은 이런 이유 때문이다.

척추 주변의 근육과 종아리·발바닥 등이 속해 있는 방광 경락이나, 엄지발가락과 목 뒷부분 등이 속해 있는 간 경락을 풀어주는 것도 해독과 정화 능력 강화에 많은 도움이 되니 시도해 보도록 하자.

5. 다섯 번째 방법 - 염증·통증을 일으키는 부위를 순환시킨다

염증·통증이 있는 지점을 직접 자극하는 것보다는 그 주변 및 관련이 있는 경락을 눌러주거나 두드리거나 쓸어내리면서 잘 풀어주는 것이 방법이다. 또는, 이 부위에 집중하면서 호흡과 함께 근육에 힘을 주어 수축하고 이완하는 것을 반복하여 혈관과 기운의 통로를 열어 순환이 잘 되도록 운동하는 것도 좋다. 단, 이러한 직접적인 방법은 일반인들이 스스로 시행하는 것이 어렵고 부작용의 우려도 있으므로, 전문가의 도움을 받아 시행하도록 한다.

6. 그리고, 3박자를 갖추어 100일 수련한다

종합적으로 정리해 보자. 염증·통증을 없애는 방법은 크게 보았을 때, 제대로 된 음식 섭취(가장 중요한 것), 제대로 된 운동, 그리고 제대로 된 휴식의 3박자가 서로 조화를 이루는 것이다.

우리 몸에는 361개의 혈과 206개의 뼈마디, 5장6부, 12경락이 있다. 이것을 3년 동안 마구 써서 기능이 엉망이 되었다고 하자. 다시 바로 잡으려면 얼마나 걸릴까? 3년 동안 막 썼다면 최소 3년은 노력해야 원 상태로 회복되는 것이 기본이다. 우리 몸은 '뿌린 대로 거둔다'는 속담이 꼭 들어맞는 시스템이다.

만약 염증·통증이 생겼다면 몸에 이상이 생긴 것이다. 이것을 해소하기 위해서는 일단 이에 상응하는 조치를 해야 한다. 지금까지의 경험으로 볼 때, 불치병이 아니 경우, 100일만 정성스럽게 이런 방법으로 수련하면 염증·통증을 잡을 수 있다. 100일을 정성껏 수련했는데도 효과가 없는 사람을 지금까지 단 한 번도 보지 못했다. 100일을 수련하면 체질이 바뀐다. 염증·통증을 잡을 수 있다. 그래서 1단계 수련 기간은 100일(약 3개월)이다.

2단계 :
뭉치고, 막히고, 맺힌 것 풀어주기 - 순환과 소통

〈아시오 건강법〉 수련 1단계를 3개월 정도 지속하면, 심한 염증·통증이 어느 정도 사라진다. 이제 당장 급한 불은 끈 것이다. 그러므로 이때부터는 〈아시오 건강법〉 수련 2단계인 '뭉치고, 막히고, 맺힌 것 풀어주기' 수련으로 들어갈 수 있다.

'뭉치고', '막히고', '맺히고'의 의미

주로, 뭉치는 것은 근육이고, 막히는 것은 혈관과 경락이고, 맺히는 것은 화(火)나 한(恨)이다.

근육이 뭉친다는 것은 특정 부위에 힘을 주거나 빼는 동작과 상관없이 뻐근하거나 뻑뻑한 느낌이 계속 남아있는 경우를 말한다. 혈관과 기(氣)가 막힌다는 것은 혈관과 기의 통로인 경락이 노폐물이나 독소에 의하여 막혀있어 욱신거리거나, 저리거나, 쓰리거나, 쑤시거나, 차가운 느낌이 드는 경우를 말한다. 마지막으로, 화나 한이 맺힌다는 것은 주로 마음의 작용인데, 가슴에 답답한 느낌이 지속적으로 남아있는 경우를 말한다.

뭉치는 것, 막히는 것, 맺히는 것도 일종의 염증이나 통증으로 볼 수 있지만 여기서는 정도가 약하면서 은근히 지속되는 형태의 증상만을 지칭하는 것으로 한정하고 이야기를 풀어가 보자.

뭉치는 이유, 막히는 이유, 맺히는 이유

그렇다면, 뭉치고, 막히고, 맺히는 이유는 무엇일까?
뭉치는 이유는 다음과 같다.

첫째는, 외부의 자극에 대하여 내 몸의 보호 장치가 작동하면 뭉친다

부패된 음식이나 매연·중금속 같은 독성이 있는 물질이 몸으로 들어오거나 스트레스로 인하여 뇌가 긴장하면, 이로 인하여 오장육부와 근육의 약한 부분이 함께 긴장하게 되는데, 이런 상태가 지속되면 뭉친다.

둘째는, 내 몸은 감당할 수 없는데 마음이 앞서 운동을 무리하게 하면 뭉친다

운동하면서 근육에 힘을 주면 근육이 수축하는데, 산소와 영양분이 충분히 전달되지 않는 상태에서 너무 무리하게 힘을 쓰면 근육의 손상을 막기 위하여 근육이 뭉친다. 뭉치는 것이 심해지면 조직이 파괴되면서 석회화가 올 수 있다. 석회화는 혈액 중 칼슘 등의 무기질이 쌓이고 굳어지거나, 덩어리 형태로 세포 사이에 끼는 현상을 말하는데, 조직이 파괴된 부위에 석회가 생겨서 굳어지는 현상이다. 뼈나 근육이 더 이상 파괴되는 것을 막기 위하여 몸에서 저절로 생기는 일종의 방어 시스템으로 이해하면 쉽다. 젊었을 때는 그때그때 기분으로 운동을 하는데서 문제가 발생하며, 나이가 들면 순환이 잘 안 되는 상태에서 무리하기 때문에 석회화가 진행된다. 손가락 마디에 류마티스가 생기거나 무릎에 퇴행성관절염이 오는 경우가 석회화의 예인데, 허리든 무릎이든 무리한 상태에서 사용량이 많아지는 부위부터 석회화가 시작된다.

막히는 이유는 다음과 같다.

첫째는, 외부의 타격에 의하여 막힌다

사고로 인하여 근육이나 신경, 뼈에 손상이 오는 경우에는 혈관과 경락이 막힌다. 상처가 나거나, 부러지거나, 수술을 받거나 하면 그 부분이 막힌다.

둘째는, 뭉치는 것이 지속되면 막힌다

근육이 뭉치면 그 근육 속에 들어있는 혈관도 자연스럽게 같이 움츠러든다. 이런 일이 자주 반복되면 순환이 잘 안 되어 노폐물이 혈관 내부에 쌓이면서 나중에는 그 부분이 막히게 된다.

맺히는 이유는 다음과 같다.

첫째는, 화가 난 상태가 풀어지지 않으면 맺힌다

화가 나면 심장에서 열이 평소보다 더 많이 발생하는데 그렇게 발생한 열이 정상적으로 빠져나가지 않으면 몸속에서 맺힌다.

둘째는, 스트레스를 많이 받으면 맺힌다

스트레스를 심하게 받으면 이것이 정신적인 충격이 되어 맺힌다. 스트레스는 종류가 여러 가지인데, 뭉치거나 막힌 것이 통증으로 발전하면서 신경이 자꾸 쓰이면서 맺히는 것도 있고, 다른 외부의 요인으로 맺히는 것도 있다. 맺힌 것이 많아지고 오래되면 한(恨)이 된다.

일반적으로, 뭉치는 현상이 먼저 나타나고, 그다음에 서서히 막히는 현상이 나타나고, 마지막으로 맺히는 현상이 나타난다. 하지만 3가지 현상이 한꺼번에 나타나는 경우도 있다. 예를 들어, 교통사고 같은 것을 당하면 실질적인 외부 타격에 의하여 뭉치면서 막히고, 정신적인 충격 때문에 맺히기도 하는 것이다.

뭉치고, 막히고, 맺힌 것을 풀어주는 방법

〈아시오 건강법〉 수련에서 뭉치고, 막히고, 맺힌 것을 해결하는 방법은 다음과 같다.

뭉친 것은 흩어주어야 하는데, 먼저 뭉친 부위의 피로물질을 빼주고, 뭉치게 된 원인이 무엇인지를 알아내어 그것을 제거함으로써 해결한다.

뭉친 부위의 피로물질을 빼는 방법으로는 정신적으로 안정된 상태에서 호흡을 통하여 산소를 공급하면서 천천히 그 부분을 주물러 주거나, 그 부분을 가볍고 부드럽게 움직여준다.

뭉치는 원인을 제거하는 방법으로는 그 원인이 무리한 운동에 의한 것인지, 추위와 같은 자연환경에 의하여 몸이 긴장한 것인지, 일에 따른 스트레스 등에 의한 것인지를 잘 살펴서, 일정 기간은 그 유발 인자로부터 멀어지도록 조치한다. 즉, 무리한 운동은 하지 않으며, 추위가 문제라면 몸을 따뜻하게 유지하도록 하고, 일에 따른 스트레스의 문제라면 일로부터 멀어져서 휴식을 취하도록 한다.

막힌 것을 풀어주는 방법으로는, 일단 막힌 부분의 주변이나 연결되는 경락을 먼저 풀어주면서 서서히 막힌 부위로 접근해 가는 방법을 사용한다. 보통 막힌 부위는 통증이 있으므로, 직접적으로 바로 그쪽을 만지지 않고, 그 주변이나 관련된 경락을 먼저 운동시켜서 길을 열어주고, 주변을 정리하면서 뚫어주는 것이 일반적이다.

뭉친 것과 막힌 것을 해결하는 것은 혈관의 순환과 경락의 순환에 해당된다. 뭉치고 막힌 것을 흩고 뚫어서 전체 혈관과 전체 경락이 손끝·발끝까지, 즉 끝에서 끝까지 순환되게 하는 것이 요령이다. 이렇게 하기 위한 구체적인 수련 방법 중 하나를 소개한다면 '털돌꺾뽑비두' 수련이 있다. '털돌꺾뽑비두'란 '손과 발을 **털**어주고, 관절을 **돌**리거나 **꺾**어주고, 손가락·발가락을 훑으며 **뽑**아주고, 근육을 **비**틀고, 팔·다리·몸통을 **두**드리고'의 줄임말이다. '털기·돌리기·꺾기는(털돌꺾) 강아지 뽀삐도(뽑비두) 좋아한다.'라는 문장으로 '털돌꺾뽑비두' 수련을 기억하면 쉽다. 순서는 자기에게 맞게 바꿔도 좋고, 중간중간 털기를 실시하면 좋다. 두들겨주고(전신조타) 난 뒤에는 위에서 아래로, 팔·다리·손끝·발끝을 향해 쓸어주기를 해주면 마무리가 된다. 누구나 쉽게 할 수 있는데, 순환과 청혈 효과는 대단하다. 이렇게 손끝·발끝을 풀어주고 점점 심장 쪽으로 진행하면서, 온몸의 관절들을 풀어준다. 손과 발에는 신체 모세혈관의 70%가 몰려있다. 따라서 손끝·발끝을 자주 '뽑비두' 해주면 혈액순환이 잘 된다. 잡념이 많이 생길 때 시행하면 효과가 매우 좋다.

나이가 들수록 근육과 골관절이 굳어간다. 항노화, 젊고 건강한 몸 유지를 원한다면 틈틈이 '털돌꺾뽑비두' 하라. '생명의 흐름'을 타는 최고의 팁 중 하나다.

큰 관절 주변의 근육들이 뭉치면, 뼈(골수)에서 피가 잘 생성되지 않고 뼈의 석회화가 시작된다. 석회화를 줄이는 방법은 석회화된 관절 부분을 돌리거나 비틀면서 산소를 공급하여 온화한 열을 내어 석회화 부위를 부수는 것이다. 뭉친 근육은 비트는 자극을 주어서 풀어준다. 팔과 다리를 두드려주고 털고, 손가락과 발가락을 비벼주고 뽑아주는 동작은 끝에서 끝까지 모든 혈관과 경락을 잘 연결시켜 순환이 잘 되게 하기 위함이다.

수련 시 이러한 모든 동작은 '설렁설렁'해주는 것이 좋다. '설렁설렁'의 의미는 즐거운 마음을 갖고 성의 있게, 천천히, 부드럽게 몸을 느끼면서 움직이는 것을 말한다. 몇 분 동안 해야 한다거나 몇 세트를 해야 한다는 생각은 접고, 자신의 몸 상태에 맞게 땀이 촉촉하게 나는 정도까지 하는 것을 의미한다.

맺힌 것을 풀어주는 방법으로는, 답답한 부위를 쓸어내리거나 비벼주거나 하여 순환이 잘되도록 하고, 자연을 많이 접해서 긴장하지 않은 상태로 편안하고 즐거운 마음이 생기도록 유도한다. 가능한 자연 속에 있는 시간을 늘리면서, 몸의 긴장을 풀고, 마음을 편안하게 가지도록 노력하면서 걷거나 휴식한다. 멀리 자연적인 풍경을 바라보면 심적인 여유가 생기게 되고, 가까운 거리의 자연 풍경에 집중하면 자연의 생명력을 느낄 수 있다.

또한, 맺힌 원인은 대부분 정신적·심리적인 것이므로, 이를 제거하기 위해서는 다른 사람과의 대화를 통해서 자신을 되돌아볼 수 있는 소통의 시간을 갖도록 한다. 진정한 소통은 바람과 같은 것이다. 있는 그대로를 내보이는 것이고, 어떤 거리낌도 없이 그냥 내려놓아 바람과 같이 무사통과 하는 것이다. 순환이 일반적으로 혈액·체액·기운의 순환을 말한다면 마음의 순환은 소통이다. 일반적인 소통이 말을 주고받는 대화라면 진짜 소통은 5장6부와 12경락이 모두 열려있는 상태에서 대화를 나누는 것이다. 아무나 갈 수 없는 경지겠지만, 이렇게 되도록 노력하겠다는 마음으로 수련을 계속한다면 좋은 결과를 얻을 수 있을 것이다.

<아시오 건강법> 수련 2단계의 수련 기간

뭉친 것 보다는 막힌 것을 해결하는 것이 어렵고, 막힌 것 보다는 맺힌 것을 해결하는 것이 어렵기 때문에, 시간을 갖고 쉬운 것부터 균형을 잡아가면서 단계적으로 차근차근 해결해 나가도록 한다. 또한 뭉치고, 막히고, 맺힌 것을 풀어주는 것은 스스로 해결할 수도 있지만 그렇지 않은 경우도 있으므로 필요하다면 전문가의 도움을 받도록 한다. 2단계 수련의 기간은 보통 사람이 사회생활과 수련을 병행한다고 가정하였을 때 1단계 수련 이후부터 약 3개월 정도가 더 필요하다.

3단계 :
밀고 당기기 - 참근육

〈아시오 건강법〉 수련의 1단계와 2단계를 거치면 아픈 몸에서 어느 정도 자유로워진다. 이제 비로소 본격적으로 건강을 회복할 수 있는 위치에 서게 된 것이다. 〈아시오 건강법〉 수련의 3단계는 '밀고 당기기' 수련이다.

이 수련은 크게 2부분으로 나누어지는데 하나는 운동에 대한 부분이고, 다른 하나는 음식에 대한 부분이다. 운동에 대한 '밀고 당기기'는 〈아시오 건강법〉 4대 원리 중 '운동' 부분에서 이야기한 '밀당의 법칙'에서 설명한 내용을 실행하면 된다. 핵심적인 내용은 'Part3. 건강의 흐름 타기 – 〈아시오 건강법〉 4대 원리'에서 이미 이야기한 바 있으므로 그 부분을 참조하기 바라며, 여기서는 세부적인 내용을 살펴보기로 한다. 한편, 운동만으로는 완전한 건강체에 이르기 어렵기 때문에 음식에 대한 '밀고 당기기'도 동시에 병행하여 진행되어야 하는데 이것에 대해서도 간략히 이야기하기로 한다. 운동과 음식에 대한 '밀고 당기기'가 제대로 실행된다면 건강한 몸의 기반이 되는 '참근육'을 만들 수 있을 것이다.

겉근육과 속근육, 그리고 참근육

앞서 '밀당의 법칙'에서 설명한 바와 같이 몸을 건강하게 유지하기 위해서는 몸을 구성하고 있는 다양한 근육을 균형 있게 밀고 당겨서 건강한 근육으로 만들어야 한다. 몸의 외형은 겉근육을 위주로 구성되는데 이것은 짧은 시간에 큰 힘을 쓰는 큰 근육으로, 양(陽)적인 형태의 근육이다. 대흉근·이두박근·대퇴근 등이 있다. 반대로 몸의 내부에 주로 있는 속근육(코어근육)은 자세를 유지하거나 뼈나 근육을 연결하는 등 오랫동안 지속적으로 일하는 작은 근육으로, 음(陰)적인 형태의 근육이다. 척추기립근·복직근 등이 있다. 또한, 뼈와 근육을 연결하는 부위인 근골격계 연부조직으로 연골·인대·근막·힘줄 등도 속근육이라 할 수 있는데, 이 부분은 근골력계에서 가장 빠르게 노화되는 부위이기 때문에 더욱 튼튼하게 유지할 필요가 있다.

근육과 근육은 서로 연결되어 있다. 연결된 근육 중 한 부분이라도 이상이 생기면 동작이 자연스럽게 되지 않고, 통증이 발생하며, 심해지면 염증으로까지 이어진다. 근육을 강화하면 해당 부위의 기와 혈의 순환이 촉진되고, 근육 작용에 의해 인근 경락혈도 자극을 받아 5장6부도 기능이 강화된다.

겉근육만 키우면 외형적으로 큰 근육만 확장되고 경직되면서 단단해진다. 뇌는 근육이 빽빽해지는 느낌도 몸이 튼튼해지는 것이라고 잘못 생각하여 자꾸 겉근육만 키우는 운동만 하도록 세뇌하는 경향이 있다. 사실,

이것은 운동 스트레스라 할 수 있고, 무리하여 속근육에 있는 에너지나 뼛속에 있는 에너지를 끌어다 쓰는 격이어서 좋지 않다. 겉근육에만 집중해서 운동을 하면 겉근육은 튼튼해질 수 있지만 속근육은 상대적으로 약해진다. 나중에는 결국 균형을 이루지 못하여 탈이 난다. 건강에 이상이 생기는 것이다.

겉근육과 속근육은 기능이 서로 다르므로, 안 쓰는 근육은 더 많이 쓰고, 약한 근육은 강화하면서 밀당의 법칙을 적용하여 골고루 운동해야 한다. 이렇게 해야만 쫀쫀하고 찰지고 건강한 근육인 '참근육'을 만들 수 있다. 참근육이 만들어지면 음식이나 생활습관이 몸에 좀 무리를 주더라도 이겨낼 힘이 생겨나 하루 종일 힘을 써도 지치지 않는다.

미는 운동과 당기는 운동

태권도나 탁구와 같이 미는 운동을 주로 하는 사람들은 울퉁불퉁한 근육이 없고 호리호리하다. 반대로, 씨름이나 격투기와 같이 당기는 운동을 주로 하는 사람들은 근육이 크고 몸집이 우람한 경우가 많다. 건강을 위해서는 미는 운동과 당기는 운동 모두를 균형 있게 해야 하는데, 처음에는 미는 운동을 조금 더 많이 했다가, 나중에 당기는 운동을 좀 더 많이 하도록 하고, 최종적으로는 골고루 반복하는 것이 좋다. 완전히 일치하지는 않지만, 보통 당기는 운동은 근육이 최대의 힘을 쓸 수 있도록 해주는 근력을 많이 키워주고, 미는 운동은 근육이 장시간 힘을 쓸 수 있도록 해주는 근지구력을 많이 키워준다. 밀고 당기는 근육이 조화롭게 잘 발달된 형태는 치타의 근육과 같은 형태다. 치타는 지상에서 가장 빠른 동물로 (순간 시속 120km/h) 모든 근육이 아주 섬세하고 찰지게 발달되어 있다. 한마디로 군살이 없다. 사냥할 때의 움직임을 보면 척추와 목뼈는 스프링처럼 매우 유연하고 다리뿐만 아니라 모든 근육이 역동적으로 움직인다는 것을 발견할 수 있다. 이런 근육이 참근육이며, 이런 참근육은 밀고 당기는 운동을 균형 있게 해야만, 즉 겉근육과 속근육이 모두 균형 있게 발달해야만 얻을 수 있다.

그렇다면 구체적으로 미는 운동과 당기는 운동은 어떤 운동일까?

〈아시오 건강법〉의 수련은 크게 3가지 형태를 가지고 있는데, 그것은 서서 하는 입식 수련(입공: 立功), 앉아서 하는 좌식 수련(좌공: 左功), 누워서 하는 와식 수련(와공: 臥功)이다. 그런데, 이 3가지 수련에 포함되어 있는 다양한 운동 각각은 모두 밀고 당기는 운동을 함께 포함하고 있다. 즉, 당기는 운동과 미는 운동이 따로 있는 것이 아니라 하나의 운동 안에 당기는 운동과 미는 운동이 혼합된 형태로 들어 있는 경우가 대부분이다. 그러므로 수련하는 사람이 특정 동작을 취하는 강도·빈도·속도를 조절함으로써 당기는 동작을 강하게 할 수도 있고, 미는 동작을 강하게 할 수도 있다. 이것은 균형점을 쉽게 조절할 수 있는 〈아시오 건강법〉 수련의 특징이며 장점이다.

이해를 돕기 위하여, 굳이 구별하여 언급한다면, 당기는 운동이 강한 것은 근육을 강화하는 단련운동이다. 매달리기·거꾸로 팔굽혀펴기·앉았다 일어나기·후굴 자세·산오름 자세·평 자세·틀어앉기 자세·나무 자세·기마 자세·고양이 자세 등이 있으며, 순환이 잘 될 때 실행한다. 미는 운동이 강한 것은 긴장을 풀어주는 이완운동이다. 허리 돌리기·상체 숙이기·팔꿈치 잡고 옆구리 늘리기·무릎 접었다 펴기 등과 경락운동으로 달마 자세·영웅 자세·활쏘기 자세 등을 들 수 있다. 순환이 잘 안 되는 상태이거나, 초보자인 경우에 주로 실행한다.

운동 효과를 높이는 방법

〈아시오 건강법〉 수련의 중심을 이루고 있는 운동은 수많은 종류가 있는데, 이것에 대한 개별적인 설명은 실제로 수련을 하면서 하나씩 체득하는 것으로 하고, 여기서는 수련의 효과를 높일 수 있는 방법만 소개하기로 한다. 다음과 같다.

1. 운동의 원리를 이해하고 운동한다

〈아시오 건강법〉 4대 원리 중 운동에 관한 3가지 법칙인 '밀당의 법칙', '원심력·구심력의 법칙', '중력·무중력의 법칙'을 어느 정도 이해하고 운동을 시작하면 좋다.

2. 속이 비어있을 때 운동한다

운동은 식사 1~2시간 전에 하는 것이 가장 좋으며, 가능한 속이 비어 있고 편안할 때 하는 것이 효과적이다. 식사 직후에 하는 운동은 최악이다. 소화와 운동으로 에너지가 분산되어 소화도 잘되지 않고 운동 효과도 떨어진다. 또한, 운동으로 인해 음식물이 들어 있는 위가 쳐지면서(위하수) 대장이나 소장이 눌리는 등 근접한 장기들이 원위치에서 조금씩 밀려나게 되고, 이는 다시 소화력에도 나쁜 영향을 주게 된다.

3. 열감을 느끼면서 운동한다

운동을 할 때는 열감을 느끼면서 해야 한다. 예컨대 한 세트의 운동을 마쳤다면, 운동한 부분의 어디에 열감이 느껴지고 에너지의 움직임이 어떻게 느껴지는지를 체크하면서 운동하도록 한다. 열감은 상체보다는 하체에 많이 생길수록 좋으며, 아랫배나 허벅지, 손끝·발끝까지 열감과 기감이 느껴지면 더욱 좋다. 만약, 운동이 끝난 후 손발이 차다면 이것은 순환이 제대로 안 되었다는 증거이며 따라서 운동을 잘못한 것이라고 봐야 한다. 한편, 열감을 만들려고 갑작스럽게 심하게 운동하여 헐떡거리거나 생땀이 나게 하는 것은 좋지 않다. 땀이 나는 듯 나지 않는 듯 촉촉하게 생길 정도로 설렁설렁하면 제대로 하는 것이다. 체온이 1도 올라갈 정도의 운동 강도로, 이것을 몸이 기억하도록 연습한다.

4. 호흡과 병행하며 운동한다

운동에 따라 다를 수는 있지만, 일반적으로는 동작을 취할 때 숨을 내쉬고, 원 상태로 돌아올 때 숨을 들이쉬는 것이 보통이다. 운동 시 필요한 부위에 산소가 충분히 공급되도록 하는 것이 중요하므로 동작에 맞추어 호흡을 병행하면 운동 효과가 훨씬 커진다.

초보자들은 호흡과 동작을 일치시키기가 어렵기 때문에 호흡에는 신경을 쓰지 않고 진행하도록 한다. 나중에 자세가 익숙해지면 호흡에 맞추어 동작을 취하는 것이 가능해질 것이다. 처음에는 3초 호흡(3초 내쉬고, 2초 들이쉬고)부터 시작하는 것이 좋다. 명상할 때는 내쉬고 들이마시는 시간을 똑같이 하는 것이 좋지만, 움직이면서 들숨·날숨의 길이를 동일하게 하는 것은 조금 힘들기 때문에 운동할 때는 이렇게 하는 것이 요령이다. 잘 되면 조금씩 호흡의 길이를 조금씩 늘리면서(5초/3초, 7초/5초, 10초/7초) 진행하면 된다.

5. 생각을 내려놓고 몸에 몰입하여 운동한다

생각이 많으면 에너지가 뇌로 몰린다. 이로 인해 대부분의 경우 몸이 긴장하게 되고 스트레스가 늘어난다. 따라서 운동할 때는 다른 생각을 내려놓고 몸에 몰입하면서 자연스럽게 리듬감을 타면서 하는 것이 가장 바람직하다. 몸에 몰입한다는 것은 움직이는 부위에 있는 근육의 느낌과 이로 인하여 열이 생기고, 유지되는 느낌, 기운이 경락을 타고 흐르는 느낌 등, 몸에서 일어나는 섬세한 변화에 집중하는 것을 말한다. 이렇게 되면 리듬감이 생겨 힘이 덜 들고, 재미를 느끼면서 운동할 수 있다.

6. 자신의 몸 상태에 맞추어 운동한다

마지막으로, 가장 중요한 것은 자신의 현재 몸 상태에 맞추어 운동하는 것이다. 속이 불편하고 피로하고 어디가 아픈데도, 운동을 하면 건강해지겠지 하고 억지로 운동을 시작하는 것은 무지한 것이다. 절대로 무리하지 않고, 운동 중에도 자신의 상태가 어떻게 변화되는지를 살피면서 강도와 빈도와 속도를 조절하는 것이 현명한 운동 방법이다. 기본적으로 기분이 좋아지고 시원한 느낌이 나야 정상이다. 일반인들은 무리하지 않고 3일을 운동했다면 하루 정도 쉬어주는 것이 좋다.

음식에서의 밀고 당기기

일반적으로 건강한 몸을 만들려면 운동만으로는 부족하다. 그렇다면 더 필요한 것은 무엇일까? 그렇다. 누구나 알고 있듯이, 음식 조절이다. 사실은, 운동보다 음식이 몸 건강에 미치는 영향이 더 크다. 이것은 무술, 요가 등 40년 이상을 수련해 온 운동 전문가인 내가 '운동보다 음식이 몇 배 더 중요하다'고 강조하는 것이므로 믿어도 좋다.

음식에서의 '당기기'는 음식물의 섭취이고 '밀기'는 배설인데, 섭취가 제대로 되면 배설도 제대로 되므로 음식에 있어서는 '어떻게 하는 것이 제대로 섭취를 잘하는 것일까?' 하는 것이 중요한 이슈가 된다.

본능적으로, 우리 몸은 스스로 부족한 영양분을 섭취하려고 하는 능력이 있다. 예를 들어 건강한 사람의 경우, 현재 몸에 칼슘이 부족하다면 칼슘이 들어 있는 멸치가 입에서 당기고 소화흡수도 잘 된다. 옛날 어른들이 "입에서 당기는 음식을 먹어라."라고 말씀하시던 것은 사람마다 체질이 다르고, 현재 필요한 영양이 다르니까, 몸의 구별 능력에 맡기라는 것이었다.

원래 입속의 혀는 건강한 맛을 제대로 느낄 수 있는데, 이것을 방해하는 것은 뇌다. 뇌는 이전에 눈으로 본 시각적인 느낌이나 말초적인 단맛, 고소한 맛 등의 느낌으로 초콜릿·케이크·과자·피자·치킨과 같은 것을 더 즐겁고 행복한 것이라고 메모리에 기억한다. 그래서, 순간적으로 이런 음식은 잘 받아들이고, 입에 쓰고 몸에 좋은 음식은 거부할 수가 있다. 하지만, 잘 관찰해보면 뇌가 좋아하는 음식은 소화나 흡수 과정에서 좋지 않은 결과를 만들어낸다는 것을 알 수 있다. 가스나 트림, 방귀가 만들어지기도 하고, 너무 많이 섭취하면 속이 더부룩하고 설사가 나기도 한다. 즉, 당기는 것을 잘못하였기 때문에 미는 것도 잘되지 않는 것이다. 그러므로, 음식물을 섭취할 때는 입맛이 그동안 뇌의 일차적 감각에 길들어 있다는 것을 인정하고, 건강하게 당기는 음식에 대한 공부를 하여 적용해야 한다. 여러 가지 음식을 자꾸 테스트해서, 어떤 것을 먹었을 때 몸에 힘이 빠지는지, 어떤 음식물이 소화가 잘되는지, 어떤 것이 몸에 활력을 주는지 등을 알아 그것을 강하게 뇌에 인식시켜 메모리를 바꿔놓아야 음식 섭생이 쉬워진다.

한편, 음식은 급하게 허겁지겁 먹지 말고 천천히 꼭꼭 씹으면서 침과 함께 섞어서 먹도록 한다. 다시 강조하지만, 침은 최고의 천연 효소다. 천천히 음미하면서 먹는 것을 생활화하면 제대로 된 입맛을 회복할 수 있고, 그러면 몸에 지금 필요한 음식, 몸이 당기는 음식을 잘 섭취하여 몸의 균형을 맞출 수 있다.

크게 보았을 때, 여러 가지 영양소를 골고루 섭취하는 것이 꼭 필요하며, 신선한 제철 음식으로 속이 비어있는 상태에서 소식을 하는 것이 제대로 된 음식 섭생임을 기억하자.

마지막으로, 몸의 상태가 좋지 않다면 그 원인을 잘 살펴보아야 한다. 특별한 이유가 없다면 음식 때문이라고 생각하는 것이 거의 맞다. 의욕이 없어지고, 화가 나고, 권태롭고 하는 것도 음식에서 비롯되는 경우가 많다. 건강하게 당기는 음식을 잘 먹으면 스트레스도 몸의 긴장도 확 풀린다. 음식이 잘 당기지 않는 상태, 소비가 잘 안 되는 상태에서 억지로 음식을 먹으니까 몸에 과부하가 걸리면서 스트레스도 생기는 것이다. 또한, 섭취한 음식이 제대로 소화·흡수·소비되지 못하고 남은 것은 비만도 유발하지만, 몸 안에서 독소가 되어 쌓이거나 떠돌아다닌다는 것을 잊지 말자. 운동보다도 음식 조절이, 좋은 음식을 많이 먹는 것보다 나쁜 음식을 덜 먹는 것이, 우리 몸에 훨씬 더 긍정적인 영향을 미친다는 것을 알아야 한다.

<아시오 건강법> 수련 3단계의 수련 기간

〈아시오 건강법〉 수련 3단계는 사람에 따라 다르지만 최소 6개월간은 진행되어야 한다. 이 수련은 3단계 이후에 더 높은 단계의 수련이 진행될 때도 꾸준히 함께 병행하여 진행되어야만 하는 기본 수련이다. 일반인의 경우에는 이 단계의 수련을 지속하는 것만으로도 어느 정도 건강을 되찾을 수 있고 만족할 수 있을 것이다. 하지만, 좀 더 완전한 건강에 다가가려면 이 단계를 넘어서야만 한다.

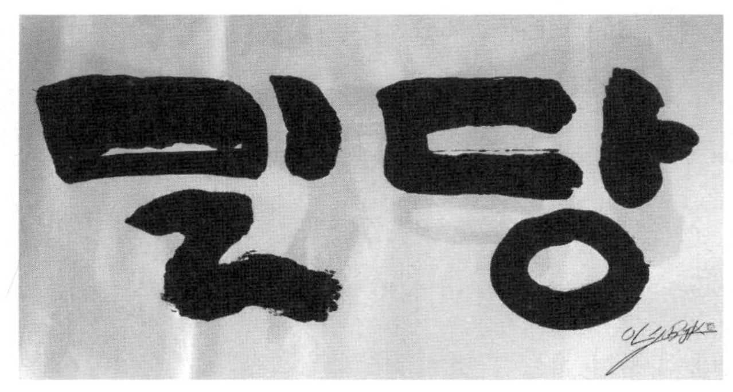

『밀고 당기기』 – 타이포그래피 / 종이, 먹

· 우주에 존재하는 모든 것은 밀고 당기는 힘으로 균형을 이루고 있다. 밀당은 힘의 작용이며 균형의 작용이다.

밀당

밀고 당기는 것은
우주의 원리

숨이 들어가는 것과 나가는 것도
밀고 당기는 것

혈과 기의 순환 작용도
밀당의 운동법칙

안다는 것은 머리,
몸으로 실행해야
건강해진다

4단계 :
오감(五感) 살리기

〈아시오 건강법〉 수련의 1~3단계를 통하여 기본적인 몸의 건강을 되찾았다면, 4단계부터는 한 차원 높은 건강을 얻기 위하여 한 차원 높은 수련이 시작된다. 4~7단계의 수련은 아시오 건강 4대 원리를 기본으로 3단계의 수련을 함께 지속하면서 특정 단계마다 새로운 관점의 수련을 추가하는 형태를 취한다. 그러므로 각 단계들은 중첩되어 수련될 수 있으며, 항상 하나의 단계가 완전히 끝나야만 다음 단계로 넘어갈 수 있는 것이 아님을 일러둔다. 개인의 특성에 맞추어 수련이 진행되는 것이다.

<아시오 건강수련> 9단계의 개념

이해를 돕기 위하여 〈아시오 건강수련〉의 각 단계 개념을 미리 간단히 정리해 보자. 그림에서와 같이 3단계의 수련 내용은 7단계까지 함께 병행하며, 4단계~7단계까지의 수련은 일부가 중첩되어 있다.

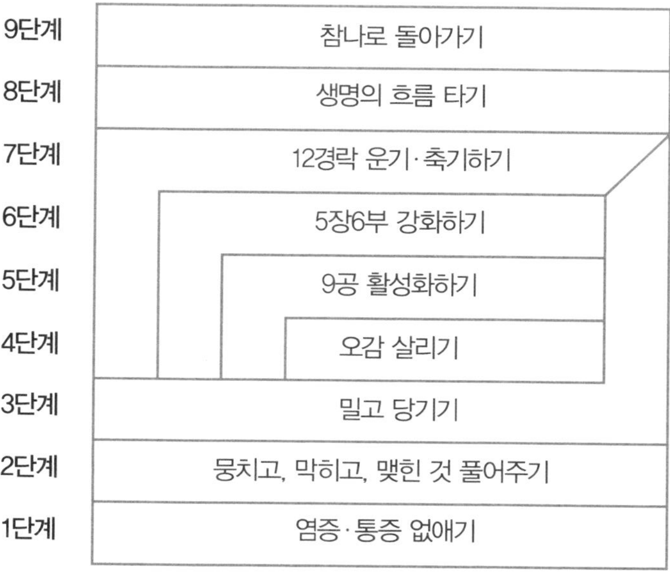

〈아시오 건강법〉 수련 9단계

3단계의 기본 수련을 지속한다는 것은 매우 중요하다. 단계가 올라간다고 기본이 되는 수련을 게을리하면 결코 각 단계에서 기대되는 효과를 얻을 수 없음을 명심하자. 또한, 4단계 수련부터는 일반인들이 이해하기에 조금 난해한 부분도 있고, 잘못 진행되면 역효과가 일어나거나 오해를 불러일으킬 소지도 생길 수 있다. 따라서, 4~9단계의 구체적인 수련 진행은 정식 지도자의 지도 아래 몸으로 직접 체험하면서 이루어지는 것이 바람직하다.

오감(五感) 살리기

〈아시오 건강법〉 수련의 4단계는 '오감(五感) 살리기'다. 오감은 우리가 감지하는 대표적인 감각으로 시각(視覺)·청각(聽覺)·후각(嗅覺)·미각(味覺)·촉각(觸覺)을 말한다. 즉, 눈으로 보는 형상, 귀로 듣는 소리, 코로 맡는 냄새, 입으로 감지하는 맛, 피부로 느끼는 접촉의 감각이다. 이것은 내가 다른 사람이나 이 세상과 직접 만나는 경계면의 감각이고 삶의 질을 높이기 위한 감각이다. 그러므로 건강한 생활을 넘어 완전한 건강에 이르려면 이런 오감의 감각 능력이 왜곡되지 않고 제 기능을 충분히 발휘할 수 있어야 한다.

그런데 많이 알려졌다시피 인간의 감각 능력은 매우 한정적이다. 눈에 줌렌즈 기능을 갖고 있다는 독수리(Eagle Eye)는 시력이 6.0~8.0이라고 하며, 박쥐의 음파 탐지 능력은 인간이 만든 음파탐지기보다 약 10억 배의 감도를 갖는다고 알려져 있다. 또한, 개의 후각능력은 사람보다 수백 배 이상 더 높고, 인간의 촉각 능력은 두더지나 곤충의 더듬이를 따라갈 수가 없다. 잡식동물인 인간에게 가장 발달한 감각은 아마도 미각뿐인 듯하다.

현대 일반인들의 감각 능력은 애초부터 미약하기도 하지만, 자동화·문명화로 인하여 더욱 약해지고 있다. 모니터나 스마트폰 때문에 시각이 혹사당하고 있으며, 늘상 꽂고 다니는 이어폰으로 인해 젊은 세대의 청각 건강은 매우 걱정될 지경이다. 원시인들에 비하여 현대인의 후각 능력은 훨씬 뒤떨어지며, 나이가 들수록 인간의 오감 능력은 더 쉽게, 더 많이 저하되는 경향이 있다. 그래서 안경이나 보청기의 사용이 점점 늘어나는데, 이런 상태를 회복하거나 증대시킬 방법으로 오감 수련이 필요하다.

한편, 오감 수련을 5장6부나 12경락과 관계되는 수련보다 먼저 하는 이유는 오감이 외부적인 것이기 때문이다. 즉 볼 수 있고, 들을 수 있고, 냄새 맡을 수 있고, 먹을 수 있고, 만져볼 수 있다는 것은 내면의 변화를 감지하는 것 다는 훨씬 쉽기 때문에 수련도 더 쉽다.

시각(視覺) 살리기

시각은 오감 중에서 가장 중요한 감각이다.

사람은 시각을 통해서 외부 정보(적과 친구·짝꿍·먹이 등)의 80%를 얻는다고 한다. 그러므로 가장 중요한 감각기관은 눈이며 가장 많이 혹사시키는 것도 눈이다. 가장 많은 착각을 일으키는 것도 눈이고, 편견에 사로잡히기 쉬운 것도 눈이다.

시각이 발달하면, 어떤 사물이나 사람에게서 살아있는 느낌과 죽은 느낌, 가까이서 보는 느낌과 멀리서 보는 느낌, 겉에서 느껴지는 느낌과 내면에서 느껴지는 느낌을 구별할 수 있고, 깊은 마음속까지도 알아차릴 수 있다. 또한 눈을 바라보면, 눈은 '마음의 창'이기 때문에 그 사람의 자신감이 어느 정도인지, 그동안 어떻게 살아왔는지도 대강은 알 수 있다.

시각 수련의 방법 중 하나는 먼 곳과 가까운 곳의 이미지를 조절하는 훈련을 하는 것이다. 즉, 멀리 있는 풍경을 망원경처럼 가까이 당겨서 보고, 가까운 풍경은 더 먼 관점에서 전체적으로 보는 연습을 한다. 먼저, 먼 곳의 풍경을 무심코 바라본다. 어느 정도 시간이 지나면 이번에는 먼 곳의 풍경을 당겨오는 것처럼 의식하면서 내 안에 집중하고, 가까이 있는 풍경은 더 멀리 밀어서 먼 관점에서 전체적으로 보는 연습을 한다. 가깝지만 먼 것처럼, 멀리 있지만 가까이 있는 것처럼 조절해보라. 이것은 시각 훈련이기도 하면서 동시에 의식 집중의 훈련이기도 하다. 이완 상태에서 마음의 창을 열고 보면, 눈 주변의 근육들이 움직이면서 활동 능력에 따라 자연의 모습이 달리 보일 것이다.

또한 꽃이나 나무를 볼 때도 '아름답다', '알록달록하다'와 같이 겉으로 보이는 것만 보는 것이 아니라 '이 꽃은 가시가 있네. 얘는 왜 이렇게 가시가 나 있지?', 또는 '이 나무에서는 찐득찐득한 액체가 나오네. 이것은 어떤 작용을 할까?'와 같이 좀 더 다양한 면까지 느껴보는 연습을 한다. 익숙해지면 눈에 보이는 표피적인 것만 보지 말고, 더 깊게 생명의 본질까지 볼 수 있도록 마음을 차츰 확장해가도록 한다.

이렇게 하면 시각이 점점 살아나고 발달하여, 나중에는 생명체에서 발산하는 약한 에너지의 빛도 감지할 수 있다. 내면의 눈으로 보는 능력이 커지면 눈빛만 보아도 상대가 어떤 마음을 먹고 있는지, 어떤 수준의 사람인지까지도 알아볼 수 있다. 꾸준히 수련하면 가능하다.

청각(聽覺) 살리기

두 번째 감각은 청각이다.

청각이 발달하면 소리가 생생하게 들린다. 귀가 예민하게 발달한 사람(절대음감 소유자 등)은 발음·억양도 노래처럼 생생하게 듣기 때문에 외국어도 쉽게 배운다. 소리 속에는 소리를 내는 대상의 현재 에너지 상태가 고스란히 배어 있다. 청각이 발달하면 이것이 느껴지고 구분된다. 자연 속에서 많은 곤충이 소리를 내고 새들이 우는 소리를 잘 들어보면, 이것이 먹는 소리인지, 무리에게 알리는 소리인지, 짝을 찾는 소리인지, 적에게 저항하는 소리인지 등을 구분하여 들을 수 있다. 또한, 사람과의 대화에서는 그 속에 숨겨져 있는 진정한 마음이 무엇인지 알 수 있다. 직접적으로 들리는 소리의 밑바닥에 깔려있는 감정이나 불만, 아픔 등을 알아차릴 수 있는 것이다. 청각이 고도로 발달하면 비즈니스나 심리상담에도 이런 능력을 활용할 수 있다.

청각이 약화되면(노화 등) 나중에는 정말로 이상한 소리, 동문서답의 딴소리를 하게 되는 경우까지 생긴다. 살아있는 동안에는 귀가 건강하게 열려있어야 하는 이유다.

청각을 살리려면 소리를 구분하는 훈련을 해야 한다.

우선, 자연의 소리는 그냥 듣는 것만으로도 청각이 살아나는 데 도움이 된다. 환경이 여의치 않으면 새벽과 저녁 10시 이후의 소음이 적은 시간을 이용하여 조용히 앉아 명상하듯 눈을 감고 소리를 듣는 훈련을 하는 것도 좋다.

조금 더 난이도가 있는 두 번째의 수련 방법은 양쪽 귀에서 들리는 소리를 각각 별개로 듣는 훈련이다. 처음에는 손으로 한쪽 귀를 막고 다른 쪽 귀를 통해서 어떤 소리를 느껴본 후 다음에는 똑같이 반대쪽으로 실시한다. 익숙해지면 이번에는 귀를 막지 않은 상태에서 왼쪽 귀로 들리는 소리와 오른쪽 귀로 들리는 소리를 각각 느껴본다. 그것이 익숙해지면 이번에는 양쪽 귀를 같이 사용하면서 소리를 서라운드로 느껴보는 것이다. 지금까지 잘 따라왔다면 이제는 더 넓게 주변에서 들려오는 소리에 세심하게 귀를 기울이되, 왼쪽이나 오른쪽 한 쪽에만, 또는 양쪽을 동시에 집중하여 어떤 감각이 오는지 느껴보라. 이런 방법은 동물들이 야생에서 생존하면서 사용하는 자연스러운 방법이다. 고도의 청각 기능이 살아나길 원한다면 자연 속에서 여러 가지 소리를 들으며 훈련하는 것이 좋다.

세 번째 방법은 사람의 대화에서 느낌을 구분해 보는 훈련을 하는 것이다. 처음에는 자신이 직접 소리를 내 보고 그 느낌에 집중하는 것부터 시작한다. 다른 감정 상태를 가지고 똑같은 소리를 입으로 내보고 이것을 들으면서 그 차이를 구분해 본다. 어느 정도 진행이 잘 되면 다른 사람과의 대화까지 범위를 확대하여 상대방의 마음을 헤아리면서 느껴본다. 친구와의 대화에서, 자녀가 하는 이야기 중에서, 갓난아이의 울음소리에서, 투정인지, 감동인지, 짜증인지, 불안함인지를 구분해보는 것이다.

이렇게 하여 청각이 살아나면, 짧은 대화만으로도 상대방이 진심으로 이야기하는지, 꾸며서 이야기하는지를 쉽게 구분할 수도 있다.

후각(嗅覺) 살리기

후각이 세 번째 감각이다.

후각은 짐승의 감각이고 본능의 감각이다. 동물들은 후각이 많이 발달되어 있는데 이것은 크게 세 가지 이유 때문이다. 하나는 포식자를 피해 달아나기 위해서이며, 다른 하나는 반대로 먹잇감을 찾기 위해서이고, 마지막은 짝을 찾기 위해서다. 개는 사람 보다 수백 배 이상의 후각 능력을 가지고 있어 마약 탐지나 실종자 수색 등에 이용되고 있으며, 상어는 바닷물 속 수 km 밖에서 피 한 방울의 냄새를 맡을 수 있다고 한다.

사람의 후각 능력도 생활에 필요한 정도는 가지고 있는데, 성장해 가면서 점점 후각이 많이 나빠진다. 코에 염증이 있거나 병이 있는 경우가 많은 이유는 진드기와 꽃가루도 원인이지만, 건축 자재의 독성이나 각종 농약 등 화학물질의 냄새에 많이 노출되었기 때문이기도 하다.

후각 능력뿐만 아니라 코의 다른 기능들도 중요하다. 건조한 공기가 코로 들어가면 코 점막을 통과하면서 습기를 얻어 폐가 좋아하는 습도로 변한다(가습기 역할). 콧속의 털과 섬모는 미세먼지·이물질·바이러스를 걸러준다(공기청정기 역할). 또, 코로 들어온 찬 공기는 코를 통과하면서 데워져서 폐로 전달된다(난방기 역할). 우리 몸은 알면 알수록 참으로 놀라운 시스템이다.

후각을 살리는 첫 번째 방법은 코와 코 주변을 마사지해 주는 것이다. 엄지와 검지로 코를 잡고 힘을 살짝 주어 여러 번 눌러주고, 콧망울 주변의 움푹 파인 곳(영향혈·정명혈 등)을 검지나 중지로 지압하듯 눌러주면 좋다.

후각을 살리는 두 번째 방법은 자연의 냄새를 많이 접하는 것이다. 신선한 풀 냄새, 나뭇잎이 썩는 냄새, 깨끗한 물, 나무와 야생의 이끼에서 나는 신선한 냄새를 자주 맡으면 코의 후각 능력이 살아난다. 다만, 꽃향기는 마취시키고 유혹하는 성분이 강한 경우도 많으므로 너무 가까이서 오랫동안 맡는 것은 피해야 한다.

후각이 살아나면, 여러 가지 냄새를 구별할 수 있어 건강 생활에 도움이 된다. 또한, 건강한 먹거리를 구별하기 쉽고, 건강한 사람과 그렇지 않은 사람을 냄새로 구별할 수도 있다.

미각(味覺) 살리기

미각이 네 번째 감각이다.

보통 사람들이 음식물을 먹는 것을 보면 속도가 무척 빠르다. 직장인들의 50% 이상이 점심 식사 시작 후 10분 이내에 식사를 마친다고 한다. 5분 정도에 식사를 마치는 사람들도 꽤 있는데 거의 숨도 안 쉬고 먹는 지경이다. 이렇게 되면 미각을 느낄 새가 없다. 게다가, 침 속의 소화효소가 음식물에 골고루 섞이지 않으므로 소화가 잘되지 않는다. 또한, 뇌가 바로 흥분하면서 이에 따라 위가 긴장하게 되므로 이것 또한 소화를 방해한다.

한편, 심하게 단 음식, 자극적으로 매운 음식 등은 강한 양념 맛으로 뇌에 기억되어 자꾸 먹게 되는 중독 습관을 만들게 되는데, 이것도 잘못된 것이다. 뇌가 좋아하는 것을 먹을 것이 아니라 몸이 좋아하는(필요한) 것을 먹어야 한다.

그러면 어떻게 해야 미각을 되찾을 수 있을까?

밥을 먹을 때도 그렇고, 물을 마실 때도 그렇고, 음식물을 먹을 때는 항상 혀로 음식의 맛을 느끼면서 천천히 먹어야 한다. 먹을 때 혀에서 굉장히 행복한 느낌이 전달되어야 음식섭생을 제대로 하는 것이다. '오! 맛있다.'라고 느낄 때, 이 맛이 혀끝이 느끼는 것인지, 아니면 그냥 뇌에서 맛있다고 해서 느끼는 것인지를 구별할 줄 알아야 한다.

맛을 느끼면서 천천히 음식물을 씹으면 침이 나오는데, 이것은 사서 먹는 유산균이나 소화제 등과는 비교할 수 없는 최고의 천연 소화효소다. 침이 음식과 잘 섞이면 입속에서 조화로움이 느껴진다. 그런 상태로 음식물이 위로 들어가야만 위가 긴장하지 않고, 편안한 상태로 더 쉽게 음식물을 잘 소화시킬 수 있다.

두 번째는 자연식을 위주로 먹되, 발효된 음식을 많이 먹고, 질 좋은 고단백 음식은 소량으로, 너무 저염식이 아닌 것을 먹는다. 양념이 너무 강하고 조미료가 많이 들어간 것은 피해야 한다. 한편, 너무 싱거운 것도 좋지 않다. 짜게 먹는 것도 건강에 나쁘지만 적당히 짜게 먹어야 순환이 잘 된다. 질 좋은 소금을 먹으면 약간의 단맛이 나면서 아주 짜지도 않다. 소금에 섞인 미네랄이나 불순물 등을 잘 살펴서 좋은 소금을 먹도록 하자.

미각이 살아나면 5미(단맛·짠맛·매운맛·신맛·쓴맛의 5가지 맛)를 잘 구별할 수 있다. 내 몸으로 들어오는 음식물이 몸에 좋은 것인지 아닌지를 입에서 바로 구별할 수 있는 능력이 생긴다. 그래서 좋지 않은 음식물의 섭취를 바로 차단할 수 있으므로 더욱 건강해진다.

촉각(觸覺) 살리기

오감의 마지막은 촉각이다.

촉각은 피부와 손끝·발끝의 닿는 감각을 말한다. 곤충의 더듬이와 같다. 시각장애인의 경우는 청각이나 촉각이 보통 사람보다 더 발달된다. 옛날 어르신들도 방바닥을 손으로 쓱 쓰다듬고는 "어, 바닥에 탑새기(솜먼지)가 많네." 이렇게 이야기하시곤 했다. 눈이 좀 어두워도 손끝의 감각으로 미세한 차이를 느끼는 것이다. 이런 능력이 더 고도로 발달한 사람들은 손끝으로 전달되는 미세한 에너지의 파장도 느낄 수 있다.

사람은 피부에 있는 모공을 통하여 피부호흡을 한다. 피부를 통해서도 산소와 에너지를 공급받는 것이다. 그런데, 비누·샴푸·린스·염색약, 파마약, 피부에 바르는 온갖 화장품류, 세제류들은 과다하면 다 독이 된다. 이런 것들이 모공을 막으면 촉각 능력이 많이 상실되고 피부호흡을 못하게 되므로 건강에 좋지 않다.

촉각을 살리려면 먼저 피부의 모공을 막고 자극을 주는 각종 화장품류, 세제류 등의 사용을 최대한 줄여야 한다. 꼭 사용해야 한다면 가능한 자연 친화적인 것을 사용하도록 한다.

촉각을 살리는 두 번째 방법은 손끝·발끝으로 에너지를 느끼는 훈련을 하는 것이다. 예를 들어, 손끝으로 팔의 피부 표면을 위에서 아래로 천천히 쓸어내릴 때의 느낌과 반대로 아래에서 위로 쓸어 올릴 때의 느낌은 살짝 다르다. 사람의 피부에도 미세한 비늘과 같은 결이 있기 때문이다. 손끝에 닿는 미세한 감각의 차이를 느껴보도록 하자. 머리부터 발끝까지 이렇게 연습한다.

세 번째 방법은 꾸준히 움직이면서 느끼는 것이다. 운동을 하면서 손이나 발, 몸의 특정 부위가 서로 마주치거나 피부가 공기와 접촉하는 느낌, 내부의 근육이나 뼈가 서로 만나거나 밀고 당기는 감각 등을 느끼고, 몸이 순환되는 느낌을 찾아가면서 운동하는 것이 촉각을 되찾는 좋은 방법이다.

촉감이 살아나면, 나중에는 피부에 물체가 직접 닿지 않아도 대상의 열냉건습 상태와 에너지를 느낄 수 있는 수준에 이르며, 전체적으로 통찰력이 높아지는 단계로까지 발전할 수 있다.

오감 수련 시 유의사항

오감을 살리기 위한 훈련의 요체는 자연과 접하는 접촉면을 넓히는 것이다. 가능한 친환경적이고 자연적인 먹거리를 먹고, 자연으로 나가는 시간을 늘리고, 꽃과 나무, 산과 들, 물과 교감하는 시간을 늘리는 것이 방법이다. 흘러가는 것들 옆에 조용히 앉아 있고, 새벽의 일출과 해지는 저녁노을, 보름달을 자주 바라보고 느끼도록 한다. 이렇게 하면 감성이 살아나고 오감의 능력이 조금씩 더 좋아진다.

하지만 이런 능력이 생겨나고 커질 때 주의해야 할 것이 하나 있다. 그것은 이러한 능력을 긍정적으로 사용해야 한다는 것이다.

예를 들어, 냄새로 건강 상태를 알아보는 능력이 생겼다면, '어휴! 이 사람한테서는 나쁜 냄새가 나네'가 아니라, '예전에 나도 이런 때가 있었지. 그땐 나도 이런 냄새가 났을 거야. 음, 이 사람을 어떻게 바꿔서 이 냄새를 없애 줄까?'와 같이 긍정적으로 받아들여야 하는 것이다. 또 다른 예로 목공을 직업으로 하는 사람의 경우, 나무에 끌을 대고 탕탕 두드리면서 매일 똑같은 작업을 할 것이다. 그럴 때도 '나무 두드리는 소리가 아주 경쾌하네. 아! 이 냄새도 좋고, 이 질감도 편안하구나. 나무를 만질 때마다 나의 생명력이 점점 더 커질 거야'와 같이 긍정적인 생각이 들도록 하면서 연습해야 할 것이다.

마지막으로, 과식은 말초적인 감각만 발달시키고 타고난 오감 능력을 차츰 둔화시키므로 피하도록 한다.

오감이 살아난다는 것은 우리 몸이 자연이 내려준 기본 건강을 되찾았다는 증거가 된다. 오감이 발달하면 시각으로도 보고, 청각으로도 보고, 촉각으로도 본다. 더 수련이 깊어지면 인당(印堂)으로도 보고, 기감(氣感)으로 보는 경우도 있고, 가끔은 영감(靈感)으로도 본다. 오감이 완전히 살아나면, 인생에서 시행착오가 줄어든다.

오감의 능력이 회복되면 이제 다음 단계로 나아갈 수 있다.

5단계 :
9공(九孔) 활성화하기

〈아시오 건강법〉 수련의 5단계는 '9공 활성화하기'이다.

9공은 아홉 구(九), 구멍 공(孔)의 2글자로 이루어진 단어로 인체에 있는 아홉 개의 큰 구멍을 말한다. 4단계 수련에서 이야기한 시각·청각·후각·미각·촉각에서 촉각을 뺀 나머지 4개 감각의 주관 기관의 출입구인 눈(2)·귀(2)·코(2)·입(1)에 배설 기관인 항문(1)과 생식 기관인 성기(1)를 더하면 9공이 된다.

9공은 척수 속 신경다발과 경락을 통해 모두 5장6부와 연결되어 있다. 눈은 간과, 코는 폐와, 귀와 생식기는 신장과, 입은 위장과 연계되어 영향을 주고받는다. 또한, 각각의 구멍과 구멍들은 서로 연결되어 있다. 눈·코·귀·입이 모두 연결되어 있기 때문에 재채기를 잘못하면 코로 밥알이 나오기도 하고, 또 감기에 걸려 코를 세게 풀면 눈으로 눈물도 같이 나오면서 귀가 먹먹해지는 것을 경험해 보았을 것이다. 입으로 먹은 음식의 찌꺼기는 성기와 항문을 통하여 대소변으로 나가므로 결국은 다 연결되어 있다. 좀 더 크게 보면, 밖으로 연결될 뿐 아니라 경락과 신경을 통해 내부적으로도 다 연결되어 있음을 알 수 있다.

4단계 오감 수련에서 직관적으로 알 수 있는 감각에 초점을 맞추어 수련하였다면, 5단계에서는 몸의 내부인 5장6부와 연결되는 입구로 사용되는 문(9개의 구멍)의 밀고 당기는 감각을 찾고, 끝(입)과 끝(항문)이 건강하게 연결되도록 하며, 해당 기관을 튼튼하고 완전하게 만드는 면에 더 초점을 두어 수련한다. 요약하자면, 오감 수련이 외부로 연결된 감각을 찾아가는 수련이라면, 9공 수련은 좀 더 깊은 곳인 5장6부, 즉 내부로 연결된 통로의 감각을 열어가는 수련이다. 이후에 더 설명하겠지만, 6단계는 5장6부를, 7단계는 12경락을 대상으로 하는 수련이 되는데 이는 밖에서 안으로, 점점 복잡하고 깊게, 보이는 것에서 보이지 않는 단계로 진행되는 것을 의미한다.

눈·귀·코·입을 설명하는 과정에서 4단계와 5단계의 내용이 중복될 수 있는데, 여기서는 보완적인 내용만 간단히 이야기하며 세부적인 수련 방법에 대한 설명은 생략한다.

생명 활동의 입장에서만 보면, 살아간다는 것은 결국 먹고, 싸고, 번식하는 것이다. 먹기 위해서는 먹잇감을 찾아야 하는데, 이때 눈으로 사물을 보고, 귀로 소리를 듣고, 코로 냄새를 맡음으로써 먹잇감을 찾고, 이것을 입으로 먹은 후 소화시켜 항문(대변)과 성기(소변)로 내보내게 된다. 또한, 코와 입으로는 호흡을 통하여 산소를 흡수하고 이산화탄소를 뱉어낸다. 마지막으로 종족의 번식을 위해서는 정자와 난자의 결합과 새 생명 탄생의 구심점이 되는 생식기가 필요하다. 이런 모든 기능이 정상적으로 잘 동작하면 건강한 생활이라 할 수 있는 것이다.

9공의 단계는 일상을 통해서 실체를 깨닫는 과정이다. 9공 활성화를 위한 수련 과정은 이렇게 일상에서 일어나 자연스럽게 진행되는 보고, 듣고, 말하고, 냄새 맡고, 먹고, 싸고, 성생활을 하는 과정을 통하여 자연에너지에 대하여 몸이 어떻게 반응하는지, 에너지가 어떻게 이동하는지, 끝과 끝은 어떻게 연결되는지, 어떻게 단련해야 건강하게 유지되는지를 체험하는 과정으로 보면 된다.

9공이 중요한 이유

건강한 눈·코·입·귀·성기에서는 하찮아 보이지만 '마법' 같은 역할을 하는 액체가 나온다.

〈눈〉에서는 눈물이 눈물샘에서 나와서 우리 눈을 건강하게 지켜준다. 눈물은 물·점액물질·약간의 지방으로 구성되어 있는데, 눈물 속 면역물질은 세균으로부터 눈을 보호해 준다. 눈물샘에 문제가 생기면 먼지나 이물질을 제대로 걸러주지 못해 충혈이나 안구건조증 등이 생길 수 있다. 밖에서 들어간 이물질과 안에서 생긴 찌꺼기가 배출되는 것이 눈곱이다.

〈코〉에서는 콧물이 나온다. 우리는 감기에 걸려야만 콧물이 나온다고 생각하지만, 건강한 성인은 코점막에서 하루 약 1리터 정도의 콧물이 만들어지고 사용된다. 콧물은 온도 조절·습도 조절·이물질 배출의 자정 작용을 한다. 콧물 속의 면역물질 역시 코로 들어온 유해 세균이나 미생물에 대한 방어 작용을 한다. 코의 찌꺼기는 코딱지다. 콧속은 덜 만질수록 좋으므로 코를 파는 행동은 가능한 삼가도록 하자.

〈입〉에서는 침샘에서 만들어진 침이 나온다. 여러 번 강조했듯 침은 최고의 효소이자 보약이다. 침의 성분은 대부분이 물이지만 1% 정도는 소화효소와 면역물질로 구성된다. 입속의 상처를 보호하고 빨리 낫게 하는 성분도 있고, 음식물을 섭취한 뒤 치아에 남은 당분을 씻어주는 역할도 한다. 구강건조증이 생기면 음식을 삼키기 힘들고 소화 장애가 생기며, 충치가 더 많이 생기고 말하기가 어려워지기도 한다. 입(정확하게는 목)에서 생기는 찌꺼기는 가래다.

〈귀〉에서는 귀지가 나와서 귀를 보호한다. 귀지는 땀과 귀지샘의 분비물, 벗겨진 각질 등이 합쳐진 것이다. 귀지는 뼈와 연골을 보호하며 귓속에 적당한 수분을 유지하도록 돕는 역할을 한다. 산성을 띠고 있는 귀지는 세균이나 바이러스의 침입을 막아주고 보호하는 1차 방어막 역할을 하기도 하고, 먼지 등의 찌꺼기를 내보내는 배출작용도 한다. 귀지는 대부분 저절로 나오므로 과하게 후벼 파지 않도록 한다.

여성의 〈생식기〉에서는 약산성의 분비물이 나온다. 생식기 주변의 분비샘에서 나오는 분비물인데, 질 세정 및 보호 역할을 하며, 성관계 시에는 윤활유 역할을 하기도 한다. 사랑을 할수록 분비물이 많이 나오는데, 갱

년기에 여성 호르몬이 줄어들면 질 건조증이 생길 수 있다. 여성이 월경을 통해 몸속 불순물을 주기적으로 배출하는 것도 생식기의 역할이다. 남성의 생식기에서도 소량의 분비물이 나온다. 전립선에서 분비하는 투명의 액체인데, 성관계 시에는 건강한 정자의 운동을 돕는다. 평소에는 소변이 지나가는 요도 안을 중화시켜 정자를 보호하는 역할을 한다.

단순해 보이지만 어느 것 하나 중요하지 않은 것이 없다. 눈으로는 시각 정보가 들어가고 눈물, 눈곱이 나온다. 귀로는 소리 정보가 들어가고 귀지가 나온다. 코로는 냄새 정보가 들어가고 콧물, 코딱지가 나온다. 입으로는 음식이 들어가고 침과 가래가 나온다. 생식기로는 정자와 난자가 이동하고 소변이 나온다. 이 모든 것 역시 밀고 당기는 작용이다. 멀리 떨어져 있지만 서로 연결된 것으로, 입으로 들어간 음식물이 소화·분해·흡수·순환된 후 항문으로 최종 찌꺼기가 나오는 과정이 있다. 끝과 끝의 연결 작용이며, 끝과 끝이 잘 순환되어야 건강하다는 증거다. 인체는 오묘하게 서로 맞물려 돌아가고 있는 유기체 공장이며 놀라운 소우주다. 순환이 되어야 하고 균형이 맞아야 문제가 생기지 않는다.

물질 반응

콧물, 귀지, 눈곱, 가래는
몸속에서 반응하는 몸부림

힘들어하는
5장6부의 신호에
귀를 기울이자

쓴맛은 뱉고 단맛은 삼키는데
5맛 작용으로
필요한 맛을 채워야 하네

밀어내는 노폐물, 당기는 음식, 자연에너지도
물질 반응에 따라
들어가야 한다네

눈의 활성화가 필요한 이유와 방법

요즘 사람들은 컴퓨터의 모니터, 핸드폰의 작은 화면 등을 하루 종일 들여다본다. 눈도 한 번 깜박이지 않고 눈에 힘을 주면서 게임을 하면 머리로, 눈으로 열이 몰린다. 여기에 더해 고칼로리와 고에너지 음식, 라면 등의 인스턴트 음식, 치킨이나 떡볶이, 불닭 같은 열나고 짜고 매운 음식들을 함께 먹으면 간과 신장에 부하가 걸리면서 해독과 정화가 어려워진다. 그러면, 눈으로 열이 쏠리면서 망막 신경이 약해지고 시력이 점점 나빠져 안경을 쓰게 된다. 더 심해지면 눈 주변의 근육들이 약해져 백내장·녹내장 등이 오고, 최악의 경우 시력을 잃게 되는 경우까지도 생긴다. 다른 이유로는, 조명을 너무 어둡게 하거나 너무 밝게 해서 눈이 나빠지는 경우도 있다. 이것은 조금만 신경 쓰면 예방할 수 있으므로 자주 살피도록 하자.

눈의 기능을 강화하려면 일단 피로한 눈을 감고 쉬어 주는 것이 가장 좋다.

다음으로는 눈 체조를 자주 해 눈 주변의 근육을 풀어주고, 눈의 열을 식혀주어야 한다. 눈에 열이 나면 그때그때 바로 해소시켜 주는 것이 좋은데, 맑은 정수(정제수 혹은 물을 끓여서 식힌 물)에 눈을 깜박여서 열을 식혀준다.

또한, 눈초리를 눌렀다 뗐다 하는 방법으로 눈물샘을 자극해주고, 눈 근육을 강화하는 눈동자 돌리기나, 먼 곳과 가까운 곳을 교대로 응시하는 원근법 훈련을 하는 것이 좋다.

장기적으로는 눈과 연결된 간을 강화하는 운동을 꾸준히 해주는 것이 필요하다. 눈의 열기를 해독시켜주는 곳이 간·담이기 때문이다.

자연 속 녹색 빛이 많은 풍경을 자주 보는 것도 눈의 기능을 회복시켜주는 좋은 수련법이다.

말 그대로 눈은 '마음의 창'이다. 눈이 열리면, 제3의 눈을 통해 신체를 볼 수도 있고, 마음으로 보는 세상이 열린다.

귀의 활성화가 필요한 이유와 방법

귀는 일종의 센서인데 더듬이 또는 안테나라고 보면 될 것이다. 인간은 자연의 소리를 자주 들으면서, 주변에서 일어나는 문제들로 인하여 발산하는 열을 자연에서 식혀야 한다. 현대인들은 자연의 본능적인 소리를 못 듣고 바쁘게 살기 때문에 여러 가지 문제가 발생한다.

귀는 기본적으로 신장과 밀접한 관계가 있다. 신장에 과부하가 걸리거나 신장에 문제가 생기면 귀에 이명증·이석증 같은 병들이 생길 수도 있다. 귀를 접었을 때 딱딱하거나 아픔이 느껴지면 몸이 많이 굳어있고 건강 상태가 안 좋은 것이고, 부들부들하면 좋은 것이다. 귀 주변에 쪼글쪼글한 주름이 많으면 귀와 연결된 신장이 허약해지고 신장의 정화하는 능력이 약해졌다는 신호다. 한편, 귀 주변에 있는 근육들은 뇌와 연결되어 있다. 뇌와 신경이 예민해지면 귀가 쫑긋하게 세워지면서 점점 더 예민해진다. 그래서 소음 공해 등 주변 환경의 소리가 귀에 거슬리게 되고 나중에는 사람의 말소리조차도 거부하는 공황장애·대인공포증까지 생기게 된다.

귀의 기능을 강화하려면 귀와 귀 주변의 근육을 손가락으로 눌러가며 마사지해 주고, 귓불을 양 손가락으로 잡고 숨을 "후~" 하고 내뱉으면서 잡아당겨 열을 빼주면 좋다. 물 묻은 면봉으로 귀의 입구에 살짝 닿게 하면서, 가끔씩 열을 식혀주는 방법도 있다. 면봉 등을 막 돌리면서 귓속을 파주라는 의미는 아니다. 그때, 차가운 느낌이 강하면 귀에 열이 많은 것이다. 장기적으로는 귀와 연결된 신장을 강화하는 운동을 꾸준히 해주는 것이 필요하다. 예컨대, 다리를 어깨너비 정도로 벌리고 서서 발뒤꿈치를 올렸다 내렸다 하는 동작은 신장·방광 경락을 활성화해주는 데 도움이 된다.

자연의 소리를 가능한 한 많이 듣는 것도 좋은 방법이다. 자연 속에서 새소리, 물 흘러가는 소리, 비 오는 소리 등을 자주 들으면 마음이 상쾌해지고 긴장 이완에 도움이 된다. 물소리는 뇌의 열을 식혀주고, 빗소리는 집중력을 키워주며, 칭찬해 주는 소리는 마음을 안정시켜 준다.

마지막으로, 다른 사람의 말을 잘 들어주는 연습을 한다. 말소리뿐 아니라 그 안에 담겨있는 울림·진동·파장을 느끼면서 대화하면 좋다.

귀가 열리면 자연의 참된 소리를 들을 수 있다.

코의 활성화가 필요한 이유와 방법

생명 유지에 가장 중요한 기관은 폐이다. 폐의 숨 쉬는 기능을 외부에서 수행하는 코는 호흡기관이고, 다양한 냄새(포식자·먹잇감·애인의 냄새 등)를 맡는 후각기관이다. 외부 이물질과 세균으로부터 방어하는 면역의 최전선이며, 목소리의 울림통으로 발성을 위한 공명기관이기도 하다. 그만큼 중요하다는 말이다.

바깥에서 들어온 건조하고 찬 공기가 바로 폐로 들어가면 폐가 마르고 얼어붙는다. 콧속의 모세혈관 지대를 통과하면서 공기는 따뜻하고 촉촉해진다. 여름에는 차갑게, 겨울에는 따뜻하게, 습도도 조절하고 이물질을 걸러낸다. 우뚝 솟은 코는 미관상으로도 멋진 얼굴 모습을 만들어주는데, 우리 몸속에서는 에어컨과 공기청정기, 가습기와 제습기, 난방기 역할까지 해내는 고마운 존재다.

코의 첫째가는 기능은 숨을 쉬는 것인데, 일반적으로 코가 짧고, 낮고, 콧구멍이 클수록 폐의 기능이 약하다고 보면 된다. 그래서 나이가 들수록, 힘든 일을 많이 할수록 콧구멍이 커지게 된다.

코의 기능을 활성화하려면 두 손가락으로 코를 잡고 눌러주면서 앞으로 잡아당기고, 코 주변의 근육과 혈자리(인당혈·영향혈·풍지혈 등)를 마사지해 주도록 한다. 장기적으로는 코와 연결된 폐를 강화하는 운동을 꾸준히 해주는 것이 필요하며, 더 나아가 폐와 경락으로 연결된 대장을 강화하는 운동을 함께하는 것이 좋다. 코에 열이 많을수록 코피가 잘 난다.

교호호흡(交互呼吸,Nadi–Shodhana: 나디쇼다나)은 코·기관지·폐에 이르는 호흡의 통로를 깨끗하게 해주는 정화호흡법으로 알려져 있다. 손바닥을 펴서, 둘째와 셋째 손가락을 접어준다. 엄지손가락으로 오른쪽 콧구멍을 막고 왼쪽 콧구멍으로 내쉬고 들이쉬고, 넷째 손가락으로 왼쪽 콧구멍을 막은 상태에서 잠시 숨을 멈춘다. 넷째 손가락으로 왼쪽 콧구멍을 막은 상태에서 오른쪽 콧구멍으로 내쉬고 들이쉬고, 엄지손가락으로 오른쪽 콧구멍을 막고 잠시 숨을 멈춘다. 이런 호흡을 무리하지 않으면서 부드럽게 반복한다. 그러면, 폐와 기도가 깨끗해지고, 자율신경계가 안정되며 감성과 이성의 균형도 유지된다. 비강의 열을 잘 내보내므로 비염 치료에도 효과가 있다.

무엇보다도, 자연 속에서 신선한 공기를 마음껏 들이마시며 편안하게 호흡하는 것이 원초적이면서도 가장 좋은 방법이다. 가슴이 뻥 뚫리고 시원해진다.

입의 활성화가 필요한 이유와 방법

입의 역할은 말을 잘하여 소통을 잘하는 것과 음식을 잘게 씹어 삼켜서 잘 넘어가도록 하는 것이다. 음식은 욕심으로 먹어서는 안 된다는 것을 분명히 알아야 한다. 급하게 먹고, 많이 먹고, 뇌에서 맛있는 음식만 찾는 것은 모두 다 욕심 때문이다.

입은 말로써 사람의 마음을 울리는 울림통이기도 하다. 그런데, 입은 원래 말을 하기 위해서 생긴 것이 아니라, 일차적으로 음식을 먹기 위해 생긴 기관이다. 말은 이 과정에서 생긴 부산물이다. 예를 들어, 먹거리가 있는 곳을 발견하고 "먹잇감이 여기 있다!"고 소리를 질러서 가족과 친구들에게 알리기 위한 목적으로 말이 필요했고, 그래서 생겨났다고 보면 된다.

이후, 점점 다양하고 복잡하게 발전한 것이 언어다. 사실 동물들은 몇 가지의 소리만 사용해서 서로의 의사소통을 끝낸다. 즉, 핵심만 전달하는 것이다. 사람도 동물처럼 자기의 느낌과 핵심 정보만 간단히 전달한다면 불필요한 말을 주고받다가 생기는 오해는 오히려 줄어들 것이다.

입에서 가장 돌출된 부분인 입술을 살펴보자. 수분이 부족하거나 말을 많이 하거나 립스틱을 많이 바르면 입술이 건조해진다. 입은 말을 조화롭게 가려 하고, 입술을 다물었을 때 표정이 온화하고 평화로워야 한다. 들려오는 몇 마디 단어만 가지고 판단할 것이 아니라, 상대의 말에 내재한 기운의 파장을 느낄 수 있어야 한다. 말을 하면서도 내 목소리의 울림과 상대의 반응을 느끼면서 말하는 습관을 들이면 기분 좋은 목소리를 갖게 된다. 입술은 말하자면 '입의 문'이다. 입술이 촉촉하고, 색깔이 분홍색을 띠고 있다면 건강하다고 할 수 있다.

만약, 입안에 염증이 있거나 잇몸에 질환이 있다면 그만큼 간이나 신장, 위장에서 열이 올라온다는 신호다. 입술이 자꾸 트는 사람은 장에 열독이 많이 쌓여 있어서 그렇다. 스트레스를 많이 받고 있을 때도 열이 올라와서 입병이 생기며, 혀가 붓고 입술이 자꾸 트고 백태가 끼는 것 등은 일단 열이 원인인 경우가 많다. 우리 몸에서 소화 흡수되고 남은 과잉의 열이 그렇게 입에서 나타나는 것이다. 여러 가지로 입안이 불편하면 내가 그동안 먹어온 것을 점검해야 한다.

몸에 열이 많거나, 화나는 일이 많고, 스트레스가 많을 때 사용하는 수련법으로 '사자호흡법'이 있다. 입을 크게 벌리고, 혓바닥을 최대한 길게 내밀며 눈은 치켜뜬 상태에서 복식호흡을 하는 것이다.(혼자 있을 때 실행 추천)

입의 기능을 강화하려면 입안에서 침이 잘 나오도록 해야 한다. 그래야 침 속에 풍부한 소화효소가 소화를 잘되게 한다. 또한 너무 차거나 뜨거운 음식은 피하며, 신선한 음식을 위주로 여러 번 침을 섞어서 꼭꼭 씹어 천천히 먹는 것이 좋다. 혀로 입천장과 잇몸을 훑어주는 '혀 굴리기'를 하거나 입술 주변(잇몸)을 마사지해 주는 것도 좋다. 장기적으로는 입과 연결된 위를 강화하는 운동을 꾸준히 해주는 것이 필요하다. 자연 속에서 휴식을 취하면서 자연식을 먹는 기회를 늘리는 것이 가장 좋은 방법이다. 소화가 잘되고 속이 편해진다. 입으로는 뇌가 원하는 음식이 아니라, 몸이 원하는 음식을 먹어야 건강해진다.

항문의 활성화가 필요한 이유와 방법

어제를 잘 살았는지는 오늘의 '똥'을 보면 안다. 똥은 잔변감이 없이 매끄럽게 쑥 나와야 하고, 항문 주변 근육도 그에 맞게 수축과 이완이 잘 돼야 한다. 결국, 끝까지 잘 밀어내야 잘 들어올 수 있다. 항문을 통하여 똥이 잘 나가지 못하는 이유는 대부분 음식물을 잘못 먹은 탓이며, 식탐 때문이다. 그 결과가 어떤 경우에는 설사로, 어떤 경우에는 변비로 나타난다.

모든 일에는 때가 있듯, 오줌보와 마찬가지로 똥보(직장)에서도 때가 되면 나갈 것(똥)이 나가야 한다. 이때 필요한 것이 똥을 '밀어내는 능력'이다. 현대인들은 때가 되어도 놓을 줄 모르고 욕심으로 가득 차서 계속 주먹을 쥐고 있는 형국인데, 직장(똥보)에서 움켜쥐고 버리지 못하는 상태가 바로 변비다. 주먹을 쥐고 있다가도 버릴 때가 되면, 주먹을 펴고 버릴 줄 알아야 지혜로운 것이다.

대장의 상태가 계속 나빠지면 '똥오줌을 제대로 못 가리는 상태'가 된다. 변비와 함께 나쁜 습관(화장실에 오래 앉아 있기)이 지속되고, 항문 주위의 근육이 약해지면 울혈이 생기고 찢어지면서 치질로 발전할 수도 있다. 치질은 변비·음주·다이어트·임신 등으로 인해 더 심해진다.

항문은 기본적으로 통풍이 잘되게 하고, 잘 씻어주어야 한다. 꽉 끼는 팬티 등은 좋지 않다. 아랫배를 따뜻하게 해주고 쑥 찜질을 하는 것도 도움이 된다.

항문의 기능을 강화하려면 몸에 좋은 음식물(대장 내 유익균이 좋아하는 식이섬유 등)을 잘 먹어야 하는 것은 기본이고, 장기적으로는 항문과 연결된 위·담·소장·대장을 강화하는 운동을 꾸준히 해주는 것이 필요하다.

항문의 기능을 강화하는 운동으로 '항문 조이기'를 추천한다. 항문 조이기 단련법은 일명 '케겔 운동'이라고도 하는데 남자에게는 정력 강화, 여성에게는 요실금 치료의 효과가 있다.

또한, 규칙적으로 하루에 1~2번 정도의 배변을 생활화하는 것이 좋다.

똥

똥은 관심을 안 두면 속이 상하지요
안 싸고 많이 먹으면 변비, 치질이 되지요
똥을 모르면 쾌변이 뭔지 모른답니다
잘 다스리면 대장부[1]가 됩니다

똥 사랑

된똥, 묽은 똥, 풀어진 똥, 잘 뭉쳐진 똥…
기분이 날아갈 듯한 똥은 쾌변이다

똥보[2]는 건강의 바로미터
끝 힘을 발휘하는 통로이니라

뒤 힘은 인내심으로 이어지는 똥발
끝까지 잘 만들어야 하는 똥 사랑

똥에도 도(道)가 있다

1 여기서 '대장부'란 대장이 튼튼한 사람을 말한다(大腸夫=大丈夫).

2 '똥보'는 직장(直腸)을 말한다.

성기의 활성화가 필요한 이유와 방법

동물들은 번식기에만 성기를 사용하는데, 인간들은 수시로 성기를 사용한다. 성기는 자신의 에너지에 맞게 사랑하는 사람과의 성생활에서만 무리하지 않게 사용하는 것이 좋다.

성기는 기본적으로 통풍이 잘되도록 관리해야 한다.

옛날에는 아낙네들이 가마솥 아궁이 앞에서 불을 때면서 그 앞에서 자연스럽게 원적외선을 많이 쬐었다. 그 과정에서 통풍도 되고 천연 소독도 되었던 것이다. 여성의 생식기에서 나오는 분비물은 생식기를 보호하기 위해 몸에서 자연스럽게 나오는 것이다. 그런데 현대의 도시인들에게는 그런 기회가 없는 데다가 스타킹이나 꽉 끼는 옷 때문에 통풍도 잘 안 되어 면역력이 떨어지고 분비물도 잘 생기지 않는다.

여자들의 경우 건강관리를 잘 하지 않으면 생식기에 병이 많이 생긴다. 몸을 보호해주는 좋은 분비물이 잘 생성되지 않아 물혹이라 불리는 근종이 생기거나 자궁암 등이 발생하기도 한다.

남자들도 모니터 앞, 책상 앞에 오랫동안 앉아 있으면서 운동이 부족한 상태에서 생식기에 통풍이 잘되지 않으면 '낭습'이라는 병이 생긴다. 음식 섭생도 제멋대로인 상태에서 이런 생활습관이 그대로 진행되면 점차 정자수가 줄어들게 되고, 발기도 잘 안 되며, 심하면 전립선암까지도 생길 수 있다.

그러므로, 꽉 끼는 청바지나, 다이어트용 보정 속옷 등은 가능한 착용하지 않도록 한다.

성기에는 행복을 생성하는 힘이 있다. 성기의 기능을 강화하기 위하여 정력에 좋다는 음식을 먹는 것은 일부 도움이 될 수는 있지만, 몸의 기능을 전체적으로 강화하는 것이 더 좋은 방법이다. 장기적으로는 성기와 연결된 간장과 신장을 강화하는 운동을 꾸준히 해주는 것이 필요하다.

9공 수련은 몸에서 들어오는 곳과 나가는 곳의 기능을 강화하는 것이다. 수련을 통하여 보고·듣고·냄새 맡고·먹고·느끼는 기능을 회복하고, 나아가 끝에서 끝으로 연결되는 자연에너지의 밀고 당기는 실체를 체득하는 것이 요체이다.

이 단계의 수련을 마치면 외적인 건강을 얻게 되며, 병에 대한 두려움에서 벗어나 자신감을 갖고 살아갈 수 있다.

9공(九孔) - 1

당신의 귀에는 어떤 소리가 들리나요?
기막힌 소리만 들리지요

당신이 보는 세상은 어떻게 보이나요?
눈 깜박거릴 틈도 없이 바쁘지요

당신, 냄새는 잘 맡고 있나요?
그저 음식 냄새만 맡고 살지요.

요즘 입맛, 밥맛은 좋은가요?
그냥 배고파서 먹고 있지요

그렇다면 대소변이라도 잘 보고 있나요?
글쎄, 요즘 똥·오줌 못 가리고 살지요

그럼, 사랑은 합니까?
그게 뭔데요?

9공(九孔) - 2

마음의 눈으로 보도록 하라
눈으로 보는 것은 나가는 것이요
눈을 감는 것은 들어오는 것이다

귀로는 마음의 소리를 들어라
자연의 소리를 많이 듣고
들어오고 나가는 울림·진동·파장을 느껴라

코로는 자연의 내음을 맡아라
우주에너지가 들어오고 나가는 곳이다

입은 생명의 문
자연의 음식을 먹고
진실의 소리를 발하라

조화로움으로
종족번식이 이어지는 곳은 자궁
성기의 쾌락은 보너스다

항문은
쾌변의 거름을
자연에게 돌려준다

6단계 :
5장6부 강화하기

〈아시오 건강법〉 수련의 6단계는 '5장6부 강화하기'이다.

5장6부는 신체 내부의 내장기관으로 간장·심장·비장·폐장·신장의 5개가 5장(5장에 심포를 추가하여 6장이라고도 함)이고 대장·소장·쓸개·위·삼초(三焦)·방광의 6개가 6부이다. 5장6부는 각각 자신의 고유 기능을 가지고 있는 장기이지만 서로 연결되어 있고, 서로가 서로에게 영향을 미치면서 몸 전체의 균형을 잡는 역할도 함께 담당한다. 5장6부의 에너지들이 서로 조화롭게 작용하면 뱃속이 편안해지고 몸 전체가 안팎으로 균형이 잡히면서 더욱 건강해진다. 이것이 6단계를 따로 수련하는 이유다.

5장(6장)6부와 관련된 대표적인 성질을 표와 그림으로 나타내면 다음과 같다.

번호	5장(6장)	6부	5미	5색	5행
1	간	쓸개	신맛	청색	목
2	심장	소장	쓴맛	적색	화
3	비장	위	단맛	황색	토
4	폐	대장	매운맛	백색	금
5	신장	방광	짠맛	흑색	수
6	심포	삼초	–	–	–

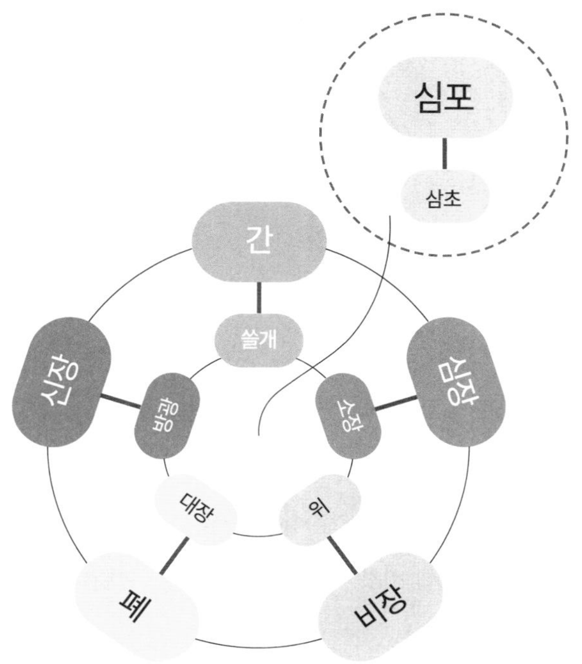

5장(6장)과 6부는 서로 상생하는 관계로 짝을 이룬다. 즉, 간과 담(쓸개), 심장과 소장, 비장과 위장, 폐와 대장, 신장과 방광, 심포와 삼초가 그것이다.

비장과 위장

비장과 위장이 가장 먼저다. 5장6부가 다 중요하지만 소화가 잘되는 것이 무엇보다 중요하기 때문이다. '비위가 상한다'는 말은 '아니꼽고 싫은 일을 당하여 견디는 힘들다.'라는 의미와 '비장과 위에 맞지 않아 토할 듯하다'라는 의미를 가지고 있다. 후자가 본래의 의미로, 음식물이 몸에 맞지 않는 것(소화가 잘 안 되는 것)을 표현한 것이다.

동물들은 먹이를 보면 그것이 먹을 수 있는 것인지, 자기에게 좋은 것인지, 나쁜 것인지를 바로 안다. 눈으로, 냄새로 아는 것이다. 그런데 요즘 사람들은 오감이 많이 퇴화되었기 때문에 그런 것을 잘 모른다.

비장과 위를 강화하려면 비위가 상하지 않는(소화가 잘되는) 음식으로 가려서 먹고, 5미 중에서 비장·위장을 강화하는 단맛이 나는 음식과 황색이 많은 식품을 섭취하는 것이 좋다. 예컨대 기장쌀·찹쌀·늙은 호박·참외·양배추·소고기·꿀·식혜·수정과·대추 등이 비위를 보하는 단맛의 식재료다. 비위를 보하는 황색 식품은 울금·단호박·유자 등이다.

또한 복부 단련 운동, 위장 경락이 지나가는 무릎 강화 운동, 첫째와 둘째 발가락을 서로 비벼주는 자극법과 '비위(비장과 위장) 강화 수련'을 한다. 비장·위장이 건강해지고 싶은 사람이라면 더욱더 규칙적인 식사와 생활, 소식, 적절한 운동이 필요하다. 쓰레기 음식과 독소가 가득한 음식이 아닌, 신선한 음식의 좋은 에너지가 소화·흡수되어야 좋다.

간장과 쓸개(담)

간과 쓸개는 몸 안에서 독소를 해독하는 작용을 한다. 독소를 분해하고 걸러내는 천연 필터라고 보면 된다. 어떤 음식이든 영양소와 함께 독소도 일부 가지고 있다. 인간은 우리 몸에 필요한 음식이 아니라 매일 뇌가 기억해 온 음식을 한 번에 많이 먹으려고 하는데, 이런 음식들 중에는 독소가 포함되어 있는 경우가 많다. 특히, 고열량 식품, 인스턴트식품, 단당류와 밀가루, 술, 영양제, 항생제 등은 독소가 매우 강하다. 그러므로 간에 무리를 주지 않으려면 이런 음식을 가능한 먹지 않거나 적게 먹고 피곤하지 않게 몸을 유지해야 한다.

다슬기·재첩·인진쑥·청국장·녹황색 채소·비트·오가피 등이 간에 좋은 음식이다. 또한, 간과 쓸개를 강화하려면 신맛이 나는 팥·닭고기·레몬·오렌지 등을 섭취하는 것도 좋다.

그리고 '간담(간과 쓸개) 강화 수련'을 한다. 걷기나 산책과 같은 유산소 운동, 허벅지 근육 운동이 좋다. 스트레스와 음주가 간담에 가장 좋지 않은 생활 습관이다.

심장과 소장

비위에서 소화가 되고, 간·담에서 해독이 되고, 그다음엔 심장·소장이 일을 한다. 그런데 소화가 된 뒤에, 마음이 편하고 스트레스가 없을 때, 소장에서 영양소(에너지)가 흡수되기 시작한다는 것을 모르는 사람들이 많다. 소화가 된 뒤에 운동을 하면, 그때 시너지 효과가 생겨난다. 운동을 통해 심장에서 몸 전체로 혈액을 보내기 때문이다. 그런데 소화가 되기 전에 운동을 하면 영양흡수는 잘 안 되고, 그냥 소화되는 작용만 행해지고 만다.

소장은 면역세포의 대부분을 가지고 있어 초기 방역을 담당하면서, 소화된 음식물을 영양소로 흡수하여 핏속에 녹여 낸다. 심장은 영양소와 산소를 실은 신선한 피를 온몸으로 보내 각 부분에서 필요한 에너지를 공급한다.

심장과 소장을 강화하려면 쓴맛이 나는 수수·냉이·상추·씀바귀·더덕·도라지·쑥 등을 섭취하는 것이 좋다. 그리고 '심소(심장과 소장) 강화 수련'을 한다. 운동 또는 단련을 하면 할수록 좋아지는 우리 몸속 3대 기관은 뼈와 뇌 그리고 심장이다. 활쏘기 자세, 적당히 숨이 찰 정도의 근육 운동, 계단 오르기(무릎 아픈 사람은 예외) 등이 심장에 좋다. 가장 좋은 운동은 스트레칭으로, 이는 소장뿐만 아니라 위장, 대장 등 소화기관 전체에 가장 좋은 운동이다.

한편, 밀가루 음식은 많이 먹으면 글루텐 성분 때문에 소화가 잘 안 되고, 소화가 덜 된 것은 소장 점막에 염증을 일으키므로 섭취를 자제하는 것이 좋다. 소장에서 소화흡수가 안 된 음식 찌꺼기는 대장으로 넘어가, 대장 속에 사는 유해균들이 좋아하는 먹이가 되기 때문이다. 빵이 막 당길 때, 샐러드(녹황색 채소) 등을 같이 많이 먹어주면 그나마 보완책이 될 수 있을 것이다.

폐와 대장

폐는 호흡을 통하여 온몸에 산소를 공급하는 역할을, 대장은 수분을 흡수하고 찌꺼기를 배출하는 역할을 한다. 폐로 들어오는 산소와 대장으로 흡수되는 수분은 서로 상관관계를 갖고 조절된다. 폐는 가슴에 있고, 대장은 하복부에 있지만 이 둘은 경맥을 통해서 연결되어 있다. 피부는 대장의 상태를 반영한다. '당신의 얼굴 피부는 당신의 대장을 뒤집어놓은 것'이라고 말하는 전문가도 있다. 겉으로는 관계가 없어 보이는 폐·대장·얼굴피부가 따로 떨어져 있는데 기능적으로 서로 연결되어 있다는 것은 신기한 일이다. 매우 중요한 사실인데 모르는 사람이 많다.

수련 시에는 주변 환경을 청결하게 하여 산소가 잘 공급되도록 하고, 음식물은 대장 내에 있는 좋은 미생물의 먹이인 섬유질이 풍부하고 수분이 충분한 채소류를 많이 먹도록 한다. 어깨와 허리를 펴고 바른 자세로 앉는 것은 것이 폐와 대장 건강에도 중요하다. 반대로, 과도한 스트레스와 오래 앉아 있는 것, 과식과 폭식은 대장 건강을 해치는 나쁜 습관이다.

폐와 대장을 강화하려면 고춧가루가 적당히 들어간 매운맛의 음식 등을 섭취하는 것이 좋다. 마늘·양파·파·생강·겨자·배·복숭아·무·배추 등 흰색 식품도 폐와 대장에 좋다.

그리고 '폐대(폐와 대장) 강화 수련'을 한다. 수영·등산·걷기·팔굽혀 펴기와 각종 호흡법이 폐 기능을 강화하는 수련이다. 대장 강화를 위해서는 붕어운동, 장운동도 추천한다.

신장과 방광

신장(콩팥)은 노폐물을 걸러주는 정화 기능을 하고, 방광은 수분과 노폐물을 배출하는 역할을 한다. 신장은 한 번 망가지면 회복이 잘되지 않으며, 간과 더불어 전체의 70% 정도가 손상될 때까지도 인식이 잘되지 않는 침묵의 장기이므로 주기적으로 건강을 잘 살펴야 한다.

신장과 방광을 강화하려면 찝찔한 짠맛이 나는 쥐눈이콩이나 김·미역·다시마 등의 해조류를 섭취하는 것이 좋다. 또한, 검은색 음식인 검은 콩·

검은 깨·흑미 등을 섭취하는 것도 좋다.

그리고 '신방(신장과 방광) 강화 수련'을 한다. '케겔운동'과 '발꿈치들기'는 요실금 방지와 신장·방광의 기능 강화에 많은 도움이 된다. 한편, 커피·홍차 등 카페인 음료의 과다 섭취는 방광을 자극하여 요도와 방광 기능의 균형을 깨뜨리고 잦은 이뇨작용으로 신장에 무리가 되므로 섭취를 자제할수록 좋다.

심포와 삼초

심포와 삼초는 보이지 않는 장기로, 심포는 심장(마음)을 관장하는 장기이다. "심보를 잘 써야 된다"고 말할 때의 심보가 바로 심포다. 마음이라는 뜻이다. 삼초는 신경(뇌)을 관장하는 장기로 5장6부의 연결 통로라고 보면 된다. 쉽게 말하면 자율신경계라고 보면 된다. 더 쉽게 이야기하면 심포와 삼초가 튼튼해야 전체적으로 활기찬 생명력을 유지할 수 있다.

심포와 삼초를 강화하는 방법은 스트레스를 줄이고 휴식을 잘 취하는 것이다. 음식으로는 담백하고 떫은맛의 옥수수나 토마토 등이 좋다. 그리고, '심삼(심포와 삼초) 강화 수련'을 한다.

5장6부를 강화하는 음식

앞에서 개별적인 장기의 기능을 강화하는 음식을 간단히 소개하였지만, 사실 수련이 조금 깊어지면 자신이 필요한 음식이 어떤 것인지를 바로 알 수 있는 능력이 생긴다는 점도 일러둔다. 즉, 뱃속을 비우고 음식을 입에 넣었을 때, 입에서 침이 많이 나오면서 부드럽게 쑥 넘어가면 이것은 필요한 음식이고, 침이 잘 나오지 않거나, 혀가 따갑거나, 딸꾹질·트림·기침·가래가 나오면 자기에게 좋지 않은 음식이다. 이것은 몸이 저절로 반응하는 신호이므로 천천히 음미하면서 잘 관찰하면 알 수 있다.

평상시에는 5장6부를 골고루 강화하기 위하여 신맛·쓴맛·단맛·매운맛·짠맛의 오미(五味)가 들어간 음식을 골고루 먹는 것이 좋다. 각 맛에 들어있는 천연 영양소가 몸을 보충해 줄 것이다.

5장6부를 강화하는 운동

앞에서 개별적인 장기의 기능을 강화하는 운동으로, '비위(비장과 위장) 강화 수련', '간담(간과 쓸개) 강화 수련', '심소(심장과 소장) 강화 수련', '폐대(폐와 대장) 강화 수련', '신방(신장과 방광) 강화 수련', '심삼(심포와 삼초) 강화 수련'을 이야기하였다. 기본적으로 이런 수련법은 5장6부와 관련

된 12개의 경락이 지나가는 곳을 움직여 운동을 해주거나, 지압이나 마사지를 통하여 풀어주는 동작이 주가 된다. 예를 들어, 손에는 우리 몸에 흐르는 12개의 경락 중 6개가 지나가므로 손 지압이나 운동을 잘하면 폐, 대장, 심장, 소장, 심포, 삼초가 좋아진다. 같은 이유로 다리 운동을 많이 해 주면 간, 쓸개, 비장, 위장, 신장, 간장이 좋아진다.

각 장기가 약하다고 느낄 때, 운동해주고 키워주면 좋은 근육은 다음과 같다.

심장 – 대흉근	위 – 복근	폐 – 활배근
척추신경 – 기립근	골반 – 골반근	방광 – 종아리근
신경이 예민한 사람 – 손가락, 발가락 운동		

에너지의 공급을 위해서 첫 번째로 필요한 것은 산소다. 즉, 호흡을 잘해야 하는데 무엇보다도 긴장하지 않는 편안한 생활이 되어야 한다. 그러려면 누구를 미워하지도 말고, 남을 해하려 하거나 피해를 주지도 말아야 한다. 또한 현대인들은 자기도 모르게 자기방어를 너무 많이 하면서 살고 있고, 그래서 5장6부가 손상된다. 결국 얼마나 많이 내려놓았는지가 건강을 좌우한다. 긴장·호흡·신경의 예민함 여부가 수련에 있어 소통의 범위와 각성의 수준을 결정할 것이다.

6단계의 수련을 충실히 행하면 당연히 5장6부의 기능이 좋아진다. 여기서 수준이 더 높아지면 뱃속 5장6부의 상태를 스스로 느낄 수 있게 된다. 특정 장기에 열이 쌓여있는지, 냉기가 감도는 지, 소화가 안 되고 기운이 막혀있는지, 각 장기가 부어 있는 상태인지 등을 스스로 진단할 수 있다. 각 장부와 경락의 연결고리에서 움직임을 느낄 수도 있다.

다시 강조하지만, 음식물은 위에서 소화되고, 소장·대장에서 흡수되며, 간에서 해독된 상태가 되어야 제대로 된 에너지로 사용될 수 있다. 그러므로 운동은 음식물이 완전히 소화 흡수된 상태에서, 즉 속이 적당히 빈 상태에서 해야 효과가 좋다. 이것은 매우 중요한 사항이므로 5장6부 기능을 강화하는 운동을 실행할 때에도 잊지 말고 꼭 기억하도록 하자.

완전한 이완

우선
바쁜 일상에서
모든 짐을 내려놓으세요

들을 준비가 되었는지
나 자신부터 확인하세요

속을 비우고
5장6부를 바라봅니다
온몸의 긴장을 내려놓습니다

그러면
장부가 움직이는 신호가
느껴집니다

고통과 통증이
사라지면서 편안한 몸이 됩니다

마지막으로
명상에 잠기면

자유로워집니다

7단계 :
12경락 운기·축기하기

〈아시오 건강법〉의 수련 7단계는 '12경락(經絡) 운기(運氣)·축기(蓄氣)하기'이다.

기·경락·경혈·운기·축기

기(氣)는 생명에너지를 말하는데 보통 말하는 기운이라고 생각하면 이해하기 쉽다. 피가 흐르는 통로는 혈관이라고 하고, 기가 흐르는 통로는 경락(經絡)이라고 한다. 혈관을 강물에 비유한다면 대동맥·대정맥은 큰 강이라 할 수 있으며, 모세혈관은 작은 시냇물이나 도랑이라고 할 수 있다. 혈관은 눈에 보이지만 경락은 눈에 보이지 않으므로, 강의 비유를 적용하면 경락은 땅속으로 흐르는 강, 즉 보이지 않는 지하수라고 생각하면 쉽다.

경락은 경맥(經脈: 기와 혈이 상하로 흐르는 길)과 락맥(絡脈: 경맥에서 갈라져 나온 기혈의 작은 그물망)을 총칭한 것이다. 기 에너지도 몸의 구석구석까지 연결되지만 이 중 큰 줄기만을 경락이라고 한다. 우리 몸에는

5장6부(6장 6부)와 대응되는 정경12경이라는 경락이 있으며, 이 외에 기경8맥도 있다.

정경12경 중 상체에는 양(陽)경락 3개(폐-수태음폐경, 대장-수양명대장경, 삼초-수소양삼초경)와 음(陰)경락 3개(소장-수태양소장경, 심장-수소음심경, 심포-수궐음심포경)가 위치하고, 하체에는 양경락 3개(위-족양명위경, 쓸개-족소양담경, 방광-족태양방광경)와 음경락 3개(간-족궐음간경, 비장-족태음비경, 신장-족소음신경)가 위치한다.

폐·대장·삼초는 손으로 가는 양경락이고 위·쓸개·방광은 발로 가는 양경락이다. 양경락은 어떻게 발달했나가 중요한데, 양경락의 끝 지점이 눈썹이다. 보통 눈썹이 진한 사람은 양경락이 강하다고 말한다. 양경락의 반대쪽 끝 지점은 새끼발가락인데, 새끼발톱이 못생기거나 상한 사람은 신장·방광의 기능이 떨어진다고 보면 된다. 사람에 따라 양경락이 강하거나 약한 사람이 있고, 음경락이 강하거나 약한 사람이 있다. 양경락의 기력이 왕성하면 기운이 체하거나 막히는 등 역기(逆氣)하지는 않는다고 본다.

해를 정면으로 보고 섰을 때, 햇빛이 닿는 쪽이 양경락이고, 햇빛이 닿지 않는 안쪽이 음경락이다. 각 경락은 그 이름에 포함되는 장기와 대응된다. 예를 들어, 수태음폐경은 폐와 연계되는 경락이다. 한편, 기경8맥 중 몸의 앞쪽 정중앙을 따라 내려오는 경락은 임맥, 뒤쪽 정중앙을 따라 올라가는 경락은 독맥이라고 하는데 이들과 정경12경을 합하여 14경이라고도 부르며, 한의학에서는 이 경락과 여기에 속하는 경혈을 중요시한다.

경락을 흐르는 기의 흐름이 중간중간 모이는 웅덩이 같은 집합 장소이자 반응점이 경혈(經穴)이다. 경혈 부근에서는 기가 정체되기 쉽기 때문에, 경혈 자리에 침·뜸·지압을 실행하는 것이다. 경혈을 자극해서 기 에너지가 뭉치고 막히고 맺힌 부위를 풀어주면 전신의 경락 흐름도 좋아지고 연결된 5장6부의 기능도 좋아진다. 우리 몸에는 총 361개의 경혈(WHO 표준)이 있는데, 여기에서 기의 흐름이 좋으면 '기운이 펄펄 나며' '기세가 등등해' 지는 것이고, 기의 흐름이 좋지 않거나 막히면 '기가 차거나' '기가 막혀서' 관련된 장부의 기능이 약해지고 결국 몸에 병이 생기게 되는 것이다.

5장6부는 몸 바깥의 특정 근육과 연결되어 있으며 장부끼리도 서로 연결되어 있다. 내장의 혈관과 경락은 장부 외부와 내부를 포함하여 그물망처럼 얽혀있는데 내부에서 외부로 통하는 통로를 따라가면 14경락(12경락+임독맥)으로 바로 연결된다. 밖에서 들어온 음식은 소화기관을 지나며 잘게 부서져 흡수된 후 에너지로 전환되어 혈관을 타고 온몸으로 보내지고, 한편에서는 그 에너지가 '기'로 바뀌어 14경락으로 순환된다. 즉, 14경락은 근육과 뼈, 5장6부에 '기' 에너지를 공급하는 통로가 되는 것이다.

이때, 경락을 따라 기운이 흐르는(움직이게 하는) 것이 운기(運氣)이며, 단전과 같은 혈자리에 은행에 저축하듯 '기'를 모으는 것이 축기(蓄氣)이다.

경락으로 기를 보내면서 온몸으로 순환을 시키면, 에너지가 가면서 피부·혈액·뼈와 관절·내장 등의 모든 세포들은 활력이 생기게 되는데, 운동은 이러한 과정이 잘 이루어지도록 균형을 잡고 도움을 주는 역할을 한다.

12경락의 작용

12경락은 각각 대응되는 5장6부(또는 6장6부)가 있으므로 이 경락의 작용은 5장6부의 기능을 통하여 알 수 있고, 이것은 6단계 수련을 설명하면서 이미 이야기한 바 있다. 여기서는 이해를 돕기 위해 12경락의 작용이 어떻게 통합적으로 연결되어 있는지 그 흐름을 예를 들어 간단히 설명해 보기로 한다.

사람은 누구나 경락을 가지고 있고, 경락을 통하여 기 에너지가 순환한다. 온몸을 순환하는 에너지 체계가 14경락(12경락+임독맥)이라고 말한 바 있는데, 보통 사람들은 감각이 닫혀있어서 느끼지 못할 뿐이다. 하지만, 예컨대 손목의 통증이 심할 때 해당 경혈들에 침이 정확히 시침되면 '찌르륵~' 하면서 전기 같은 것의 흐름이 느껴지고, 손목 통증이 단번에 치유되는 경우가 있는데 이런 것들이 경혈과 경락의 증거라 할 수 있다.

'OO경락이 막혔다'고 할 때 막혔다는 것은 완전히 막혔다는 뜻이 아니다. 혈관 속에 찌꺼기(혈전)가 많을 때도 곳곳에서 막히지만 그래도 피가 도는 것처럼 경락 체계 또한 마찬가지다. 막힌 부위에서 문제가 발생하지만, 부분 부분이 막혀도 주변으로 우회하는 미세한 경락의 도로망을 따라 어떻게든 연결이 되는 것이 대부분이다. 물론, 심각하게 막혀 중병이 걸렸을 때는 예외다.

심포·삼초 경락

경락이 어디가 막혔는지에 따라서 5장6부도 반응을 한다. 어떤 사람이 스트레스를 많이 받았다고 가정해 보자. 스트레스를 많이 받으면 나도 모르게 방어를 너무 많이 하기 때문에 심포(마음)가 나빠진다. 마음이 움츠러드는 것이다. 예를 들어, 마음이 약한 학생이 숙제를 해가지 않으면 선생님이 숙제 검사를 하지 않아도 지레 겁을 먹고 미리 긴장을 한다. 그래서 불안해서 소변이 막 마려워진다. 심포가 나빠지면 이와 연결된 뇌신경이 예민해지기 때문에 그다음은 삼초(정신)가 쇠약해진다. 이렇게 되면 별것이 아닌 일에도 신경질을 내거나 예민해지는 경우가 많다.

삼초 경락은 모든 신경계를 조절하며, 우리 몸 구석구석의 기 소통을 담당한다. 활배근은 갈비뼈 위치의 등 뒷부분에 있는데, 이 활배근을 강화하는 운동은 삼초경락을 자극하여, 신경쇠약으로 약해진 정신을 강하게 하고 폐에도 산소 공급이 잘 되게 하여 불안·초조 증상을 줄여주는 효과가 있다. 활배근을 강화하는 운동으로는, 책상을 뒤로 기대어 선 자세에서 책상 바닥에 두 손을 딛고 하는 '거꾸로 팔굽혀펴기'가 좋다.

폐·대장 경락

삼초와 심포의 마음과 정신 자세가 중요하고, 그다음은 폐가 중요하다. 우리 몸의 에너지를 활활 잘 태우려면 숨을 잘 쉬어야 하기 때문이다.

폐가 약한 사람은 패기(覇氣)가 없다. 이런 사람은 조금만 야단치면 어깨가 축 처지고, 가슴이 오그라들어 주눅이 든다. 또한, 엄지손가락 부근의 상태가 떨리거나, 저리거나 한다. 폐가 약한 사람은 열이 머리로 올라가면 뇌혈관 질환이 온다. 한편, 폐가 건강한 사람은 대장이 좋아진다. 폐와 대장이 경맥으로 연결되어 있기 때문이다. 폐와 대장이 튼튼한 사람은 '대장부'가 된다. 반대로, 대장이 나쁜 사람은 아랫배가 자꾸 무기력해져서 똥만 가득 차게 되어 '똥싸배기'가 된다. 대장이 좋아지면 똥배가 나올 수 없다. 대장에 미생물이 많이 살고, 장이 활발하게 움직이면 똥배는 절대 나오지 않는다.

한편, 대장과 표리관계가 있는 것이 피부다. 피부를 보면 대장 건강 상태를 알 수 있다. 기미·주근깨·여드름·검버섯·잡티·주름과 탄력 없음, 건조함 등은 대장 건강이 좋지 않다는 신호다. 이럴 때는 과거의 식습관과 현재의 음식섭생(무엇을, 어떻게 먹고 있는지)을 살펴보아야 한다. 앞서도 말했듯 폐·대장·얼굴피부가 연결된 장기이기 때문이다.

폐 경락은 엄지손가락에서 시작하여 팔을 타고 올라가 어깨 근처의 중부혈까지 연결된다. 운동은 부족하고 컴퓨터나 게임에 빠져있거나, 숨을 웅크리듯 짧게 쉬는 버릇이 있는 사람일수록 폐 경락이 잘 막힌다. 엄지 손가락에 힘을 주어 세우며 "당신이 최고!"라고 칭찬하는 습관은 상대의 기분을 좋게 하고, 나의 폐 경락도 살리는 좋은 동작이다. 폐에 산소 공급이 잘되면 심장의 피 순환도 잘되고 폐 경락도 잘 운기(運氣) 된다.

심장·소장 경락

소심한 사람들이 많은 이유는 심장과 소장이 약해지기 쉬운 환경 때문이다. 심포가 나빠지면 심장 근육도 나빠지면서 소심해지고, 게을러진다. 그러면 몸의 움직임이 줄어들면서 기가 막히고 순환이 잘 안 되어 문제가 생긴다. 그런데, 이때 몸을 움직이지는 않으면서 온갖 좋다는 약으로만 병을 치료하게 되면 점점 더 근육이 약해지면서 병은 점점 더 깊어지는 경우가 많다. 또한, 계속 스트레스가 쌓이면 심장이 긴장한 상태에서 작동하므로, 심장에 무리가 가서 심장혈관 질환이 생기거나 심장 판막에 이상이 생길 수도 있다.

심장·소장 경락은 새끼손가락까지 연결된다. 겨드랑이에서 시작하여 새끼손가락 안쪽으로는 심장 경락이, 새끼손가락 바깥으로는 소장 경락이 흘러간다. 상체, 즉 겨드랑이와 얼굴에 특히 땀이 많고 액취증이 있는 사람은 심장 기능에 문제가 있는 경우가 많다. 이것은 스트레스를 많이 받을수록 심해진다. 엎드려 잠을 자는 것은 심장에 안 좋고, 팔굽혀펴기나 브릿지 자세 등은 심장 강화에 도움이 된다. 가슴근육운동도 심장을 튼튼하게 해주는 운동이다.

비장·위장 경락

심장·소장이 점점 약해지면, 이제 심장에서 위장으로 피가 잘 보내지지 않으니까, 자꾸 비위(비장과 위장)가 약해지고, 비위가 상하여 음식물을 잘 먹지 않게 되면서 위의 기능은 더욱 더 무력해진다. 소화가 잘되지 않는 것이다. 위의 기능이 약해지면, 단것이나 과일 등 입에 편한 것만 먹게 되어 영양 불균형까지 생기면서 위장경락이 더욱 나빠지는 악순환이 계속된다. 이렇게 되면 간의 해독 능력은 약해지고 담(쓸개)에서 담즙의 생산도 잘되지 않는다.

특정 장기와 경락의 기능이 떨어지면 해당 장기에만 문제가 생기는 것이 아니라, 계속해서 다른 장기로, 또 연관된 다음 장기로 연쇄적인 반응이 일어난다는 것을 알아야 한다.

한편, 특정 기관과 특정 근육들도 서로 연결되어 있다. 무릎이 아플 때 위장이 원인인 경우까지 있다. '무릎과 위장이라니… 도대체 무슨 상관관계가 있다는 것일까?' 할 것이다. 외상이나 균의 문제가 아니라면 음식섭생의 문제(과식·야식·자극이 심한 음식·불규칙적 식사 등)로 위장에 문제가 생길 수 있다. 또한 위와 연결되는 위장경락이 무릎을 지나가는데, 평소에 무릎이 약한데다가 음식섭생까지 잘못됐다면 무릎 통증이 발생하는 것이다.

비장·위장 경락을 강화하는 운동으로는 복부강화운동·무릎관절운동·대퇴부운동이 좋으며, 소식과 규칙적 식사, 소화 잘되는 음식섭생 등이 좋은 습관이다.

간·담(쓸개) 경락

사람들이 어떤 순간에 갑자기 또는 우연히 간에 이상이 생기는 것이 아니다. 소화가 잘되지 않는 것을 많이 먹거나 약을 많이 먹으면 위는 물론 흡수된 물질을 해독시키기 위해 간에도 과부하가 걸린다. 몸에 좋다는 보약도 너무 많이 먹으면 강한 약성 때문에 경락의 기운이 엉키고 간의 해독 능력을 넘어서게 된다. 그러면 피가 위와 간에 몰리니까 뇌에는 혈액 공급이 잘되지 않아 밥을 먹으면 자꾸 졸리게 된다. 그런데, 이때 잠을 자거나 하면 위에는 체기가 나타나고 뇌는 멍해진다. 심하면 역류성 식도염, 복부팽만과 가스 등이 생길 수 있다. 이런 일이 반복되면 이제는 열이 머리로 올라가면서 편두통이 시작된다. 잘못된 음식을 먹으면 그때마다 통증이 오는 것이다. 일종의 신호다. "너 지금 이런 음식 먹으면 안 돼!"

신호를 막 보냈는데도 두통약을 먹고 버티면서 억지로 그대로 가면 나중에는 파괴가 된다. 위가 가장 먼저 타격을 받고 간과 뇌도 부분적으로 파괴된다. 그런 것이 나중에는 동맥경화증이 되기도 하고 뇌졸중이 되기도 한다.

오른쪽 옆구리로는 간 경락이 지나가므로 아침에 옆구리를 펴주는 운동을 해주면 좋다. 또 허벅지 안쪽의 삼황(천황, 명황, 기황) 혈자리 지압법도 추천한다. 스트레스를 많이 받으면 간에 열독이 쌓여 심장의 열로 전화되니 이를 피하려면 마음을 편하게, 너그럽게 갖도록 하자.

신장·방광 경락

위로 들어오는 음식물 속에 소화가 잘 안 되는 물질(자극적인 것, 화학성분이 많은 것, 신선하지 않은 것 등)이 내려왔을 때 간에서 해독이 안 되면, 이제는 신장이 정화하려고 여러 가지 기능을 발동한다. 그런데 이 기능이 잘 작동하지 않으면 정화가 잘 안 되어 오줌이 탁해진다. 요산이 섞이거나 당뇨가 심하거나 아니면 혈뇨까지 나오게 된다. 또한, 소변도 찔끔찔끔 나오고, 소변이 자주 마려워진다.

방광·신장에서 정화가 안 되면 몸에서 염증이 자꾸 생기면서 얼굴이 붓고, 손이 붓고, 다리가 붓고 하면서 또 여러 가지 통증까지 생긴다. 5장6부와 경락들은 독립적으로도 작동하지만 심포·삼초부터 방광·신장까지 모두 다 서로서로 연결되어 있다.

신장과 방광이 약해지면 뒷골이 당기고 뒷목이 뻐근하다. 또 허리와 등이 굳고 통증을 많이 느끼며, 종아리를 누르면 통증을 심하게 느끼고, 발목을 접질리는 빈도도 높아진다. 이 모든 부위로 신장·방광 경락이 흐르기 때문이다. 생땀을 흘리는 심한 운동보다는 산책, 요가, 태극권 등 땀이 촉촉하게 날 정도의 운동이 신장·방광 경락의 강화에 도움이 된다.

한 사람의 경락 상태는 결국 자기 인생을 말해준다. 그의 경락에 음식, 생활습관, 스트레스 등 그가 어떻게 살아왔는지가 다 드러나기 때문이다. 경락은 누구나 알 수 있는 것이다. 감각이 열리면 누구나 느낄 수 있다.

운기 수련과 축기 수련

7단계 수련은 6단계까지의 수련이 어느 정도 진전된 사람에 한하여 진행한다. 7단계 수련은 크게 운기 수련과 축기 수련으로 나뉜다. 7단계 수련 시에도 6단계에서 실행하였던 수련과 음식 섭생에 대한 내용은 계속 지속해야만 한다.

운기 수련은 경락을 통하여 기운이 움직이는 것을 느끼면서 하는 수련이다. 영웅자세·달마자세·활쏘기자세와 같은 기본자세와 이를 응용한 자세들, 그리고 그것들의 연결동작으로 구성된 다양한 수련들로 구성된다.

축기 수련은 가장 먼저 근육에 에너지를 축기하게 된다. 그러다가 서서히 경혈에 축기하고, 이후 다시 뼛속까지 축기가 이루어진다. 축기를 하기 위해서는 '원심력·구심력의 법칙'을 잘 활용하여 축기한다. 중심을 잡으면서 자연스럽게 축기하다 보면 나중에는 몸의 중심인 단전(기해: 氣海)까지 축기가 된다.

축기하는 데는 당연히 시간이 많이 걸린다. 계속 수련을 해도 근육에 축기가 되는 것이 약 1년이 걸리고, 경혈에 축기가 되는 데는 약 3년 정도 걸린다. 뼛속까지 축기하려면 최소 10년의 지속적인 수련이 필요하다. 축기가 완성되면 기운이 넘치면서 기운을 원하는 곳으로 보내 쓸 수 있다. 또한, 기운이 저절로 움직이면서 자동으로 운기가 되기도 한다.

기초적인 축기 방법은 다음과 같다.

축기란 하단전에 힘을 모으는 것이다. 소화가 잘되고 대장에 좋은 음식을 섭취하면 하단전에 영양이 가서 대장의 움직임이 활발해지면서 대장에 힘이 모인다. 힘이 쌓인 대장과 하단전에서 에너지를 공급받아야 축기가 된다. 1차 축기는 이렇게 음식으로 조절한다.

수련하는 사람이라면 아침에는 최소 6시에 기상하도록 하자. 침상에서 호흡으로 아랫배에 힘을 줬다 뺐다 하면서 아랫배의 감각을 찾는다. 그리고 복부에 손을 올려 시계방향으로 쓸어주고 돌아가면서 꾹꾹 눌러주는데, 이때 방귀가 나오면 좋다. 그리고 천천히 호흡을 하며 꼬리뼈 위 좌우의 대장유(大腸俞) 혈자리에 마음을 둔다. 기지개를 켜면서 심장근육과 척추뼈를 이완시켜 준다. 양손을 역삼각형으로 만들어 엄지손가락이 배꼽에 위치하게 하고, 역삼각형의 중심인 기해혈(단전 부위)에 집중하며 계속 편안하게 호흡한다.

고차원의 7단계 수련은 일반인들이 이해하기도 쉽지 않고, 사람마다 수련 시 나타나는 현상도 다양하여 하나의 틀로 수련을 고정하여 설명하는 것도 어렵다. 그래서, 7단계 수련은 정식 지도자의 지도하에 개별적으로만 진행된다. 더 자세한 수련법은 실제 수련 진행시 설명하기로 하고 여기서는 생략한다.

축기의 효과

몸 전체에 축기가 되면 몸이 솜털처럼 가볍고 구름 위에 떠 있는 것 같은 느낌이 든다. 걸음걸이가 사뿐사뿐해지고, 점프해서 떨어질 때도 바닥에 닿는 느낌이 거의 없다. 또한, 축기가 되면, 자연의 에너지가 느껴지며,

남을 도와주고 싶은 마음이 자꾸 생긴다.

7단계의 수련까지 제대로 마치면 몸의 건강은 완성된다. 사고가 나지 않는 한 천수(天壽)를 누릴 수 있다. 또한, 이후 새로운 차원인 8단계와 9단계로 도약할 수 있는 지평이 열린다.

기의 흐름은 14경락을 통해서 몸의 내부로만 흐르는 것이 아니다. 기 에너지는 경락을 따라 흐르다가 손끝·발끝의 더듬이 혹은 안테나를 통해서 우주의 기운과 연결되며 내 몸으로 다시 순환한다. 나 자신의 기운도 대자연의 일부인 것이다. 우리는 우주의 에너지 파장을 공유하면서 살고 있다. 그렇게 만물은 서로에게 영향을 주고받으면서, 밀고 당기면서 존재한다. 이것이 세상 돌아가는 원리다.

8단계 :
생명의 흐름 타기

7단계까지의 수련을 잘 마쳤다면 건강은 완성된다. 본래 가지고 있었던 완전체로서의 건강이 회복되었다는 의미다. 따라서 건강 그 자체만을 위해서는 더 이상의 수련이 필요 없다. 이제부터는 내 몸의 육체적 경계를 넘어선 이웃과, 세상과, 자연과 어우러지는 새로운 차원이 열린다. 몸의 건강에 더하여 행복을 생생하게 느끼고, 행복을 주변에 전하는 새로운 단계로 도약하는 것이다. 〈아시오 건강법〉 수련의 8단계인 '생명의 흐름 타기'가 시작되는 것이다.

생명의 흐름 타기

'생명'은 '생명력'을 의미한다. 생명을 아주 크게 보면 자연, 우주까지 확대할 수 있고, 좁은 의미로 보면 모든 생명체의 생명이며, 더 작게 보면 인간의 생명이 된다.

'흐름 타기'란 생명의 근원과 생명의 움직임을 있는 그대로 바라보면서 자연스럽게 생성되는 에너지의 흐름에 자신을 맡기고 몰입하는 것이다. 이것은 완전체인 내 몸에서 돌고 있는 생명의 에너지(眞氣)가 흐름을 타면서 예술적으로 표출되고 승화되는 단계라고 말할 수 있다. 생명에너지는 일련의 춤과 같은 움직임으로 나타나기도 하고 시나 미술, 음악과 같은 예술적인 활동으로 표출되기도 한다.

즉, 전체적으로 보았을 때, 1단계(해독과 정화)·2단계(순환과 소통)·3단계(참근육)는 외공(外攻) 수련, 4단계(오감)·5단계(9공)·6단계(5장6부)·7단계(운기·축기)는 내공(內攻) 수련이라고 할 수 있는데, 외공 수련(몸 수련)과 내공 수련(기 수련과 마음 수련)이 조화롭게 잘 이루어지면 저절로 '생명의 흐름 타기'가 시작된다고 말할 수 있다. 이때, 그 흐름을 타다 보면 생각지도 않게 폭발하듯 어떤 장벽을 넘어서는 경우도 생기는데, 이것은 각자의 경계와 수준과 격에 따라 다를 것이다.

예술을 수련으로 활용하는 이유

8단계 수련에서는 그동안 의도적으로 수련해왔던 어떤 움직임(movement)과 동작(action), 춤사위 등이 아름다운 예술로 승화된다.

리듬 감각을 터득하는 〈아시오〉의 '무드라 수련'에서는 동물요가·춤사위 연습·검무·봉술 등을 활용한 발표와 공연 등을 예술적으로 활용하며 수련의 깊이를 더해간다.

같은 동작을 연습한다고 할 때, 운동으로 하는 것과 춤으로 하는 것은 어떤 차이가 있을까? 운동으로 단련한다면 근육을 써서 노력하며 힘들게 배워야 한다. 그런데 계속 그렇게 하다 보면 어느 단계에서는 뇌가 스트레스를 받게 된다. '아, 이렇게 이쪽 근육에 집중해야 되고, 호흡은 이렇게 하고, 시간은 얼마만큼 해야 하고…' 이런 식으로 스트레스를 받을 수 있다. 그런데 근육의 연마와 근골격의 유연성 발달을 음악과 함께 예술적으로 추구하는 과정은 그 자체로 즐겁고 행복하기 때문에, 시간이 가면서 자연스럽게 균형 잡아가는 방법을 점점 터득하게 된다. 아울러 육체의 이완 및 유연성 향상과 집중력 개발에도 효과도 좋으므로 무드라 수련 또는 예술로 승화하는 방법을 쓰는 것이다.

〈아시오 건강법〉 중에는 '동물요가(학·호랑이·독수리·뱀 등)'가 있는데, 이것은 학이면 학처럼, 호랑이면 호랑이처럼, 그렇게 인간이 잃어버린 어떤 야생적이고 발랄한 본능을 찾아 표현하는 수련이다. 어떨 때는 부드럽고 우아하게, 어떨 때는 강하고 격렬하게, 어떨 때는 가볍고 경쾌하게, 또 어떨 때는 전력 질주하듯이 근육과 관절을 사용하면 된다. 처음에는 동물의 움직임을 모방하지만 차츰 자연스럽게 몸이 저절로 밀고 당기고 하면서, 모든 근육과 골관절과 경락들의 질서가 잡혀간다. 이러한 과정은 꾸미지 않아도 아름답고 격조가 있으며 힘이 넘친다. 나중에는 몸이라는 소우주에 자연스럽게 기운이 흘러 세상과 자연과 내가 서로 소통하면서 하나가 되는 느낌이 온다.

예술혼의 개화

이 단계에서는 자기 자신의 생명력이 발산되는 흐름을 따라서 어떤 형태로든 기운이 바깥으로 표출된다. 몸의 기혈순환이 잘 이루어지는 상태에서는 이런 현상이 저절로 일어난다. 무용이나 무술이 될 수도 있고, 서예나 그림, 조각 같은 미술이 될 수도 있다. 시나 악기 연주도 가능하다. 깨어난 생명력의 본체가 능력·잠재력·인연에 따라 이런 것을 선택하고 집중하고 제어하면서 체득하여, 저절로 예술적으로 표현되는 단계라고 보면 된다.

개화(開花)란 꽃이 피어나는 것이다. 즉, 예술혼이라는 꽃이 피어나는 것. 여기서 중요한 것은 꽃 자체가 아니라 씨앗에서 새싹으로, 그리고 꽃이 피어나는 과정 즉 '변화'다. 변화를 만들어내는 힘이 필요하고 중요하며 그러려면 우선 몸이 조화롭게 균형이 맞아야 한다. 그래서 운동을 하더라도 당기는 운동만 해도 안 되고, 미는 운동만 해도 안 된다는 것이다. 보여주려는 마음도 아니고 뽐내려는 마음으로 숨을 딱 멈추는 것도 아닌, 그래서 전체적으로 당겼다 밀었다 하는 과정을 통하여 내가 살아오면서 쌓인 감정과 감각들이 안에서부터 얼굴을 통해서 밖으로 비치는 것이다.

그리고 몸속의 5장6부도, 당겼다 밀었다 하면서 모든 기능들이 강해지면 그 강한 기능들에 의해서 근육으로 가는 에너지, 12경락으로 가는 에너지, 골격으로 가는 에너지, 이런 것들이 동시에 가득 차게 된다. 그러므로 정말 중요한 것은 경락과 근육의 균형이다. 경락의 흐름을, 기감을 느끼면서 폐경락·대장경락·심장경락 등 이런 12경락들이 임맥·독맥을 중심으로 돌면서 내 몸에 있는 에너지를 뽑아 쓰면서 보충해주고, 다시 뽑아 쓰고 또 보충하면서 계속 순환하게 된다.

그렇게 균형이 잡힌 상태에서는 내 몸에서 힘을 자유자재로 사용할 수 있다. 그리고 이 상태로 수련이 좀 더 진행되면, 자신이 잘하는 분야나 자신이 관심을 가지는 분야에서 '생명의 흐름 타기'가 진행된다. 나의 경우는 무술을 오래 해왔으므로 봉을 이용한 봉술, 검을 이용한 검무, 천을 이용한 춤사위 등으로 확장되었다. 나무에 그림을 그리고 조각하는 전각아트도 한 번 시작하니까 짧은 기간에 마음먹은 대로 예술적 표현이 터져 나오는 정도까지 빠르게 진전되었다. 서예와 캘리그라피, 시를 쓰는 것도 마찬가지였는데, 이것들은 내가 이전에 따로 배워 본 적이 없다.

이렇듯, 몸과 마음이 균형 있게 순환되고 열리면 어느 순간부터 잠재되어 있던 다양한 재능이 확 깨어나면서 작동하기 시작한다. '생명의 흐름 타기'는 사람마다 특성에 맞게, 예컨대 문학·건축·발명·연구 등 다양한 분야에서 자신이 마음먹은 대로, 자신의 인연대로 꽃피워질 수 있을 것이다.

생명의 흐름을 탄다는 것은 막혔던 것을 다 풀어내고, 기본 근육을 참근육으로 키우고, 오감을 살리고 9공을 살리며, 5장6부의 기능을 강화하고, 12경락을 운기·축기하면서 터져 나오는 움직임과 능력의 흐름을 타면서 자연스럽게 순리적으로 실행하는 것이다. 자연스럽게 되기 위해서는 기본 동작의 수련이 필요하고, 오감의 체득이 필요하고, 9공을 통해서 들어가는 것과 나가는 것, 보는 것, 깨어있는 것 등이 자연스럽게 모두 열려야 한다. 그래야, 한 차원 높은 예술의 경지까지 오를 수 있다.

마지막으로 이 수련은 순수한 마음으로 진행되어야만 효과가 있음을 일러둔다. 즉, '반드시 최고가 되어야지.' 하는 욕심의 마음보다는 '모든 것을 내려놓고, 호흡에 집중하고, 기운에 집중하고, 생명력을 느끼면서 흐름에 맡겨 보자.'가 올바른 방법이다. 열·음식·운동·자연이 조화를 이룬 상태에서, 순수한 마음으로 8단계 수련이 진행된다면, 스스로도 깜짝 놀랄만한 큰 진전을 이룰 수 있을 것이다.

예술이란

아마추어보다는 프로가 되는 것
프로가 되고 보니 장인이 되는 것
장인의 다음은 경지에 이르는 것

경지에 이르고 보니
순수한 것이로다

리듬

가을바람에 휘날리는 갈대숲 같아라
하늘 높은 곳에서 바람과 노니는 학 같아라
물풀 사이로 빠져나가는 물고기 같아라

몸도 마음도 자유로운 움직임이어라

9단계 :
참나로 돌아가기

7단계까지의 수련으로 건강을 완성하고, 8단계로 들어와 세상과의 소통 속에서 터져 나오는 생명력의 흐름을 자유롭게 표현하는 것이 지속되면, 이제 〈아시오 건강법〉 수련의 마지막 단계인 9단계의 문턱에 다다른다. 9단계 수련은 '참나로 돌아가기'다.

불가의 스님들도 '참나'를 말하고 도인들도 '참나'를 말한다. '참나', '참된 나', '진짜 나'는 누구인가? '참나'가 있다면 지금의 '나'는 '가짜 나'인가? 아마도 99.9% 이상 대부분의 사람들은 '참나'라는 단어를 설명하려 할 때 매우 막막한 느낌을 갖게 될 것이다. '참나'의 정의도 사람마다 생각이 다를 것이고, 무엇보다도 '진짜 나'의 정체를 완전하게 아는 사람이 없을 것이기 때문이다.

〈아시오 건강법〉에서는 다음과 같이 '참나'를 정의하고, 이러한 '참나'로 돌아가는 과정을 9단계 수련으로 설정한다.

'참나'는 '있는 그대로 보는 나'이다.

'있는 그대로 본다는 것'은 말 그대로 세상을, 사람을, 자연을 있는 그대로 보는 것을 말한다. 그런데 보통의 경우, 돈·권력·관계·집착… 이런 것에 매여서 세상을, 사람을, 자연을 있는 그대로 보지 못한다. 나 자신을 있는 그대로 보고, 상대방을 편견 없이 있는 그대로 보며, 자연의 실상도 있는 그대로 보고 느끼며, 생명의 느낌도 있는 그대로 느낄 수 있는 나라면 '참나'라 할 수 있다.

9단계 수련은 1~8단계 수련과 함께 고도의 명상 수련이 진행된다. 다양한 명상법이 있지만 세부 수련법은 설명을 생략한다. 1~8단계의 수련이 무르익으면 사실 이 단계도 저절로 자연스럽게 진행된다. 내 몸의 모든 기혈이 열리고 마음이 순수해지면 점점 더 사물이, 사람이, 자연이 있는 그대로 생생하게 보이고 느껴지기 시작하기 때문이다. 마음의 눈이 점점 더 넓게 열리는 것이다. 그렇게 되면 사람도 그렇고, 자연도 그렇고, 모든 움직임 하나하나가 감동이 되고 예술이 된다.

그리고, 자라온 성장 과정에 따라 다른 과정을 거치겠지만, 결국엔 모든 것을 내려놓아야 참나로 돌아갈 수 있다는 것을 깨닫게 된다. 그래서, 양파 껍질을 벗기듯 하나하나 집착과, 욕심과 번뇌를 내려놓게 된다. 때가 되면 놓을 수가 있고, 저절로 놓게 된다. 모든 것이 치유되고, 승화되고, 비워지면서 저절로 참나가 드러나는 것이다. 참나로 돌아가면 이제 '모든 것이 나로부터 시작되어 나에게서 끝난다.'는 자각이 온다. 죽음이 두렵지 않게 되고, 죽어서 어디로 가는지도 알게 된다. 내가 누구인지 알게 된다. 평온함과 행복감이 충만하게 된다.

마지막으로, 참나로 돌아가게 되면, 주변 사람들과 함께 어울리며 도움을 주는 생활이 저절로 생겨나게 된다. 주변 환경과, 자연과, 우주와도 함께 어울리며, 무엇을 어떻게 해도 거스르지 않고 조화로운 상태가 만들어지는 그런 삶이 진행된다. 이것이 우주의 원리다.

참나로 돌아가는 길은 여러 갈래가 있겠지만, 어떤 길로 가든 마지막에는 모든 것의 근원인 큰 바다에서 다시 만나게 된다.

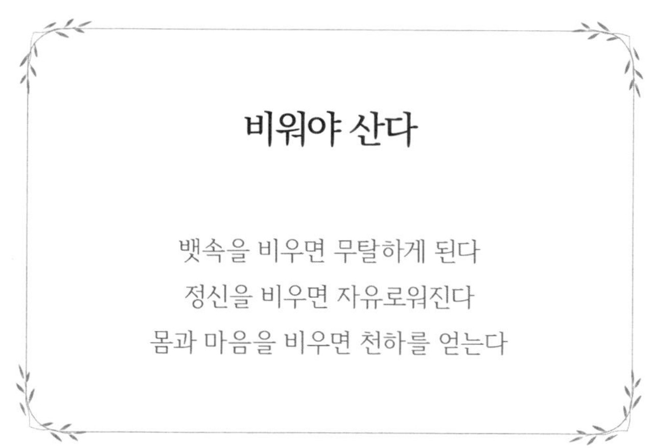

비워야 산다

뱃속을 비우면 무탈하게 된다
정신을 비우면 자유로워진다
몸과 마음을 비우면 천하를 얻는다

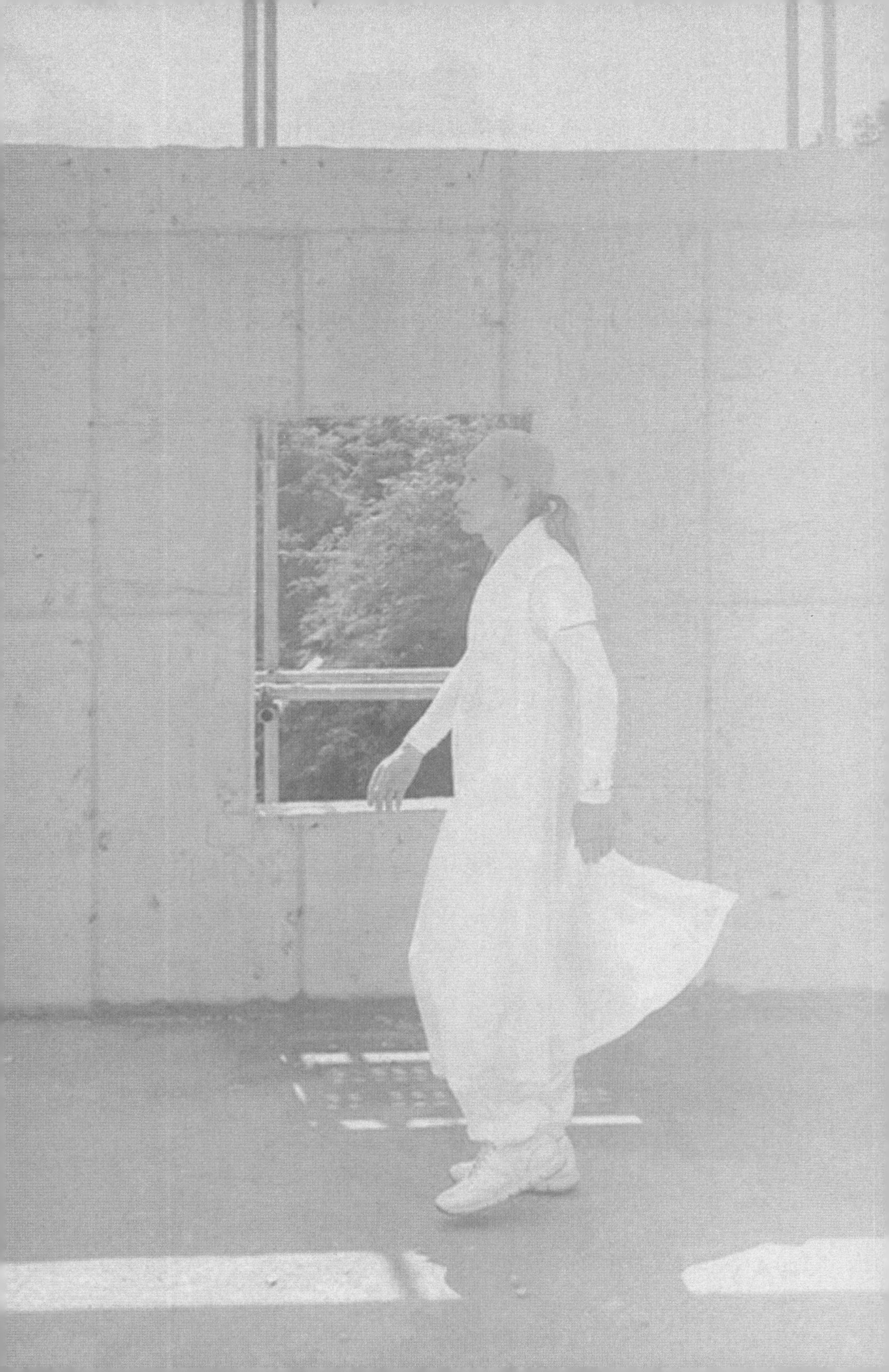

Part 5.

일상의 흐름 타기

아시 선생 건강 수필

때가 되면 수련의 깊이를 더하라

알고 보면, 곤충이나 동물도 사람과 비슷한 면이 많다. 살아남기 위한 생명의 본능 때문이다. 물속에 있는 애벌레를 잡아먹으며 사는 새들이 있다. 그 작은 새가 부리로 벌레를 물고 바위에 내리쳐서, 속만 쏙 빼먹는 것이 신기하다. 어떤 행동은 어미에게 배워 이어지지만, 어떤 것들은 타고난 본능에 따라 살아가는데 영특할 때가 많다. 피식자인 곤충 역시도 살아남기 위해 가볍고 딱딱한 껍질을 선택하며, 그렇게 서로 경쟁하면서 진화하고 있다.

물까마귀가 새끼를 독립시키는 과정은 흥미롭다. 우선, 물까마귀가 제일 좋아하는 먹이는 껍질이 딱딱한 '날도래 유충'이라고 한다. 어미는 새끼를 물가에 데려와서 자신의 사냥하는 모습을 보여준다. 부리로 잡은 사냥감을 바위에다 패대기쳐서, 그 벌레를 먹는 것에서부터 교육이 시작된다.

새끼가 자기도 먹고 싶다고 아무리 보채도 어미 새는 본체만체 혼자 먹는다. 결국, 새끼는 스스로 물속에 들어가 애벌레를 겨우 잡아, 자기도 힘껏 바위에 내리쳐 보지만 번번이 놓치고 만다. 그동안 어미는 애벌레를 잡아먹는 과정을 계속 보여주며, 자기만 냠냠 맛있게 먹는다. 분한 새끼는 약이 오를 대로 오른 상태에서 계속 시도, 결국 자기 힘으로 먹이를 잡아

먹는 데 성공한다. 새끼는 이제 독립할 수 있다.

독수리도 때가 되면 아주 높은 곳에서 제 새끼를 떨어뜨린다고 한다. 추락하는 새끼를 밑에서 기다리다가 아슬아슬하게 날개로 받는단다. 이 과정을 반복하는데, 새끼는 계속 떨어지다가 본능적으로 날개를 펄럭이면서 드디어 자기 힘으로 날게 된다는 것이다. 자칫 떨어져 죽을 수도 있지만, 꼭 해야 하는 것은 하면서 위험까지 감수하는 것이다. 새들마저도.

몸 건강을 위한 수련에도 반드시 습득해야 할 기본 자세가 있고, 기본 정신이 있고, 따라야 할 기본 섭생이 있다. 그리고 이런 것들을 갖추어야 할 때가 있고, 한계를 뚫고 틀을 넘어서야 할 때가 있다. '기본 자세'란 척추를 바로 세우고, 하체의 중심을 잡는 것이다. '기본 정신'은 자신의 정서적 상처를 보듬고, 자신에 대한 믿음을 단단히 유지하며 키워가는 것이다. '기본 섭생'이란 자연이 살아 숨 쉬는 음식을 먹고 배설하면서, 자연을 보고 듣고 느끼는 본능을 알아가는 것이다. '때'는 사람마다 차이가 있지만 이를 직감할 수 있는 어느 순간이 온다.

그때를 놓치지 않기 위해서, 기본 자세·기본 정신·기본 섭생을 꾸준히 실천하라. 그러면, 몸속 깊은 곳에서부터 굳어있던 척추·관절·뼛속으로 에너지가 조금씩 흘러가 쌓이면서 온몸이 풀어지고 막혀있던 가슴과 정신이 서서히 되살아나는 것을 느낄 수 있다. 한계를 넘어서고 자기 틀을 넘어서면 이후 9공이 열리고, 12경락이 열리면서 운기가 되고 축기가 되어 '소우주'라고 하는 인간의 몸을 확실히 깨닫게 된다. 건강한 몸을 발랄하고 생동감 있게 누리되, 때가 되면 그 몸까지도 벗어나게 되는 경지까지 가라. 쉽지 않은 길이지만, 갈 수는 있는 길이다.

그러니 때가 되면 수련의 깊이를 더해야 한다. 그래야 진전이 있다.

한겨울에 마시는 아이스 아메리카노

수년간 필리핀에서 살아본 경험을 바탕으로 그때 익숙해진 식재료와 섭생, 그리고 인체와의 연관관계에 대해 이야기해 보려 한다.

세간에 '외국에 나가 오래 살면 모두 애국자가 된다'는 말이 있다. 나 역시 외국에서는 한국 사람을 보거나 한국어를 듣기만 해도 그렇게 반가웠고, 나중에는 날아가는 검은 새만 봐도 고국의 까치가 생각났다. 느끼한 음식을 계속 먹다 보면 엄마가 끓여주던 구수한 된장찌개, 땅속에서 새콤하게 잘 익은 김장김치 등이 그리울 때가 많았다.

마찬가지로, 필리핀 사람의 몸은 필리핀 음식을 찾게 되어 있다. 필리핀 사람들은 물보다 코코넛 워터를 더 즐겨 마신다. 더울 때 코코넛 워터 한 잔을 마시면, 보통의 물을 마실 때보다 더 빨리 갈증이 사라지고 더위를 덜 느끼게 되므로, 몸이 원하는 것이다. 그래서, 필리핀 사람들이 한국에 와서 일하다가, 덥거나 스트레스를 받아 열이 나는 상황이 되면 저절로 코코넛 생각이 나기 마련이다. 신체의 열을 식히는 데는 코코넛이 제격이기 때문에.

외국에서 오래 생활하면 왜 고국의 음식이 그리워지는 것일까? 그것은 우리의 뇌에 저장되고 각인된 기억 때문이다. 좀 더 거칠게 말하면 뇌가 그 맛과 그리움에 중독이 된 까닭이다. 이런 메커니즘은 뇌에서 자동적으로 일어난다. 즉, 뇌는 이렇게 반사적으로 자신이 기억했던 음식을 찾아서, '추억의 미각 여행'을 떠나는 것이다. 비록 현재의 몸 상태가 원하지 않을지라도 말이다. 그런데 막상 찾아가 보면 추억 속 음식 맛이 달라졌다고 느낄 때가 있는데, 그 이유는 현재의 몸 상태가 과거와 달라졌기 때문이다. 몸은 더 이상 옛날의 그 음식을 필요로 하지 않는데, 당사자는 몸 상태가 변화된 것을 아직도 모르는 것.

비슷한 예로 '도루묵' 이야기가 있다. 예나 지금이나, 전쟁 중의 피난살이에는 먹을 게 없다. 옛날 임진왜란 당시 선조 임금이 피난처에서 맛있게 먹었던 생선 이름이 '묵'이었고, 그 맛에 감탄하여 '은어'라는 이름을 하사했다고 한다. 궁중에 돌아와 그때 그 맛있는 음식 생각이 간절하여 다시 수소문해서 이를 구하여 먹었는데, 예전의 그 맛이 아니고 너무 맛이 없어 "이름을 도로 '묵'으로 바꿔라!" 해서 '말짱 도루묵'이란 말의 기원이 되었다는 고사다.

이 이야기의 핵심은 환경이 바뀌고 몸 상태가 바뀌면, 몸이 필요로 하는 음식도 과거와 달라진다는 점이다. 그러므로 〈아시오 건강법〉에서는 음식 섭생의 기본을 '현재 자기 몸에 필요한, 제철의 신선한 먹거리로 소식할 것'으로 규정한다.

또, 다른 예를 들어보자.

한국사람 중에는 급한 성격을 가진 사람들이 많다. 일도 후딱후딱 하고, 먹는 것도 빨리빨리 먹고, 운동도 몰아서 땀을 뻘뻘 흘리며 한다. 게다가 현대인들은 생각이 많고 스트레스도 많이 받기 때문에 '빡친' 열이 상체와 머리로 더욱 많이 쏠리는 경향이 있다. 그래서 얼른 피로를 풀어내고, 열을 식히는 수단으로 커피와 찬 음료수들을 많이 섭취한다. 알고 보면 '뇌'의 스트레스를 풀려는 것이다. 그런데 현대 한국인들의 문제는 그렇게 기본적으로 열이 많은데, 운동량은 적고 오래 앉아 있으면서 많이 먹으니, 그만큼 체내에 쌓인 열이 제대로 발산되지 않는다는 것이다.

한편, 커피에는 몸에 좋은 영양소도 있고 열을 식히는 성분도 있지만, 카페인을 많이 함유하고 있기 때문에 과다 섭취 시 두통·불안감·심장 두근거림 현상이 나타난다. 또한, 철분과 칼슘 흡수를 방해하여 빈혈과 성장 저하까지 유발하기도 하는 기호품이기도 하다. 열을 식혀주는 기능이 있으므로 여름에 먹는 냉커피는 그런대로 괜찮은 음료라 할 수 있지만, 겨울에 먹는 냉커피는 사정이 많이 다르다.

자연은 본질적으로 그 환경에서 살고 있는 인간에게 가장 적합한 식재료를 제공해준다. 더운 여름 우리나라의 수박·오이·잎채소 등은 체열을 내려준다. 뜨거운 동남아 지역의 커피나 열대과일들 역시 그곳 사람들의 몸을 식혀주는 역할을 한다. 겨울에 한국의 엄마들이 사골국이나 곰탕을 많이 끓여주는 이유는 강추위에 열을 내고 몸보신 하라는 의미다. 추운 나라 혹은 추운 계절에 나오는 식재료는 기본적으로 우리의 몸을 따뜻하게 한다.

그러므로 건강하려면, 여름에는 몸의 열을 식혀주는 성분이 들어있는 음식을 많이 먹어야 하고, 겨울에는 몸을 따뜻하게 해주는 음식을 주로 먹어야 함이 기본 중의 기본이다. 요즘 젊은 사람들의 상당수는 이런 원리를 잘 모르고 그냥 맛과 취향에 따라 음식을 선택하는 경우가 많다. 심지어는 개성이나 멋으로 음식을 선택하기도 한다. 그래서 우리는 한겨울에도 아이스 아메리카노를 들고 다니는 사람들을 자주 볼 수 있으며 심지어 '얼죽아(얼어 죽어도 아이스 아메리카노)'라는 유행어까지 생겼다.

추운 겨울에, 몸이 차가워지는 음료수를 그것도 얼음을 가득 채워서, 하루에 몇 잔씩 겨우내 마신다면 우리 몸은 어떻게 될까? 한 제자의 딸이 일 년 내내 아이스 아메리카노를 입에 달고 살았다고 한다. 대학 입학 이후부터 5~6년을 계속 그러더니, 결국 수족냉증과 하복부냉증, 비염이 생겼으며, 더위도 잘 타고 추위도 잘 타며, 여름 감기까지 잘 걸리는 체질로 몸이 바뀌었다고 한다. 몸 상태가 그 지경이 되었는데도 아직도 아이스 아메리카노를 완전히 끊지 못한다고 한숨을 쉬는 것을 보았다.

'칠칠(77)하고 팔팔(88)하게 살아야 구구(99)하게 살지 않는다'는 말도 있는데, 여기서 '칠칠하다'란 알차고 반듯하다는 뜻이다. 그렇게 살고 싶은 사람은 어떤 음식을 취하는 것이 그 계절에 맞는 섭생인지, 내 몸에 맞는 음식인지를 정확하게 알고 먹어야 한다. 몸이 건강한 사람이나 젊은이들은 그나마 몸이 알아서 해독을 하고 배출하며 견뎌내지만, 몸이 약한 사람이나 나이가 든 사람들은 몸이 견딜 수 없으므로, 오래 그리하면 결국 병이 나고 만다.

살다 보면 가끔씩 '땡기는' 것을 먹으며 사는 것도 좋다. 그러나 늘상 그런 음식섭생은 결국 자기 손해다. '한겨울에 마시는 아이스 아메리카노'는 일종의 독약이라고 생각하는 것이 맞다.

5색 5미와 건강

그대는 어떤 색을 좋아하고, 어떤 색깔의 옷을 주로 선택하는가? 흰색·검정·빨강·노랑·비취색·파스텔 색상·자연색…. 사람들은 형형색색 다양한 컬러의 패션으로 자신의 멋과 개성을 드러낸다. 의상뿐 아니라 식재료와 생활용품의 선택에서도 마찬가지다. 의식적이든 무의식적이든 자신이 좋아하는 색상에 손이 가고 마음이 간다. 왜 그럴까? 그 이유는 이성적으로 알아차리지 못할지라도, 몸이 알아서 자기에게 맞는 색과 재료를 선택하기 때문이다. 물론 건강한 사람은 컬러 매칭을 더 잘한다.

색깔을 활용해 몸과 마음을 치유하는 건강하게 되돌린다는 원리와 철학을 가진 컬러 테라피(color therapy)는 동서양에 오래전부터 존재해왔다. 동양의 오행사상에서는 오방색(빨강·파랑·노랑·흰색·검정)이 나왔고, 인도의 차크라 철학에서는 단계별 차크라와 연계되는 7가지 색상(무지개 색상: 빨·주·노·초·파·남·보)이 나왔다. 최근의 현대과학은 곡물·채소·과일 속에 들어있는 다양한 컬러가 그 자체로 영양 성분을 나타낸다는 사실을 밝혀냈다. 5색의 파이토컬러(phyto color)가 그것이다.

오행의 색상에 관해 좀 더 이야기해 보자. 오행은 목·화·토·금·수 인데, 목(木)–간·담–청색, 화(火)–심장·소장–적색, 토(土)–비장·위장–황색, 금(金)–폐·대장–백색, 수(水)–신장·방광–흑색의 형태로 5가지 색상과 5장6부가 연결되어 있다고 이야기 한 바 있다.

몸이 붓고 살찐 사람들은 검정 옷을 많이 선호한다. 검정이 몸을 날씬하게 보이게 한다는 이유도 있지만, 신장·방광 기능을 강화하는 역할을 하기 때문에 몸이 저절로 선택하는 이유도 있다. 신장·방광이 약해지면 순환기능이 약해져 노폐물 정화가 잘 안 되기 때문이다. 잘못된 컬러 선택의 경우는 젊은 사람들이나 심지어 심하게 마른 사람들도 쿨(cool)해 보인다는 이유만으로 블랙 의상을 선호하는 경우이다. 그런데, 심장 기능이 좋지 않거나 몸이 허약한 사람이 계속해서 '올 블랙 패션'만 고집하는 것은 정신적으로 육체적으로 좋은 궁합이 아니다. 언제나 검은색 옷만 입는 사람들은 스트레스와 욕구불만이 많다는 조사 결과도 있다. 반대로, 색상이 가지는 고유의 힘을 패션에 활용해 보면 어떨까? 위장 기능이 안 좋은 사람은 패션에 노란색을 많이 사용하고, 몸이 차갑고 순환이 잘 안 되는 사람은 빨간색, 간의 해독이 필요한 사람은 녹색 옷을 자주 입는 등으로 말이다.

사람마다 각기 취향이 다른 이유는 몸이 원하는 것이 다르기 때문이며, 그렇게 몸이 원하는 대로 살아가는 것이 좋은 섭생이다. 색상의 질감을 눈으로 느끼고, 먹어보거나 만지지 않은 상태에서 자기에게 맞는 색상을 선택하는 것은 몸이 원래 가지고 있는 오감 능력의 일부다. 그런데, 현대인들은 너무나 신경 쓸 것이 많아서 이런 기능이 약화되거나 없어지는 지경에 이르렀다. 그렇더라도 실망하지는 말자. 이론적으로라도 알고 있는 것을 적용하여 몸에 도움이 되는 것을 선택하면 된다.

즉, 간이 나쁘면 녹색 음식을 섭취하고, 심장이 나쁘면 빨강이 많이 들어 있는 음식을 먹고, 위장이 나쁘면 노랑, 신장이 나쁘면 검정, 폐가 나쁘면 흰색의 음식을 많이 섭취할수록 건강에 도움이 된다고 한다. 이것은 전통적, 오행적 관점이다. 또한, 서양의 파이토컬러에서 말하는 음식의 색상과 영양소, 함유 음식, 몸에 미치는 영향은 다음의 표를 참조하도록 하자.

색상	함유 영양소	효과	함유 식재료
빨강	라이코펜·폴리페놀 플라보노이드	노화지연·혈류개선 염증반응 억제	토마토·딸기·고추 사과·파프리카
노랑	베타카로틴 플라보노이드	활성산소 제거·면역증진 항산화작용·피부미용	당근·호박·고구마·감귤류 자몽·옥수수·프로폴리스
녹색	클로로필·카테킨 루테인	간세포재생·중금속배출 항산화작용·노화방지	시금치·상추·오이 브로콜리·녹차·깻잎·케일
보라	플라보노이드 안토시아닌	강력한 항산화제·항염작용 소염제·심혈관계개선 시력개선·체중감량	블루베리 등 베리류 블랙커런트·가지·포도·오디
흰색	일리신·이소플라본 안티크산틴·퀘세틴	뼈의 건강·항균작용 유해물질 배출	콩·두유·두부·피스타치오·무 양배추·배추·대파·마늘·배
검정	안토시아닌	항산화작용·암 예방 활성산소 제거·노화방지	검은콩·검은깨·흑미·흑마늘 김·미역·다시마

평소에 5미의 음식을 골고루 먹고 5색을 잘 활용하면 5장6부도 같이 건강해진다. 하루에, 못해도 3색의 밥상은 되도록 신경을 쓰자. 옛날에는

먹느냐 못 먹느냐가 문제였지만 이제는 어떤 음식을 어떻게 먹느냐가 관심인 시대가 되었다. 언론·방송·플랫폼·SNS에는 수많은 먹거리 정보가 풍부하다 못해 넘쳐난다. 좋은 정보를 잘 취사선택하고 자신의 몸에 필요한 색상의 먹거리를 받아들여, 자신만의 건강하고도 신비로운 인체의 색을 만들면서 살아가도록 하자.

배고플 때 뇌에 속지 마라

사람들은 습관적으로 "배고파 죽겠다", "힘들어 죽겠다", "똥 마려워 죽겠다", "아파죽겠다"고 한다. 자기 복을 털어내는 말 습관이지만, 그 정도로 참기 어렵다는 뜻일 게다. 오늘은 "배고파 죽겠다"라는 말에 대한 이야기를 좀 해보려 한다.

음식을 계속 먹지 않으면 결국 죽음에 이른다. 사람은, 물만 마시면서 음식을 섭취하지 않는 경우 한 달 정도까지는 버틸 수 있다고 한다. 그런데, 보통 사람들은 1~2끼만 굶어도 "배고파 죽겠다"고 야단이다. 배고플 때 자극되는 뇌의 부위는 마약중독자가 금단 현상을 겪을 때 자극되는 뇌의 부위가 같다고 하니 일견 이해가 가기도 한다. 그만큼 배고픔의 고통이 참기 어렵다는 말일 것이다. 하지만, 이것은 뇌가 실제보다는 훨씬 더 배고픔의 상황을 과장한다는 말도 된다. 즉, 우리가 뇌에 속았다고도 할 수 있는 것이다.

마트에 가보면 알 수 있듯 현대사회는 음식이 넘쳐난다. 돈만 있다면 언제라도 마음껏 먹을 수 있는 세상이 되었고, 이제는 비만과 다이어트가 문제로 등장했다. 중요한 것은 현대인들이 실제로 배가 고파서 먹는 것이 아니라, 뇌가 느끼는 가짜 배고픔 때문에 필요 이상으로 과식한다는 점이다.

뇌가 원하는 음식만 자꾸 먹다 보면, 몸이 필요로 하는 영양소를 제대로 섭취하지 못하게 된다. 예를 들어, 뇌가 좋아하는 달달한 음식(특히 단순당)을 많이 먹으면 뼈에 필요한 칼슘이 부족해진다. 멸치가 필요한데 빵을 먹고, 물이 필요한데 커피를 마시고, 단백질이 필요한데 피자나 국수만 먹는다. 이렇게 되면, 몸이 진짜 원하는 것을 못 먹은 우리 배는 늘 허전하고 신체는 영양 불균형이 되고 만다.

사람들은 뇌에 입력된 대로 좋아하는 것들을 선택한다. 고기를 좋아하는 사람은 고기만, 회를 좋아하는 사람은 회만, 라면을 좋아하는 사람은 라면만 주로 먹는다. 그런데 이렇게 편식을 하면 문제가 생긴다. 예컨대, 과자를 많이 자주 먹는 사람을 생각해 보자. 과자는 당장 소화는 잘된다. 당분이 많아 흡수가 바로 잘 되기 때문이다. 그런데 당분이 많이 들어갈수록 췌장의 기능이 점점 약화되면서 무력화된다. 췌장은 소화효소를 분비하여 탄수화물·단백질·지방을 분해하고, 인슐린 등의 호르몬 분비로 혈당을 조절하는데, 계속해서 단 음식만 위로 들어오면 췌장이 할 일이 없어지기 때문이다. 이는 결국 영양을 골고루 섭취하는 메커니즘에 영향을 미쳐 몸 전체의 균형을 무너뜨린다.

또한 마약만 중독되는 것이 아니고 탄수화물도 중독된다는 것이 맹랑한 포인트다. 우리가 좋아하는 국수·빵·과자·흰 쌀밥·아이스크림·온갖 디저트와 같은 맛있는 단당류와 정제된 탄수화물은 당도만 높고 식이섬유가 없어 포만감이 들지 않기 때문에 과잉섭취가 쉽게 이루어진다. 게다가 정제 탄수화물은 섭취할수록 계속 탄수화물을 원하게 하는 고약한 중독성까지 있어 그 유혹을 벗어나기가 매우 어렵다.

물론, 고기나 술 또는 담배나 커피 같은 기호식품도 중독성이 강하며 이런 것을 뇌가 기억한다. 뇌는 익숙한 음식 냄새를 맡으면 흥분하여 빨리, 많이 음식을 먹으라는 명령을 내린다. 잔뜩 먹으면 배가 부르기 때문에 위는 "그만 먹어라" 말리지만, 뇌는 "더 먹어라, 더 먹어라" 유혹을 한다. 말하자면 몸과 뇌가 싸움을 하는 것이다. 결국 뇌가 이기고, 그대는 계속 먹는다. 그리고는 다음 날 부은 몸을 보면서 후회한다. '그때 그만 먹을 걸….' 하지만 그때뿐. 다시 비슷한 상황이 계속 반복된다.

배고플 때, 뇌의 유혹에 속지 마라!

배가 고프다는 것은 위가 비어 '꼬르륵 소리'가 날 정도가 되어야 진짜다. 그 외에 우리가 느끼는 대부분의 배고픔은 '가짜 배고픔'이다. 즉, 배가 고픈 것이 아니라 뇌가 고픈 것이다. 그것은 결국 식탐이고 중독이다. 그렇기 때문에 배가 차 있는데도 더 먹고 싶다는 욕망을 계속 느끼며, 하루 종일 냉장고 문을 열었다 닫았다 하는 것이다.

그러면, 어떻게 이런 상태를 벗어날 수 있을까?

첫째는, '내가 식탐이 많구나'하고 인정하는 것에서부터 출발하자. 일단 인정하면 좀 더 객관적으로 볼 수 있다.

다음으로는, 먹고 싶은 생각이 들 때, 이것이 어디에서 시작된 것인지를 잘 확인해 보자. 대부분은 뇌가 여러 가지 신경을 쓰면서 소모된 에너지를 해소하려는, 즉 스트레스를 풀려는 현상이다. 그럴 때는 달달한 것을 먹는 것으로 스트레스를 푸는 것이 아니라 가벼운 운동을 통하여 몸의 답답한 부위를 찾아 풀면 어떨까. 혹자는 말할 것이다. "그게 그렇게 내 맘대로 되면 벌써 도인이지요." 맞다. 어렵다. 하하하.

어려울지라도 세 번째로는, 운동 후에 휴식과 함께 제대로 된 영양 및 음식 관리를 해 준다. 운동 직후에 바로 시원한 맥주·치킨·햄버거 등 탁한 음식으로 소모된 에너지를 보충한다면 '말짱 도루묵'이 되는 것이고 또 다른 뇌의 유혹에 지는 것이다. 운동 후에는 30분 정도 쉬어서 좋은 에너지가 온몸으로 흡수·순환되도록 하고, 그 후 신선한 음식으로 적절하게('배부르게'가 아니라) 섭취하면 최상책이다.

마지막으로, 속을 비웠을 때 느껴지는 편안함의 느낌을 기억하도록 하자. 속을 비우면 몸이 아주 가볍고 상쾌한 느낌이 든다. 이런 느낌을 자주 갖고 체험할수록 이것이 몸에 익숙해지면서 나중에는 배부른 것이 오히려 더 불편하게 느껴지는 경지까지 가게 되며, 뇌의 유혹으로부터 멀어질 수 있다. 그러면 성공이다.

우리에게는 늘 음식에 대한 유혹이 따른다. 요즘 같은 세상에 그 유혹을 이겨낸다는 것은 결코 쉬운 일이 아니다. 나도 소싯적, 하루 종일 운동할 때는 앉은 자리에서 라면 10개씩을 먹던 사람이다. 그렇게 미련했다. 지금은 소식하며, 맛있게 먹는다. 그러니 허전한 것이 정신인가 아니면 육체인가를 잘 살펴, 뇌에 속지 말도록 하자. 음식을 내 몸에 필요한 만큼 알맞게 소식하고, 먹은 만큼 움직이고 일하고 운동하고, 또 그만큼 쉬고 잠을 잘 자는 일상을 잘 이어가면 그게 바로 '건강비법'이다.

일상이 명상이다

나는 보통 새벽 5시경에 일어난다. 오래된 습관이다.

40여 년 전 혈기왕성했던 청소년 시절의 어느 날 아침, 새벽에 잠이 깬 김에 근처 숲으로 산책을 나갔다. 그때 산중의 숲에서 뿜어 나오는 에너지가 바람을 타고 몸속으로 쫘악 퍼지는 느낌이 퍼져 나갔고 그 느낌이 너무 좋았다. 그 날 이후, 매일 아침 일찍 일어나 숲속에서 산책하고 명상하면서 여러 가지 무술 수련도 같이하기 시작했다.

방학이 되면 주로 산속의 토굴집을 아지트로 삼아 기거했는데, 때론 숲속에서 때론 동굴 속에서 먹고 자면서 수련에 미친 듯이 몰두했다. 그곳에는 달리 씻을 곳이 마땅치 않아 방학 내내 땀 흘리고 시원한 바람에 말리며 그렇게 지냈다. 방학이 끝나갈 무렵의 어느 날 밤, 커다란 보름달을 바라보고 있었는데, 문득 입고 있는 옷이 아주 거추장스럽게 느껴지면서 다 벗어버리고 싶은 충동이 갑자기 밀려 왔다. 옷을 만져보니 그동안 흘린 땀과 때로 절어 마치 책받침처럼 딱딱한 상태로 벗기가 힘들었지만, 어쨌든 힘을 주어 벗으니 옷이 이리저리 찢어지면서 모두 벗겨졌다.

그리하여 풀벌레 소리만 가득한 깊은 산속에서 맨몸으로 우뚝 서 있는 나! 바람은 온몸을 관통하며 지나가듯 시원했고, 커다란 보름달의 달빛을 가득 받은 내 몸은 바람과 달빛과 산속의 맑은 에너지 속에서 깨끗하게 정화되면서 그야말로 밝게 빛났다. 그리고는 어느 순간, 나와 달과 주변의 자연이 모두 하나가 되는 체험을 하게 되었다. '아! 이 모든 것이 하나로구나…!'

그때로부터 지금까지 나는 새벽에 어김없이 일어나 '새벽 명상'의 시간을 갖는다. 그렇게 한 지도 벌써 40년이 넘었다. '새벽 명상'이 끝나면 제자들, 회원들, 가족 및 지인들을 위한 축복의 기도 시간을 갖는다. 그리고 '음식 명상'을 한다. 감사하는 마음으로 음미하며 음식의 살아있는 에너지를 느끼는 명상이다. 이후에는 '일 명상'을 한다. 일상에서 일을 하면서 즐거움을 찾는 명상인데, 요가원을 찾는 회원들과 제자들의 건강을 돌보고 치유력을 회복하도록 돕는 것이다. 식사 후나 휴식 시간에는 일정 시간 주변의 가까운 자연을 찾아 산책을 하면서 '자연 명상'을 한다. 자연과 에너지를 교감하는 명상이다. 둥근 보름달이 훤하게 뜨는 저녁에는 앞에서 이야기했던 달을 보며 모든 것과 하나 되는 명상인 '달 명상'을 한다. 보통은 가벼운 스트레칭을 통해 몸의 에너지를 정리하고, '잠자리 명상'을 통해 머리를 비우고, 기쁜 마음으로 잠자리에 든다.

이런 생활이 지속되면서 결국, 나는 '모든 일상이 명상이다'는 것을 알게 되었다. 사실, 명상의 이름은 중요하지 않다. 중요한 것은 꾸준히 하는 것이다. 꾸준히 하면 각자의 수준에 맞는 깨달음이 온다.

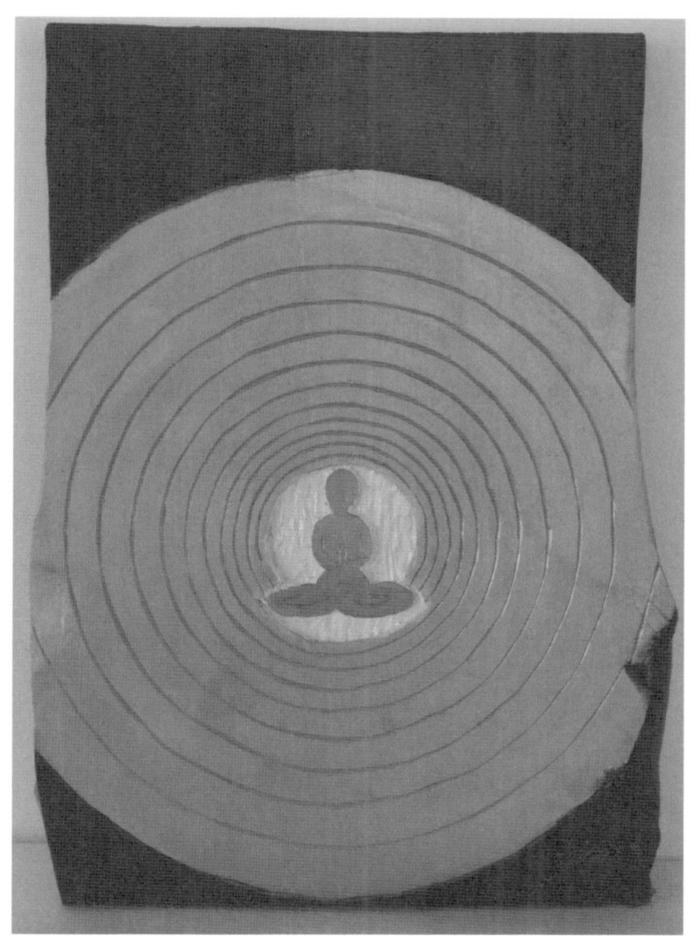

「달 명상」 – 전각아트 / 나무, 아크릴물감

평생 건강을 좌우하는 산후조리

'아기 낳고 몸을 잘 풀지 않으면 평생 고생한다'는 이야기를 들어보았을 것이다. 여기저기 몸이 아픈 여성들은 주변에서 "아기를 한 번 더 가져봐…"하는 조언까지 듣는다. 맞는 말일까? 그게 맞는다면 산후조리는 어떻게 해야 잘하는 것일까?

아기를 낳기 몇 달 전부터 산모의 몸에서는 매우 중요한 변화가 나타난다. 배가 많이 불러오는 것은 당연하고, 이것 말고도 가장 큰 변화는 아기가 나오는 통로를 확보하기 위해 골반이 벌어지는 것이다. 그런데 이때 골반 뼈의 변화뿐만 아니라 그 주변의 근육·혈관·림프계 등에서도 함께 변화가 진행된다. 수많은 세포 조직이 파괴되기도 하고 생성되기도 하며, 변형되기도 하는데 이것은 모체에 실로 엄청난 사건이다.

출산이 끝나면 이제는 반대로 원래의 몸으로 돌아가기 위한 변화가 다시 급격히 진행된다. 벌어졌던 골반이 원래의 위치로 돌아가면서 다시 붙어야 하고, 자궁이 커지면서 함께 늘어났던 근육과 인대, 밀려났던 내장기관들도 제자리를 찾아야 한다. 그런데, 출산 직후 몸을 막 움직이거나 여러 가지 스트레스를 받게 되면 골반이 완전히 맞춰지지 않은 틀어진 상태에서 그대로 굳어 버릴 수(석회화) 있으므로 매우 조심해야 한다. 산후조리를 제대로 해야 하는 이유다.

틀어진 골반은 엉덩이와 허리에까지 문제를 발생시킬 수 있다. 내가 지도했던 많은 주부 회원들 중 허리가 아프다는 주부들의 상당수는 산후 골반 회복에 문제가 있어 골반염·좌골신경통·척추 통증으로 발전한 경우가 많았던 것은 이러한 사실을 증명하는 예라 할 수 있다.

그러면, 어떻게 하는 것이 산후 조리를 제대로 하는 것일까?

산모는 분만 시 혹독한 산통(産痛: 출산의 진통)에 맞서 싸우느라 진기를 다 써버려 기운이 빠진 상태이고, 아기와 육체적·정신적으로 에너지를 교감했던 장소였던 자궁에는 공백이 생기면서 허전함까지 느끼게 된다. 여기에 더해 갑자기 여리디 여린 신생아를 돌봐야 하는 상황까지 겹치니 육체적으로 정신적으로 많이 지칠 수밖에 없다. 즉, 우울증이 오기 쉬운 상태인 것이다. 남편은 무엇보다 엄마의 마음이 행복해야 아기의 마음도 행복해진다는 것을 명심해야 하며, 평소보다 특별히 더 많은 배려를 해주어야 한다. 육체적으로도 힘들지 않아야 하고, 정신적으로도 안정된 상태가 되도록 분위기를 만들어 준 후, 원래의 상태로 잘 돌아갈 수 있도록 조치를 취해야 할 것이다.

산모는 우선, 자궁의 노폐물인 오로(惡露)를 배출하고 몸의 독을 빼주는 데 도움을 주는 음식을 잘 섭취하자. 미역이나 다시마는 몸속의 열을 식혀주고 피를 맑게 정화시켜 준다. 잉어나 가물치는 위장 기능을 활발하게 해주며, 이뇨 효과가 강해 부기를 잘 빼준다. 연근·무청·쑥은 피를 맑게 하고 지혈과 자궁수축을 도와준다. 만약, 몸이 부었다면 호박 물을 마시는 것도 좋다(단, 건강한 산모에게는 다량의 섭취가 습기와 열을 발생시켜 오히려 해로울 수도 있으니 주의할 것). 전체적으로 소화가 잘되고 기혈 순환과 영양 보충에 좋은 음식을 먹어야 함은 당연하다.

또한, 모유수유를 하면 아기의 면역력, 아기와의 애착 형성이 자연스럽게 이루어지는 효과 외에도 자궁수축·체력 회복·다이어트 효과까지 뒤따르니 가능하다면 모유수유를 하도록 권한다.

마지막으로, 충분하고 질 좋은 휴식을 취하되(자연 속의 휴식을 더욱 권장.) 조금씩 운동량을 늘려나가도록 한다. 임신으로 여성들은 대부분 10~20kg까지 체중이 늘어나는데, 이를 방치하면 늘어난 살이 붓기와 함께 몸에 남게 되고 비만으로 이어지기 쉽다. 처음에는 10분에서 시작하여 나중에는 1시간까지 조금씩 늘려나가면 된다. 산후 2주간은 제자리걷기나 가벼운 스트레칭 정도가 좋으며, 이후에는 골반의 회복을 위해서 나비 자세·틀어 앉기 자세·누운 상태에서 허리와 골반 들어올리기 자세 등의 골반운동을 해 준다. 이런 운동은 요도와 방광, 성기의 탄력을 회복시켜주며, 늘어난 체중으로 비만이 되는 것도 방지해 준다. 골반을 교정하거나 마사지해 주는 법을 남편이 배워서 산모에게 해준다면 금상첨화가 될 것이다. 가벼운 운동은 모체 건강 회복의 필수이며 지름길이다.

마지막으로, 이 과정에서 배려가 충분히 이루어지지 않으면 출산 후유증도 생길 수 있음에 주의하자. 산모는 이 시기에 매우 예민한 상태에 놓

여진다. 남편이 도와주지 않거나 배려가 별로 없는 경우, 또는 시댁이나 육아 등의 문제로 서로 의견 대립이 생기는 경우라면, 이때의 서운한 감정이 평생을 가는 트라우마로 남게 될 수도 있다. 심한 경우, 서로에게 깊은 상처가 되어 이혼 등 돌이킬 수 없는 지경까지 악화될 수도 있으니 서로 경계하고 조심해야 할 일이다. 산후조리의 시기를 잘 준비하고 맞이해서 여성의 몸을 잘 돌보고, 출산 후 더욱 건강해지는 계기로 만들어보자.

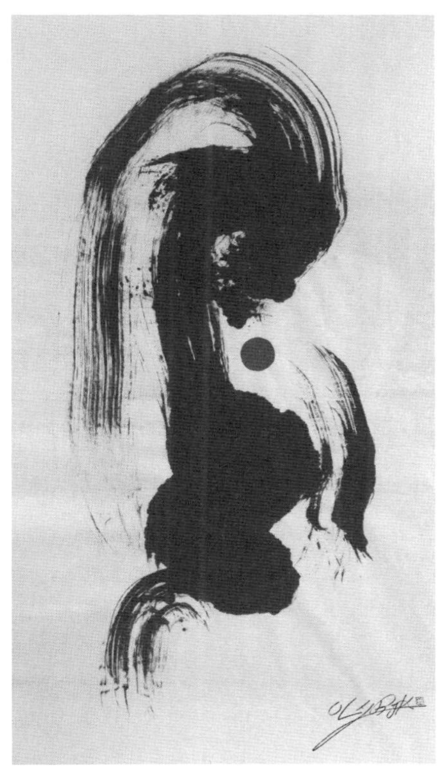

『임산부』 – 수묵화 / 종이, 먹

소소한 습관에서 오는 큰 병

의사나 건강 전문가들은 병이 생기고 통증이 시작되는 첫째 원인으로 '나쁜 자세'를 꼽는다. 몸에 미치는 영향이 상당하기 때문일 것이다. 그런데 우리는 일상생활에서 이런 자세를 자기도 모르게, 습관적으로 반복하게 되는 경우가 꽤 있다.

예를 들어보자.

아침에 눈을 뜨자마자 바로 세면대나 욕조로 달려가 머리부터 감는 사람들이 있다. 이때 보통은 허리를 구부리고 고개를 숙인 자세를 유지하며 숨까지 참으면서 머리를 감게 된다. 그러면 등 부위가 조금 뻣뻣하고 무리한 느낌이 오는 경우가 많은데, 그냥 무시하고 머리를 계속 감는 생활이 지속되면 결국 문제가 생긴다. 어느 날 갑자기 목이나, 허리 등등에서 극심한 통증이 생겨 비명을 지르게 되는 사건이 발생하는 것이다. 이것은 사실 갑작스러운 돌발적 사건이 아니라, 나쁜 습관이 쌓여 발생한 이미 예견된 결과다.

인체는 스트레스(자극)를 받으면 가장 약한 부위가 먼저 긴장하게 된다. 즉, 어떤 일에 몰두하거나, 특정 자세를 오래 취하면 긴장으로 인해 영향을 받는 약한 부위에 뭉치는 현상이 발생한다. 긴장으로 인해 순환에 문제가 생기는 것이고 그러면 에너지 공급이 제대로 되지 않아, 열이 식어 뭉치는 것이다. 그것은 사실, 약한 곳이 파괴되지 않게 보호하려는 생명체의 본능으로부터 시작한다. 그런데 너무 긴장하면 약한 곳과 연결된 또 다른 근육이 경직되거나 파괴되기도 한다.

또한, 몸의 순환이 잘 안 된다는 것은 에너지 공급이 안 된 근육이 약해져서 찬 기운이 뭉쳐있는 것이고, 그 상태가 오래되면 막히고 만다. 끝부분에서 맺힌 열이 있고, 그 열이 식으면 찬 성분으로 바뀌어서 순환작용이 안 되는 것이다. 한편, 숨을 참는 것도 몸이 다급할 때 저절로 이루어지는 행동이지만 이것도 근육을 더욱 약화시킨다. 결국, 작은 것이 계속 누적되어 더 이상 참을 수 없는 한계점에 도달하면 통증이나 병으로 폭발하고 마는 것이다.

매일 하는 샤워가 폐에 위협이 되는 경우도 있다. 밀폐된 공간에서 30분 정도 샤워를 하는 경우라면, 습도는 많이 높아지고 산소 밀도는 낮아진다. 그러면 자기도 모르게 숨을 짧게 짧게 쉬는 것이 습관이 된다. 이렇게 30분씩 매일 30년을 지속한다고 가정해 보면, 이런 습관이 폐에 얼마나 마이너스가 될지는 더 설명이 없어도 이해가 될 것이다. 곧바로 폐가 나빠지지 않는다 하더라도 서서히 나빠져 결국에는 폐에 병이 생기게 된다. 만약 그 사람이 선천적으로 폐와 호흡기가 약한 사람이라면 더욱더 안 좋게 진행되리라는 것은 자명하다.

비슷한 사례는 이외에도 많이 있다.

예컨대, 학교에서 대부분의 시간을 의자에 앉아 수업을 듣는 중고등 학생들이나, 앉아서 사무를 보는 일이 대부분인 직장인들은 앉아 있는 시간이 많다 보니 엉덩이 쪽에 혈액순환이 잘 안 돼 피로물질이 누적된다. 상체의 하중에 의해 피로물질이 허리와 엉덩이에서 차단되는 것이다. 이로 인해 서서히 허리 근육에 문제가 생기게 되고, 척추를 지탱하는 기립근에도 좌우 불균형이 생기게 된다. 이때 자세까지 안 좋으면 목·허리·골반·무릎에 무리가 오게 되는데 그런 상태가 지속되면 척추측만증·골반비대칭·염증과 같은 증세가 나타나게 된다. 척추기립근 부위의 위아래로 방광 경락이 흐르기 때문에 이쪽이 막힐수록 신장·방광에 더 나쁜 영향을 미친다. 만약, 평소에 운동량이 부족하다면 여러 가지 병들이 더 빨리, 더 심하게 나타날 것이다. 당장 편하므로 안 좋은 자세로 앉아 있지만, 그 자세가 당신의 목디스크·허리디스크·관절염을 만드는 중이라는 것을 명심해야 한다.

그러므로 가능한 자주, 최소한 1시간에 1번이라도 자리에서 일어나 주요 관절을 스트레칭 해 주자. 엉덩이와 골반, 특히 꼬리뼈 주변을 많이 두들겨 주는 것이 좋다. 수시로 앉아 있는 자세를 점검하여 반듯하게 교정해야 함은 물론이다.

마지막으로 떠오르는 것이 하나 더 있다.

추운 겨울에는 창문을 열지 않고 진공청소기로 청소를 하기 쉽다. 종류에 따라 다르겠지만 보통은 진공청소기의 모터가 동작하면서 실내에는 보이지 않는 먼지가 많이 날리게 되는데, 숨을 쉬면서 이런 먼지들이 폐로 들어가 쌓이게 된다. 20~30분 정도겠지만 이것이 수십 년 지속되면 이로 인한 심폐 기능 저하도 무시할 수 없는 지경이 된다. 주부들이 쉽게 피로해지고 지치며 비염에 걸리는 원인 중의 하나가 이것일 수도 있다. 그러므로 청소를 할 때는 미세먼지가 없는 날, 창문을 활짝 열고 청소하는 습관을 들이도록 하며, 그것이 어렵다면 로봇청소기에게 청소를 맡기고 외출하는 것도 대안이 될 수 있다.

몸이 불편하거나 가벼운 염증·통증이 생기는 것은 몸이 보내는 경고신호다. 별것 아니라고 무시하지 말자. 어떤 생활습관이 이러한 것을 발생시켰는지 잘 살펴서 개선해야 행복하게 오래 살 수 있다.

할아버지의 임종

할아버지는 항상 웃으셨다. 말씀은 별로 없는 분이셨지만, 사람들을 늘 기쁘게 맞았다. 할아버지의 방은 파이프 담뱃대로 피우는 담배 연기가 배어 있어서 항상 메케한 냄새가 났다. 가끔씩 '오소리 굴에 불 지펴 놓은 것처럼' 자욱한 담배 연기 때문에 어린 나는 숨이 막히곤 했는데, 당신께서는 늘 태연하셨다. 한 번씩 약주를 드실 때면 말술을 즐기셨는데, 그래도 품격이 흐트러지는 것을 한 번도 본 적이 없다. 항상 인자하시고 격조가 있었다. 가끔씩 시조를 읊조리시기도 하고, 재미있는 옛날이야기를 나에게 들려주시곤 했다.

젊은 시절, 내가 일본에서 생활하다가 몸과 마음이 극도로 피폐한 상태(!)로 집에 돌아왔다. 당시 95세의 고령에도 정정하셨던 할아버지는 내가 괴로워하는 모습을 지켜보면서 몹시 마음 아파하셨다. 평생 술을 좋아하셨지만 이때부터 술을 드시는 양이 점점 더 늘어났다.

그러던 어느 날, 늘 일찍 일어나시던 분이 깨워도 일어나지 않으셨다. 죽을 쑤어 드려도 안 드셨고, 이때부터 일체의 음식을 드시지 않았다. 이후 임종 때까지 1달간 그렇게 할아버지의 마지막 길을 돌봐드렸는데, 그때 죽음을 가까이서 접하면서 많은 깨우침이 있었다.

할아버지께서는 마지막 순간에 인체를 온전히 비우기 위해서 곡기를 먼저 끊으셨다. 인체를 비워야 목숨이 끊어지는 과정이 힘들지 않다는 자연의 법칙을 내게 보여주신 것이다. 천천히 수분을 말려 자연사함으로써 고통으로부터 벗어나는 원리를 할아버지께서 돌아가시는 과정을 통해 배웠다.

사람이 죽어갈 때는 평생 섭취한 음식의 찌꺼기 성분과 술·담배·약독 등이 빠져나오면서 썩어 가는 듯한 독한 냄새가 난다. 나는 할아버지가 돌아가시기 전까지 똥·오줌을 받아내고 온몸을 닦아 드렸다. 수시로 할아버지의 마지막 말동무가 되어드리면서, 그것이 그동안 나에게 베풀어주신 할아버지의 은혜에 보답을 하는 길이라 생각했다.

술과 담배를 많이 하면 가래 등 죽은 세포가 기도를 막게 된다. 지혜로운 사람은 몸을 미리미리 정화하고, 탁한 찌꺼기들을 미연에 해독하고 배출시켜서 그런 일을 겪지 않는다. 아마도 할아버지는 가래가 숨통을 막아 '숨이 넘어가는' 일을 미연에 방지하신 것이 아닌가 싶다.

비록 당시의 내가 정신적 육체적으로 극심한 고통을 겪고 있었다 해도, 죽음을 앞둔 존재가 겪는 원초적인 고통과는 비교할 수 없다는 것을 알게 되었다. 또한 죽어가는 과정도 여러 가지가 있겠지만, 때가 되었을 때 스스로 곡기를 끊고 몸을 완전히 비워서 자연사하는 것이 보통사람으로 살다가 품위 있게 삶을 마무리하는 방법이라는 것 또한 알게 되었다.

할아버지는 평생 약주를 즐기셨다. 그래서 돌아가시기 직전 혹시나 해서 할아버지께 여쭈어 보았다.

“할아버지, 혹시 약주 한 잔 드시고 싶으세요?”

할아버지는 고개를 끄덕이셨고, 나는 할아버지의 입에 즐겨 드시던 약주를 한 잔, 천천히 흘려 넣어드렸다. 할아버지는 행복한 미소를 지으셨고 다음 날 돌아가셨다.

임종을 앞두고 할아버지는 내게 “잘 살아라”란 말씀을 남겨 주셨다. 어떻게 살아야 ‘잘 사는’ 것일까? ‘잘 산다’는 것의 의미는 훗날 깨닫게 되었다. 그것은 ‘에너지를 잘 사르고, 나 자신과 주변을 잘 살피며 살라’는 뜻이다. 할아버지가 주신 마지막 선물이다.

임종

사랑하는 마음이면
썩어가는 냄새도 독하지 않네

좋은 추억이 있으면
똥오줌 못 가려도 도와 드리게 되네

존경스런 마음이면
잘 살아라…
임종 말씀 되새기며 살아간다네

제대로 된 아침 기상법

우리의 몸은 내부에 조금 문제가 있더라도 낮 동안에는 어느 정도 신체 순환이 이루어진다. 예를 들어, 싱크대 아래 하수구에 이물질이 쌓여 있어도 시간이 지나면 서서히 물이 빠져나가는 것과 비슷하다. 하지만 괜찮다고 그대로 방치한 상태로 몸을 무리하게 사용하면 나중에는 낭패를 보게 된다. 왜냐하면 나이가 들수록 몸의 근육과 관절이 조금씩 뻣뻣하게 굳어지기 때문이다.

몸이 굳는 현상은 잠을 잘 때 더 심하게 나타나므로 문제가 발생하는 시간은 주로 새벽에 소변 보러 화장실에 갈 때나 아침에 잠자리에서 일어날 때가 될 가능성이 크다. 잠자리 기상 시 조심해야 하는 이유다.

근육 이완이 충분히 안 된 상태에서 갑자기 일어나면 척추부터 고관절, 무릎까지 관절에 무리가 온다. 이런 일이 반복되면 척추와 고관절, 무릎 관절이 점점 약해지고 기능에 이상이 생겨 나중에는 작은 자극에도 넘어지기 쉬운 상태가 되어버린다. 새벽이나 아침에 화장실에서 노인의 낙상사고가 자주 일어나는 것은 대부분 이런 때문이다.

새벽에 잠을 잘 못 이루는 사람들 중에는 이 시간에 운동을 하는 사람도 있다. 근육·관절·경락 및 5장6부가 모두 쉬어야 하는 새벽부터 땀을 뻘뻘 흘리며 하는 운동은 사실, 이득보다는 손실이 더 크다. 기력이 많이 소진될 뿐만 아니라, 무리한 운동으로 척추 질환 등 노인성 질환이 촉발될 가능성이 높아지기 때문이다. 젊었을 때는 몸에 무리가 오더라도 속 근육이 잘 가동되기 때문에 견딜 수 있지만, 나이가 들면서 속 근육이 약화되면 이야기가 달라지기 때문에 위험해진다.

그렇다면, 제대로 된 아침 기상법은 무엇일까? '잠자리에서는 갑자기 급하게 일어나지 않는다'가 정답이다. 쉬운 방법 중 하나는 아침에 잠자리에서 일어나기 전에 먼저 가볍게 몸을 움직이는 것이다. 예컨대, 누워서 팔다리를 들고 손목·발목·무릎 관절을 가볍고 부드럽게 돌려준다. 다음으로 골반과 허리를 조금씩 살살 움직여 몸을 좌우로 틀어 준다. 양손을 깍지 끼고, 느리게 머리 위로 뻗으면서 발끝과 다리를 쭉 펴면서 기지개를 켜준다. 그리고 일어날 때는 호흡을 멈춘 상태에서 손으로 무릎을 짚고, 힘을 보태서 하체를 밀어내듯 일어난다. 일어난 후 처음 걸을 때도 상체를 세워 천천히 부드럽게 조심해서 걷기 시작한다. 총 소요 시간은 5분 정도면 충분하고, 1~2분만 하더라도 안 하는 것보다는 효과가 매우 좋다.

잠자리에서 일어나는 기상법을 이야기했지만, 쾌적한 숙면을 위한 취침법도 있다. 과음·과식한 상태(특히 야식), 피로가 누적된 상태, 목욕한 직후에는 바로 잠자리에 들지 않도록 한다. 노약자의 경우, 잘못하면 혈압 상승 등의 원인으로 심장쇼크가 와서 돌연사가 될 수도 있다. 제대로 된 취침법은 '잠자리에 들기 전에 간단한 스트레칭을 해 준다'가 정답이다. 손가락과 발가락을 주물러주고 뽑아주기, 허리와 골반 풀어주기 등으로 피로물질을 정리해주면 좋다. 건강을 잃으면 다 잃는 것이 맞다. 건강은 건강할 때 지키도록 하자.

우주 명상

불빛 한 점 없는 시골의 깊은 산속에서 밤하늘을 올려다본 적이 있을 것이다. 금방이라도 쏟아져 내릴 듯한 수많은 별들이 눈앞에 파노라마처럼 펼쳐지는 것을 보는 것은 그것만으로도 감동이며 행복이다. 지구 밖으로 보이는 광활한 공간, 우주를 바라보면, 무엇이라 표현하기 어려운 커다란 힘이 작용하는 것이 느껴진다. 지구에 작용하고, 세상에 작용하고, 나에게 작용하는 그 어떤 힘, 그것은 분명 우주의 에너지다. 그 장엄한 공간의 우주 영상을 차분히 응시하다 보면 자잘한 고민과 갈등은 어느덧 사라지고, 희망과 용기, 내 안의 생명에너지가 올라오는 것을 느낄 수 있다.

우주 명상법 중 한 가지를 간단히 소개해 본다. 이것은 대우주와 내 몸속의 극미세계를 오가면서 자신을 바라보는 명상이다. 살다 보면 의외로 '아주 먼 것은 나, 아주 가까운 것이 우주'임이 느껴지는 때가 있다. 반복해서 이 명상을 실행하다 보면, 광활한 대우주와 내 몸속에 있는 소우주가 서로 연결되어 있음도 알게 될 것이다.

먼저 편안한 자세로 자리에 앉아 호흡을 고르고 눈을 감는다(서서 하거나 누워서 해도 무방). 명상하는 자신의 모습을 마음의 눈으로 바라본다. 망원경의 줌 렌즈를 조절하듯, 바라보는 시야를 천천히 점점 더 넓게 확대한다. 자신이 앉아 있는 건물을 바라보고, 그 건물이 속한 지역 전체를 바라보고, 대한민국을 바라보고, 푸른 지구를 바라본다. 지구가 점점 작아지면서 태양계가 보이고, 이것도 점점 작아져서 우리 은하계 속으로 파묻힌다. 마지막에는 이런 은하계가 모래알처럼 가득 찬다. 이 장엄한 우주를 내면의 눈으로 바라보면서 그 속에서 편안하게 머물다가, 이제는 시야를 점점 축소한다. 대우주, 은하계, 태양계, 지구, 우리나라, 건물, 나 자신으로까지 천천히 돌아온다. 여기서부터는 이제 몸속으로 의식을 이동시킨다. 심장, 심장의 혈관, 세포, 단백질, 분자, 원자, 원자핵까지 도달한다. 이제, 더 이상 쪼개지지 않는 원자핵에 머물러 여기서 진동하는 생명에너지의 파장을 느껴본다. 잠시 후엔 천천히 역순으로 다시 자신의 몸과 의식으로 돌아온다. 눈을 뜨고 호흡을 정리한다.

우주 명상은 자연 명상과는 달리 우리에게 영적인 교감까지 일어나게 한다.

우주 속에는 은하계도 있고, 태양도 있고, 지구도, 자연도, 건물도, 너도, 나도 있다. 내 몸속에는 또 5장6부가 있고, 뼈가 있고, 살이 있고, 세포가 있고 원자가 있다. 큰 것, 작은 것 할 것 없이 모두가 우주의 일부이고, 또 그 모두가 함께 모여 우주를 이룬다. 그러므로 우리는 모두 하나이고, 그래서 우리의 몸은 우주인 것이다.

또한, 우리는 모두 우주에너지로부터 시작된 같은 연원을 가진 생명체이기도 하다. 수많은 사람들 하나하나가 우주이고 보면 우리가 만나는 사람들 모두는 '살아서 걸어 다니는 우주'다. 그러니 그 개개인을 우주를 대하듯이 하라. 그러면 그들 모두가 밤하늘의 별처럼 신비하고 우아하고 찬란하게 빛나는 개성의 소유자로 보이게 될 것이다.

한편, 우주는 계속 움직이고, 폭발하고, 합치고, 재탄생한다. 한시도 가만히 있지 않는다. 달이 떴다가 지고, 사계절이 지나가며, 태양조차도 언젠가는 식어갈 것이며, 우리 몸과 정신 또한 얼마 안 되는 생애를 마치면 사라질 것이다. 이 모든 것이 변화하는 것이다. 그러므로 죽음이라고 슬퍼할 것도 없고 탄생 역시도 당연한 흐름이 된다.

장엄한 우주를 떠올리면 우리는 하루살이와 같은 존재이기도 하지만, 우주로부터 연원한 우리는 시공을 초월한 존재이기도 하다. 밤하늘의 별들을 바라보며 명상하듯, 만나는 인연과 순간들을 별처럼 소중히 여기면서 사람들을 대하도록 하자. 인간사의 많은 흐름들에도 밀고 당기는 우주의 에너지가 작용한다. 때때로 우주 명상을 통하여 그 우주에너지의 흐름에 자신을 맡겨 보자.

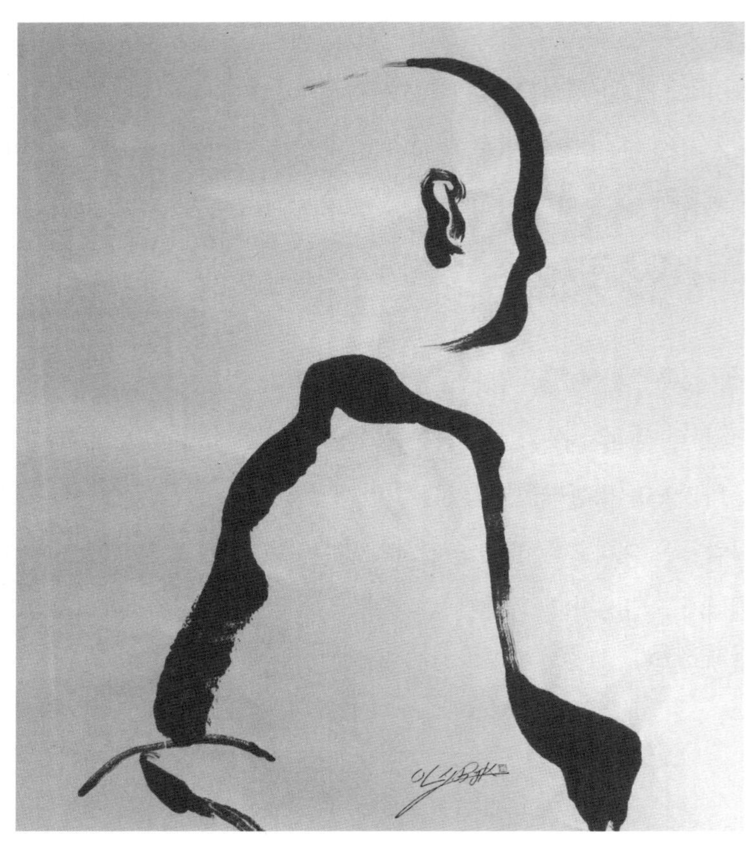

『명상』 – 수묵화 / 종이, 먹

훨훨 사르고, 훌훌 떠나자

고대로부터 지금까지, 티베트 지역에서는 사람의 시신을 독수리의 먹이로 주는 조장(鳥葬)이 행해지고 있다. 불교의 철학인 공(空) 사상과 건조한 고지대의 척박한 환경이 결합되어 만들어진 장례풍습이다. 불교에서는 육체를 영혼이 담긴 그릇이라고 본다. 그러니 생명이 떠난 육체는 제 할 일을 다 했으므로, 툭툭 분리해서 독수리들에게 나눠줌으로써 원래의 자리(자연: 空)로 돌아가게 한다는 것이다. 이보다 더 쿨(Cool)할 수는 없는 작별인사라고나 할까.

의외로, '죽는다는 것은 천국으로 가는 것'이란 생각으로 춤을 추며 축원하는 장례문화도 있다. 또 어떤 곳에선 시신을 나무나 바위, 동굴에 걸어 놓는 풍장(風葬)을 치르기도 한다. 우리 전통문화에서는 땅속에 묻는 매장(埋葬)이 일반적이다. 땅에 묻어 신체의 원소들이 다시 자연의 품으로 돌아가게 하는 장례문화다. 인구가 많고 국토가 비좁은 요즘은 화장(火葬)이나 수목장을 선호하는 사람도 많다. 그러나 이 모든 것들은 결국 죽음 이후의 문제에 관한 것이다. 즉 죽은 이와의 이별을 어떤 방식으로 할 것이냐에 대한 살아있는 자들의 선택 과정이자 작별의 문화인 것이다. 하지만, 어떤 방법이든 육체를 지(地)·수(水)·화(火)·풍(風) 이라는 본래의 원소로 돌아가게 하는 것은 동일하다.

아마도 가끔씩은 자기의 죽음을 생각해 보면서 살아갈 것이다. 그러나 죽음이 무엇인지, 죽은 후에는 어떻게 되는지에 대하여 명쾌한 해답을 얻는 사람은 거의 없는 것으로 보인다.

'죽었다'는 것은 어제가 있었다는 것이다. 즉, 죽음 이후에는 모든 것이 과거가 되고 종료된다. 더 이상 어떻게 할 수 있는 일이 없다. 그러나 '죽는다'는 것은 내일이 온다는 것이다. 즉 '우리는 모두 언젠가 죽는다'는 것은 사실이지만, 관점을 달리 생각해보면 아직 미래로 가는 길이 진행 중인 것이며, 내 삶을 바꿀 수 있는 시간이 아직 남았다는 것이다. 그러니, 우리 보통 사람은 기본 방향만 잡고 죽은 후의 일은 살아있는 사람들에게 맡기도록 하고, 어떻게 하면 잘 죽을 수 있는지만 생각하도록 하자.

이 세상에 태어난 것은 내 마음대로가 아니었다 해도, 세상을 하직할 때는 나 스스로 선택할 수 있어야 한다고 생각한다. 물론, 사고나 주변 상황에 따라 그렇게 못할 수도 있을 것이다. 하지만 자신이 선택할 수 있는 상황이라면, 내가 세상에서 해야 할 일을 모두 마치고, 그동안 인연을 맺었던 사람들과 조촐한 작별의 시간을 갖고, 주변을 깔끔하게 정리한 후, 기쁜 마음으로 조용히 세상을 떠나고 싶다. 그리고, 이제는 그렇게 할 수 있다는 확신이 있다.

'잘 사르다'라는 말이 있다. 생명의 본질은 결국 열이므로 사람이 사는 동안에는 그 열과 좋은 에너지를 세상에 잘 전달하고, 세상에서 잘 태우고, 찌꺼기를 남기지 않고 가야 할 것이다. 덜 마른 장작일수록 타는 동안 연기나 그을음, 찌꺼기와 재도 많이 남기는 법. 나도 '잘 사르는 법'을 세상에 전달하며, 살아있는 동안에 가지고 있던 모든 에너지를 훨훨 사르고, 에너지가 다했을 땐 미련 없이 훌훌 떠나리라. 갈 때를 미리 알고, 서서 지팡이를 짚은 채로 갈 수 있다면 가장 좋다. 앉아서 저세상으로 갈 수 있다면 두 번째로 좋고, 그것도 안 된다면 때가 되었을 때 누워서 천천히 곡기를 끊고 갈 것이다.

마음의 준비는 20년 전에 이미 마쳤다. 앞으로 남은 인생을 잘 사르다가, 생명의 불씨가 꺼지려 할 때는 제자들에게 축제를 부탁하려 한다. '몸의 집'에서 떠나는 그 날까지, 몸의 집을 '리모델링'하다가(섭생·운동·나눔과 비움), 떠날 때를 스스로 알고 미련 없이 떠날 수 있다면 멋진 인생이 아닐까?

죽었다는 것은 어제가 있었다는 것이고, 죽는다는 것은 내일이 온다는 것이다.

얼이 담긴 그릇이 당신의 얼굴이다

얼굴에는 수많은 섬세한 근육이 있고, 위장·간·심장·대장·방광과 연결되어 있는 많은 경락들이 지나간다. 그래서 오랫동안 소화불량으로 체기가 쌓이면 얼굴이 누렇게 뜨고, 해독이 잘 안 되면 눈이 충혈되거나 눈 밑이 검어진다. 심장에 화가 차면 열이 얼굴로 올라와 쌓이면서 안구건조증·구내염 등이 생기고, 장 기능이 약해지면 얼굴에 기미나 여드름 등이 생긴다. 얼굴 피부가 매끈하고 부드러우면 내장이 건강하다는 것이고, 칙칙하고 트러블이 있으면 장 기능에 이상이 있다는 신호가 된다.

안면홍조가 있는 사람들도 〈아시오 치유요가〉를 행하면 붉은 기가 점점 사라지고, 뽀얘지고, 윤기가 난다. 오래 수련한 사람들일수록 1~2시간 운동을 해도 얼굴에서 땀이 흐르지 않는다. 다만 촉촉해질 뿐. 나는 회원들에게 운동 후에 샤워와 식사를 바로 하지 말고 30분~1시간 정도 후에 할 것을 권한다. 좋은 에너지가 흡수되고 순환될 시간을 주는 것이다.

얼굴은 마음 상태도 나타낸다. 기분이 좋으면 저절로 입꼬리가 올라가면서 얼굴이 환해지고, 근심이 있거나 뭔가 스트레스를 받으면 얼굴이 경직되고 낯빛이 어두워진다. 특히, 눈은 마음의 창이어서 눈동자·눈초리·눈매를 잘 보면 어느 정도 그 사람의 마음 상태를 알 수 있다.

얼굴은 또한 그가 살아온 인생을 반영한다. 이것은 잘 생기고 못 생기고의 문제가 아니다. 어떤 이미지가 풍겨 나오느냐, 얼굴에서 어떤 격이 느껴지느냐의 문제다. 그래서 얼굴을 '얼이 담긴 그릇'이라고 하는 것이다. 비싼 화장품으로 화장하고 병원에서 관리를 잘 받으면 살짝 위장이나 변신(?)을 할 수 있을 것이다. 하지만 근본적인 민낯의 실체와 그 얼굴에서 풍겨 나오는 기운은 단시간에 절대 바꿀 수 없다. 얼굴에는 누적된 인생살이의 결과가 반영되기 때문이다.

효과 있다고 소문난 화장품들이 내 얼굴의 피부에는 나쁘게 작용할 수도 있다. 사람마다 피부환경과 체질이 다르기 때문이다. 또한 얼굴에는 착한 미생물과 나쁜 미생물, 노폐물과 독소가 함께 살고 있다. 독소와 노폐물이 올라오지 않도록 음식섭생을 잘하고, 피부의 착한 미생물들을 살 수 없게 하는 독한 화장품은 가능한 덜 바르고, 영양이 지나쳐 열이 오르지 않도록 하는 것이 좋다. 그리고, 얼굴의 피부 역시 자연과 자주 만나게 하고 휴식을 갖게 하자.

명상을 오래 하다 보면, 자신이 무언가를 먹었을 때 얼굴과 신체의 경락에 어떤 영향이 오는지를 바로 알게 되고, 어떤 생각을 하는지에 따라 얼굴 근육의 상태가 달라지는 것 또한 알게 된다. 자신의 피부결과 숨결을 살펴라. 이런 것은 이론적으로 배우고 나서, 실질적으로 체험해 보면 확실히 느낄 수 있다.

항상 활짝 웃어야 멋진 얼굴 근육이 형성된다. 입꼬리는 복을 담는 그릇이라는 말도 있다. 또한 나의 얼굴은 '나의 얼이 담긴 그릇'이다. 그러니 나의 얼을 살리고 채워서, 내 얼굴 풍경을 스스로 고상하고 품격 있게 만들어 가도록 하자.

내 것은 내 것

지금 당신의
얼굴 모습은
당신이 만든 형상입니다

그래서
당신의 얼굴은
당신이 책임져야 해요

인생의 고통과 몸의 통증도
당신이 만들어 왔어요

그래서
당신의 인생도
다시 설계하고

몸도 마음도
재정비해야 합니다

감동을 표현하고 살면 복이 온다

여러분은, 누군가 어떤 일에 정성을 다하거나 잘하고 열심히 하는 것이 보이면 그에게 아낌없이 박수를 보내고 칭찬을 해줄 수 있는가? 왠지 어색해서 표현을 못 하거나 "저 정도는 별것 아니지. 저보다 더 잘하는 사람이 얼마나 많은데…" 하는 편인가?

오래전 미국 여행 중, 길거리에서 행위예술을 선보인 적이 있었다. 인간이 태어나면서부터 죽음에 이르는 과정을 말없이 온몸으로 표현한 것이었는데, 그때 둘러서서 그 모습을 지켜보던 현지인들은 낯선 동양인(나)에게 정말 아낌없는 찬사를 보내주었다. "정말 멋지다! 가능하다면 지금 당장에라도 배우고 싶다"는 사람도 있었고, "엄청난 감동이다. 말로 표현할 수 없는 깨달음을 받았다"며 극찬의 표현을 하는 사람도 있었다. 내가 먼저 그들에게 감동을 주었지만, 활짝 열려있는 감성을 가진 그들로부터 더 큰 감동을 돌려받았던 기억이 생생하게 떠오른다.

상대에 대한 감동과 감사의 표현은 다른 말로 하면 '칭찬'이다. '칭찬은 고래도 춤추게 한다'는 말이 있을 정도로, 칭찬은 상대를 기쁘게 하고 엔돌핀을 솟게 해준다. 또한, 칭찬은 칭찬받는 사람뿐만 아니라 칭찬하는 사람에게도 이익이 된다. 왜냐하면 칭찬하는 것 자체가 즐겁고 행복한 일이기 때문이다. 칭찬받아서 좋고, 칭찬해서 좋으니, 서로의 관계가 개선된다. 그러면 어떻게 되겠는가? 일이 잘 풀리고 복을 받는다. 감동 표현을 잘하면 복이 오게 되어 있는 것이다.

아기가 처음으로 서고, 첫 발걸음을 떼었을 때의 감동을 기억하는가? "와!~" 소리 지르고 물개 박수를 아끼지 않았던 그 감동 말이다. 그 감동을 기억하고 그 느낌을 모든 일에 적용하면 좋을 것이다.

아이들은 커 가면서 많은 일을 겪는다. 그때, 잘된 일은 내 일처럼 기뻐하고, 혹시 잘못되거나 실패하더라도 격려의 말을 건네도록 하자. 그러면, 아이들은 놀면서도 성장하고, 자신감과 용기를 갖게 되고, 실패를 두려워하지 않는 힘을 갖게 될 것이다.

회고해 보면, 몸이 아픈 사람들 중에 끝내 병을 이겨내는 사람들에게는 공통점이 있었다. 그런 사람들은 자신의 몸 상태가 조금만 변해도 막 감동하여 주변에 널리 표현하는 사람들이다. 그것이 막혔던 기혈이 열리고 순환되도록 도우면서 병을 치유하게 된 것이다. 자기가 느낀 감동을 잘 표현하는 사람은 건강해지고, 자존감이 높아지고, 복을 받는다.

"와, 멋지다!", "오!, 대단하네.", "정말 최고야!", "고마워, 사랑해!" ….

처음엔 우연히, 일시적으로 시작되지만, 계속되다 보면 습관이 되고 중독이 된다. 감동과 감사의 표현을 안 하고 못 하는 성향 역시 익숙해지면 습관이 되고, 몇 세대가 지나면 하나의 문화가 된다. 반면, 입을 꾹 닫고 살다보면 '표현'이란 단어 자체가 어색하고 쑥스럽게 되면서, 점점 솔직하게 드러내기가 힘들어진다. 안 하던 짓을 하자니, 부끄럽기 때문이다.

나의 어머니는 지금도 내가 전화를 드리거나 찾아뵈면 독특한 인사를 하신다. 머리 위에 양손을 올리시고, 하트 모양을 만들면서 밝게 웃으신다.

"사랑한다. 아들, 아들 사랑해!" 하신다.
"나도 엄마를 엄청 사랑해, 사랑해, 사랑해." 나도 맞장구쳐 드린다.

시작과 끝 인사를 이렇게 하게 된 것이 벌써 40년은 된 것 같다. 처음엔 나도 어색해서 "엄마 왜 저러냐"고 했는데, 요즘은 그렇게 안 하시면 '어디가 편찮으신가?' 할 정도가 되었다. 결국, 모든 것이 습관들이기 나름이고, 학습하고 연습하기 나름이다.

서로의 마음에서 우러나오는 예절은 존중하는 마음의 표현이고, 그것은 기쁨을 준다. 마음을 울리는 기쁨, 감동을 표현하는 것도 능력이다. 이런 능력을 자꾸 키우면 사회생활이 더 쉬워진다. 그리고 복이 저절로 굴러들어 온다.

다름을 인정하면 편안해진다

사람도 독기를 품으면, 독충 식물이나 독사의 독처럼 몸에서 스스로 자기 몸을 공격하는 독성물질이 나온다고 한다.

맹독을 가진 독사는 독주머니나 해독 성분이 있어 자기 독에도 안전하지만, 인간은 그런 시스템이 없기 때문에 독기를 품으면 상대방뿐 아니라 자신도 해를 입게 된다. 즉, 우리 몸에 독소가 많아지면 간은 그것을 해독하느라 무리하게 되고, 정도가 심해지면 해독이 어려워진다. 간의 쓸개즙은 소화액을, 췌장은 소화효소를 만들어내는데, 독성 때문에 그 기능이 떨어지니 소화가 잘 안 되는 것이다. 결국, 영양소의 흡수가 떨어지므로 몸 상태가 더욱 악화되는 악순환이 계속된다.

그러므로 내 몸을 위해서는 가능한 화를 적게 내는 것이 필요하다. 그런데, 어떻게 하면 화를 적게 낼 수 있을까. 결론부터 말하면 다름을 인정하면 된다.

자연은 서로 경쟁도 하지만 서로가 있기 때문에 조화롭다. 아주 큰 나무 밑에서는 작은 나무들이 자라기 어렵다. 하지만 적당히 큰 나무 곁에는 기둥을 타고 올라가는 넝쿨 식물도 함께 자란다. 넝쿨에서 피는 꽃들의 향기 때문에 벌들이 찾게 되고, 그 벌들이 다니면서 옮기는 수많은 꽃가루로 인하여 다양한 식물들의 생식이 이루어져 번성하게 된다.

자연처럼 인간도 타고난 얼굴 모양이 다르고, 생각이 다르고, 감정과 감성이 다르고, 성품이 다르다. 그래서 각기 다른 모습으로, 말로, 몸짓으로, 눈빛으로, 마음으로, 노래로, 또는 그림이나 취미 등 다양한 방식으로 표현하고, 유혹하고, 싸우고, 소통한다. 그런데, 이러한 다양성을 인정하지 않으면 서로 부딪히게 되고, 얼굴을 붉히게 되고, 결국, 화를 내게 된다. 반대로 이러한 다양성을 인정하고, '그러려니…' 하고 이해하고 산다면 싸울 일이 없다. 도(道) 중의 최고는 '냅도(=냅둬)'라는 우스갯소리도 있지 않은가!

지나가다 운전을 험하게 하는 사람을 보면 '너는 가시 달린 성격이구나' 하고 인정해주면 된다. 가까이 가면 끈적끈적한 액체를 뿜는 것처럼 공격적인 사람은 '너는 근접 못 하게 밀어내는 식물을 닮았구나'라고 생각하고, 변덕이 심한 사람은 '너는 카멜레온 성격이구나' 하고 이해하면 화낼 일이 없을 것이다.

다양성의 원인은 태초부터 전해 내려온 유전자 속에 다양한 생명유전자가 깃들어 있기 때문이다. 하지만, 우주를 연구하는 과학자들은 "빅뱅의 폭발 때 퍼진 생명원소들이 모든 생명체의 근원"이라고 말한다. 생명의 근원으로 올라가 보면, 우리는 모두 다 같은 '별의 자손'인 것이다.

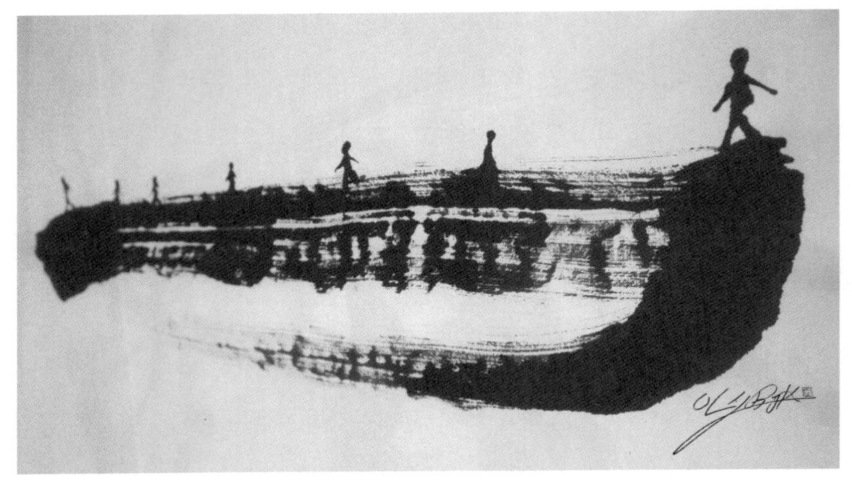

「함께 가는 삶」 - 수묵화 / 종이, 먹

막힌 곳이 없어야 통증도 없다

말이 안 통하는 사람을 일러 '앞뒤가 막힌 사람'이라 한다. 원래는 신체의 기혈순환(5장6부와 임맥·독맥)이 막힌 사람을 일컫는 말이다. 도로에서 길이 막혔을 땐 앞차가 나가야 내 차도 나가게 되고, 교통사고라도 일어나면 앞차를 치우기 전까지는 그곳을 빠져나갈 수가 없다. 그러나 교통사고가 났다는 정보를 미리 입수한 차는 다른 쪽으로 돌아간다.

우리 몸에서 근육은 제2의 심장, 곧 혈액순환을 위한 펌프 활동을 한다. 다음으로 혈관을 '도로', 혈액은 '자동차'라고 생각해 보자. 혈(血)이 통하게 하려면, 소통을 막고 있는 고장 난 차를 치우듯 앞에 있는 혈(穴)들을 먼저 뚫어준다. 예를 들면 어깨·목이 아플 때 팔과 손가락 끝을 우선 풀어주는 것이다. 또는 교통대란이 왔을 때 다른 도로로 우회 운전을 하는 것처럼 건강한 다른 쪽의 팔을 풀어주면, 그 건강한 팔의 기운이 다른 쪽 아픈 팔에 도움을 줄 수 있다. 때로는 아픈 쪽을 바로 공략하는 것보다 건강한 반대쪽을 풀면 더 소통이 빨리 되는 것이다. 이는 좌병우치(左病右治)·우병좌치(右病左治)의 원칙이다.

우리 몸에서 경락의 분포는 지도처럼 오밀조밀 퍼져있다. 그렇게 얽히고설킨 도로망에서 한쪽이 막혀도, 어딘가에는 통로가 존재한다. 다만 모를 뿐. 그런데 작은 도로일지라도 오래 막혀있으면 기다리는 운전자는 짜증이 나고 '기가 막힌' 상태가 된다. 결국은 막힌 상태를 해소해야 다시 차량들이 소통되듯, 우리 몸도 뭉치고 막히고 맺힌 곳은 뚫어서 치유해야 한다. 그러려면 먼저 우리 몸의 신호를 느낄 수 있어야 한다. 그런 신호의 종류는 우리 몸이 뭉치고 막히고 맺혔을 때 나타나는 여러 느낌들과 붓기와 충혈, 발열과 통증 등 염증이 있을 때의 느낌들이다.

뭉쳤을 때는 보통 근육이 뻐근하고 뻑뻑한 느낌이 든다. 뭉치는 증상은 일을 지나치게 많이 하거나 갑작스러운 운동·노동 등으로 피로물질이 쌓이면서 일어난다. 피로가 시작되면 근육에 젖산이라는 물질이 생겨서 근육을 굳게 한다. 젖산은 심한 운동이나 갑작스러운 산행 등을 하고 난 뒤에 쌓이는 일종의 '피로물질'이다. 근육이 자연스럽게 단련되면서 탄력이 생기면 정상이지만, 운동 스트레스로 인해 근육을 급작스럽게 경직시키는 경우도 많다. 그러므로 운동을 할 때는 욕심을 부리지 말고 반드시 자기의 기초체력에 맞게 해야 한다. 또한 체온을 점차적으로 올리면서 행하여, 온화한 열과 촉촉한 땀이 나도록 운동하되, 근육에 무리가 가지 않도록 한다.

한편, 살다보면 '기가 막힌' 일이 많이 있다. 상대가 상식을 벗어난 언행이나 상식 이하의 행동을 할 때, 말도 안 되는 적반하장의 경우를 당할 때 우리는 '기가 막힌다'고 말한다. 놀래서 숨이 멈출 때도 기가 막힌다. 즉 긴장을 하면 본능적으로 숨을 멈추게 된다. 이때 순간적으로 기가 막히는 증상이 나타나는 것이다. 이 상태가 오래가면 경락까지도 막히게 되고, 병이 생긴다. 몸속에서 기가 막힌 증상은 병목 지점에서 차량들의 정체 현상이 생긴 것과 마찬가지다. 앞으로 나가지 못하고 도로에서 계속 막혀있으면 답답해진다. 운동을 한다는 것은 사고 차를 치우고 앞차들이 나가듯, 막혀있는 기를 운기(運氣) 시키는 것이다.

사람들은 살면서 한이 '맺히는' 사연들도 많이 경험하게 된다. 사기를 당했다던가, 믿었던 사람에게 배신을 당했을 때, 갑작스럽게 자식을 떠나보낼 때, 커다란 충격을 받고 가슴이 두근거리고 놀라고 하면서 한과 화가 쌓이게 된다. 결국은 놀램이나 두려움이 원인이다. 이때 심혈관이나 뇌혈관이 수축되면서 이완작용에 문제가 생기며, 심하게는 대뇌의 특정부위나 심장이 쪼그라들거나 모양이 변형되기도 한다. 그렇게 몸과 마음의 균형에 문제가 생기는 현상을 '맺혔다'라고 말한다.

한편, 염증은 바이러스가 침투하여 신체의 방어 시스템과 싸우는 증상이다. 고름이란 우리 몸에 침투한 적들(바이러스)과 싸우다 전사한 군인(백혈구 등)과 마찬가지다. 보통은 고름이 생기면 염증이 시작되었다고 생각하는데, 염증은 그전에 이미 시작되었으며, 바이러스와 백혈구의 치열한 전투의 결과물이 바로 누런 고름이다. 염증이 진행된다고 알려주는 신호에는 충혈·통증·발열·부종 등이 있다. 그런 통증을 해소시키는 방법중의 하나는 손끝과 발끝을 통해서 열을 빼 주는 것이다. 이것은 아주 쉽지만 중요한 비법이다. 그다음에 운동을 해야 운동의 효과가 있다.

오래된 통증의 해소를 원한다면, 내 몸의 아픈 부분에 힘을 주었다 뺐다 하는 동작을 서서히 이어가면서 집중하면 통증을 이길 수 있다. 단순하지만 굉장히 중요한 얘기다. 소심하게 통증을 두려워하고 회피하면 끝내는 굳어가는 몸으로 살아야 한다. 그런데 통증 부위에 힘을 주었다 뺐다 하는 동작, 특히 특정 부위로 에너지를 보내서 체온을 올리는 방법은 아무나 하기는 힘들다. 체질과 각자의 운동부하능력, 인내심을 고려해야 하는데 이를 자기 몸에 적용하려면 시간과 경험의 축적 치가 필요하다.

부처님도 중생의 삶 자체가 '고해(苦海)'라 하셨다. 그러니 사노라면 뭉치고 막히고 맺히게 하는 사연은 계속 나타나게 될 것이다. 그렇다고 언제까지나 그런 사연들을 끌어안고 살아갈 수는 없는 법. 생각은 끝없는 생각을 불러오게 되어 있기 때문이다. 그럴 때일수록 다시 기본(몸 수련)에 집중하는 것이 최선이다.

나의 행복한 미래를 위해 지난날의 뭉친 것, 막힌 것, 맺힌 것을 풀어내야 한다. '오늘' 일을 잘 끝내야 '내일'도 잘 흘러간다. 지난 과거에 잘못된 일들은 누가 풀어야 할까. 내가 풀어야 끝이 보인다. 억울하게 당한 것은 끌어안고 있을수록 내 몸과 영혼만 지옥도가 되어 간다. 운동도 결국 이런 내 몸과 마음을 고요하게 만들기 위해 필요한 것이다.

온갖 병의 근원은 밀어야 할 땐 밀고 당겨야 할 땐 당기는 원리에서 벗어나, 한 곳에 치우쳐 집착하기 때문에 생겨난다. 해결 방법은 자연스럽게 밀고 당기는 능력을 키우는 것이다. 밀어내야 할 것은 꼭 밀어내야 소화와 배설도 잘 된다. 몸이 약해질수록, 나이가 들어갈수록, 몸에서 좋은 것을 당기는 능력과 나쁜 것을 밀어내는 능력이 저하되어간다. 그러니 오늘 소화를 못 시키고 잠자리에 들었다면, 내일이라도 소화를 시켜야 한다. 나는 자주 말한다. 뱃속이 안 좋을 때는 한 두 끼를 굶어서, 뱃속을 비우고 난 뒤 새로운 음식을 먹으라고.

요약하여 정리해 보자.

오늘의 피로물질은 오늘의 운동과 휴식으로 정리하라.

오늘 먹은 음식은 오늘 소화를 시켜라.

소화가 잘된 뒤에 잠을 청해야 내일 또 새로운 영양을 전달받을 수 있다. 오늘은 오늘 일로 살아야 한다. 그렇게 하루를 정리하고 잠자리에 들어야 내일 새로운 생명에너지가 몸으로 들어온다. 따라서 하루의 갈무리를 명상으로 하면 매우 좋다. 그것이 삶의 지혜 중 하나이며, 익혀두면 좋은 습관 중의 하나다.

진정한 건강이란

누가 뭐래도 최고의 보배란 인간의 '건강한 몸'이다. 그 몸이 힘들면 목소리부터 퉁명스러워지고 짜증이 실리게 된다. 아무리 최고의 부자라도 건강하지 못하다면 말짱 도루묵인 것이다. 그러니 행복의 첫째 조건이 건강이란 것이 맞는 말이다.

신체가 건강하면 무엇이 달라질까. 저절로 태도가 좋아지고, 돈이나 명예가 없더라도 당당하다. 조금 가난할지라도 몸이 당당하고 몸에 독이 없으면, 그런 사람의 밝고 긍정적 에너지는 풍요로움을 불러온다.

몸이 건강해지면 스스로의 재능을 찾고 싶어 안달이 나고, 신체가 건강하면 재밋거리가 저절로 생겨서 주변에 사람들이 모이게 된다. 의리와 정의감이 자동으로 생겨나며 사람들을 즐겁게 해주려는 순수한 유머가 있는 사람으로 변한다. 또 품격과 좋은 품성을 지닌 사람으로 거듭나게 된다. 즉 마음과 그를 둘러싼 기운까지도 건강해지는 것이다.

'건강을 잃으면 다 잃는 것'이란 말이 있는데, 이를 뒤집으면 '건강을 찾은 사람은 다 찾은 사람'이 된다. 몸과 마음이 진정으로 건강한 사람은 저절로 선하고, 여유 있고, 아름답고, 편파적이지 않고, 자연주의자가 된다. 행복한 사람은 주어진 건강 내에서 삶을 즐겁게 누리는 것이며, 쾌락을 좇는 사람은 즐거움에 중독되어 에너지를 남용한다는 차이가 있다. 삶이란, 어느 쪽에 치우치지 않고 살아가는 지혜가 있는지, 없는지에 따라 행복이 결정된다.

알고 보면 인생이란 홀로서기를 하면서 얻어지는 부산물을 주변과 공유하는 과정이기도 하다. 주어진 시간과 공간에서 독특하게 인생을 살아가는 사람도 있고, 잘못된 길을 걷다가 평생 헤어나지 못하는 사람도 있고, 별다른 노력을 하지 않았는데도 걷는 길마다 행복하게 살아가는 사람도 있다. 우주적 관점에서 볼 때 옳다, 그르다는 없다. 주체적으로 살아가는가와 끌려가는가, 만족하는가와 아닌가, 자신의 참모습을 보는가와 아닌가의 차이가 있을 뿐.

건강을 좀 더 넓게 정의한다면 몸과 마음이 자유롭게 살아가는 것이고, 물질에 구애받지 않고 살아가는 것이며, 늘 배우는 자세로 마음이 열려있는 것이다. 누가 자기의 품격이나 문제점을 거론해도 겸허하게 받아들이는데, 그런 사람은 몸에 중심이 잘 잡혀있어서 마음도 쉽게 흔들리지 않는다.

그리고 몸과 마음의 건강이 극에 달한 사람은 자연의 섭리에 잘 적응할 줄 아는 사람이고, 어떤 위협에도 두려움이 전혀 없는 사람이다. 그런 사람은 세상의 누구에게나 이로움을 주는 사람일터, 그 사람이야말로 품격 있는 인간이요, 최고로 가치 있는 삶을 살고 있는 사람이다.

건강은 자신감을 주지만 반면 자만심은 또 건강의 적이 될 수 있음을 기억하자. 건강을 되찾고 자기 안에 흐르는 생명의 흐름을 타게 되면 자연이 보이고, 진실이 보이고, 내가 보인다. 그러니, 이제 나도 진정으로 건강한 사람이 되어 보자. 다시 시작이다.

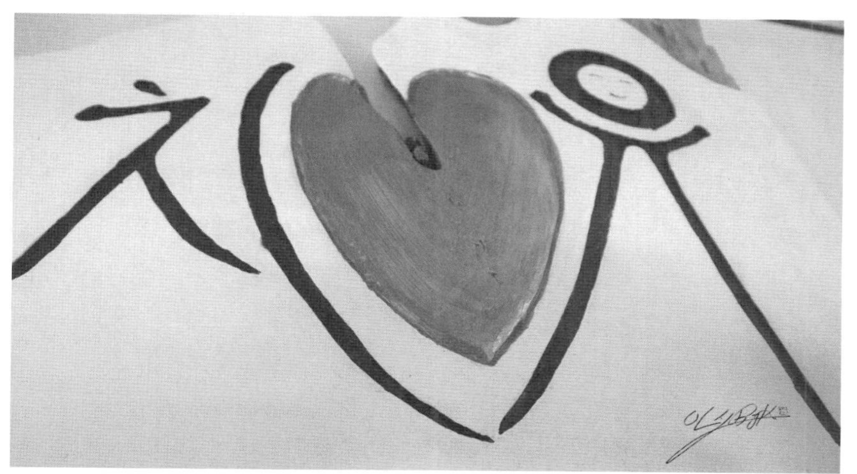

「행복한 치유」 – 전각아트 / 나무, 아크릴물감

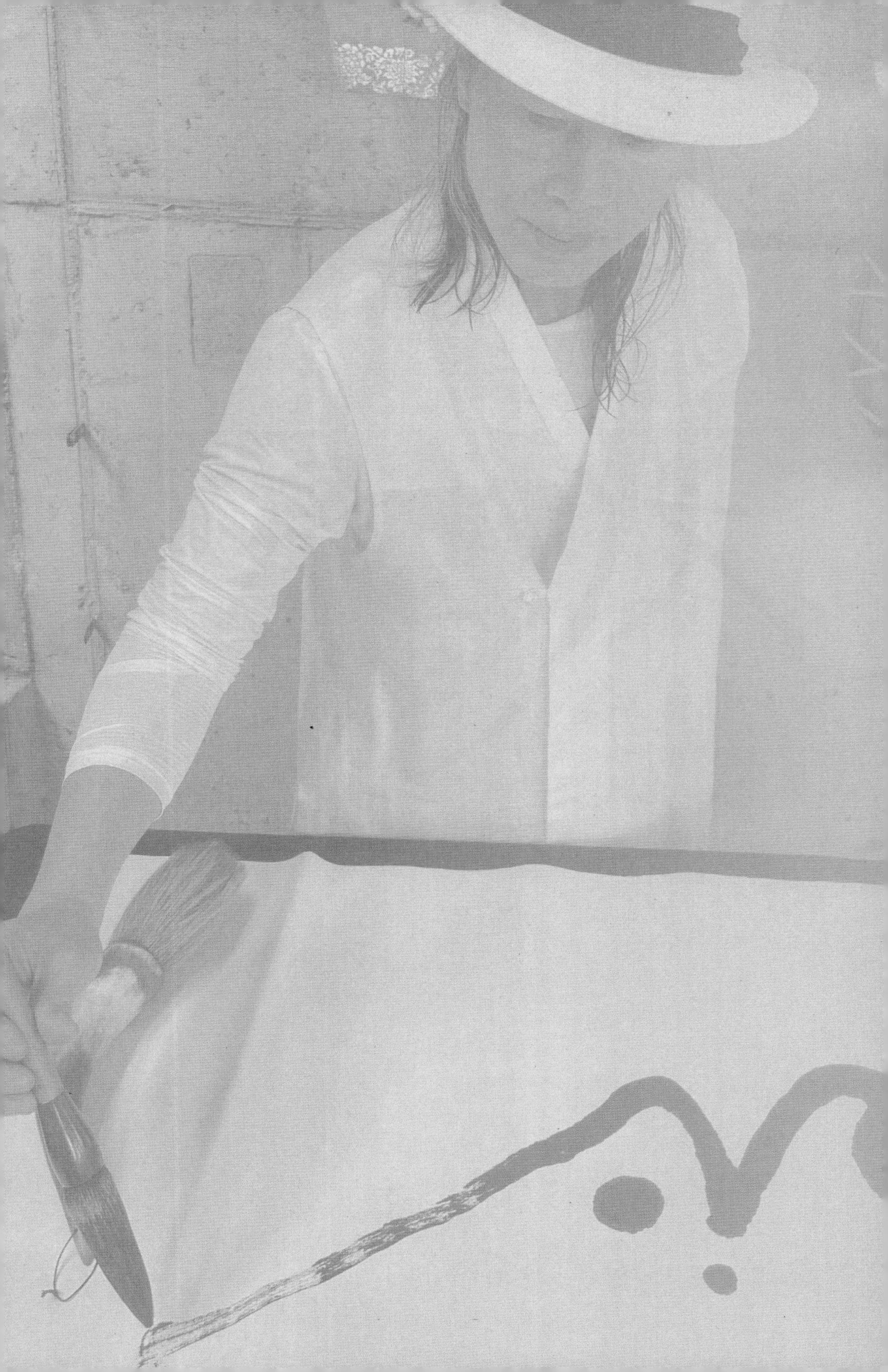

Part 6.

아시 선생 작품 모음

전각아트화(Carving Art)

여자 여(女)

오로라

연결고리

달과의 동행

기원/쾌변

생동하는 풍요

여의주(如意珠)

길 도(道)

태음(太陰)-女

태양(太陽)-男

약사여래불

운기(運氣)하는 여신

은하수

아침 햇살

우주의 파장

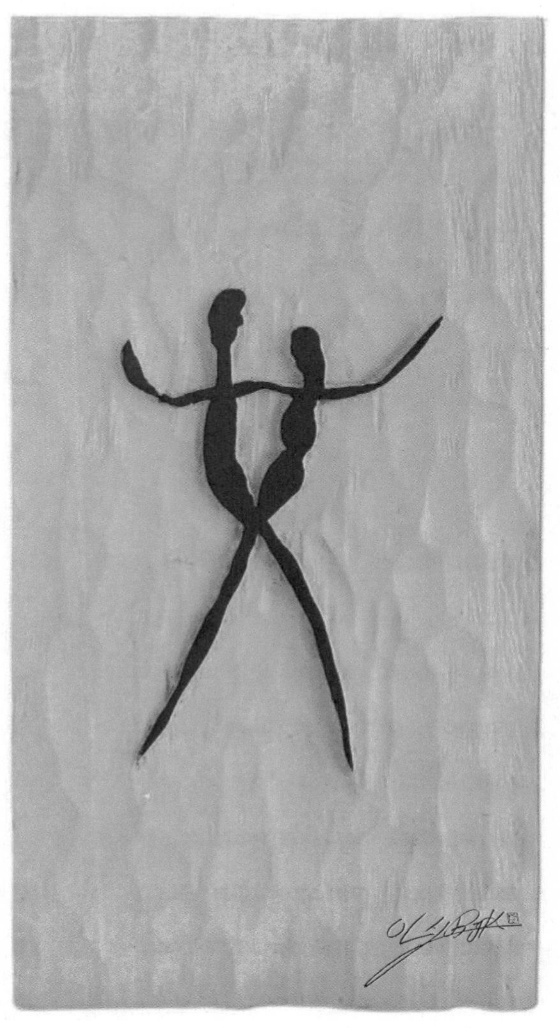

01

여자 여 (女)

02

오로라

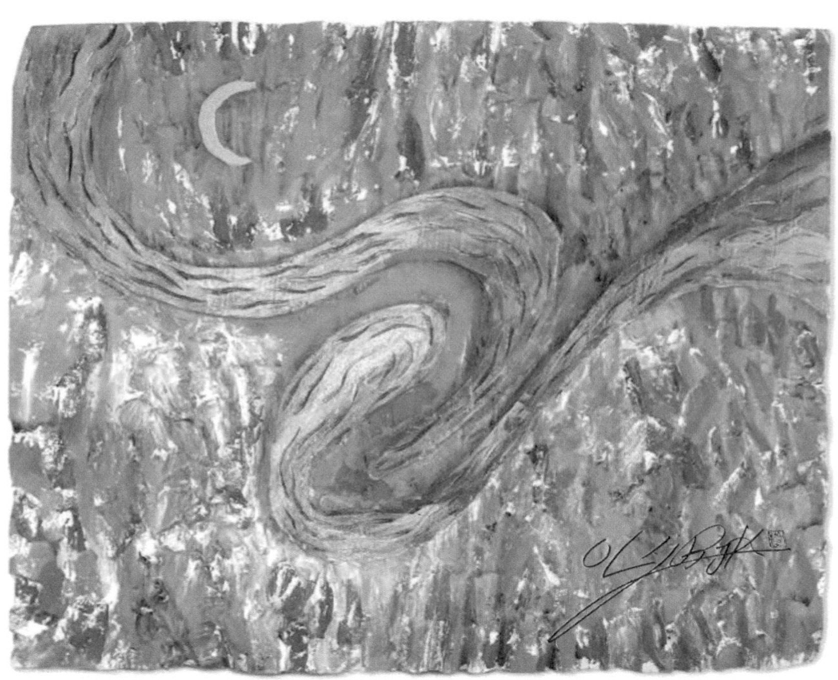

03

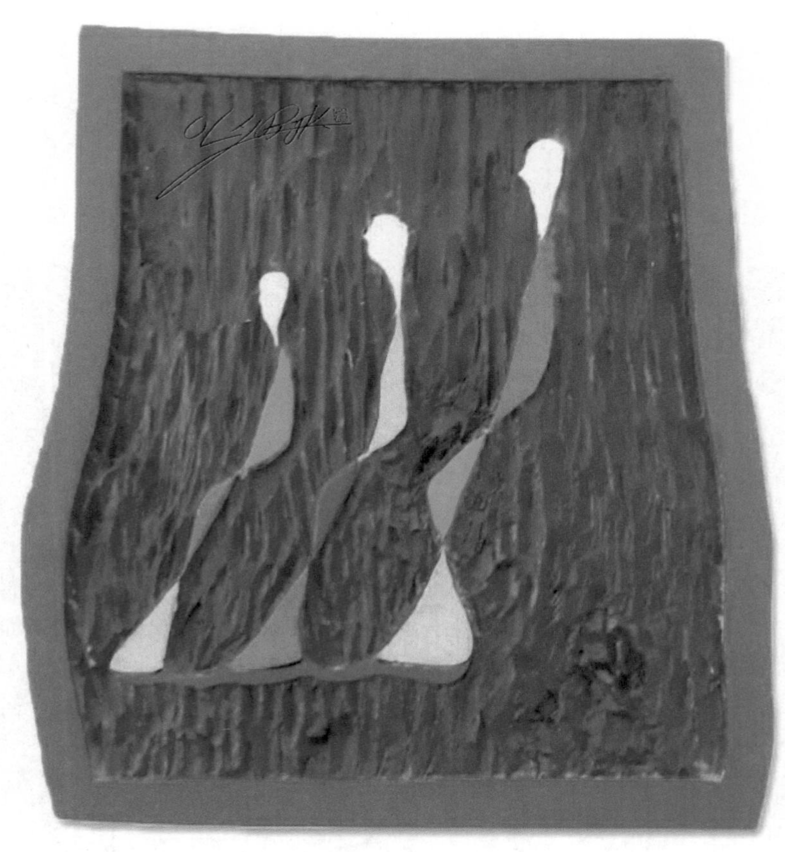

연결고리

04

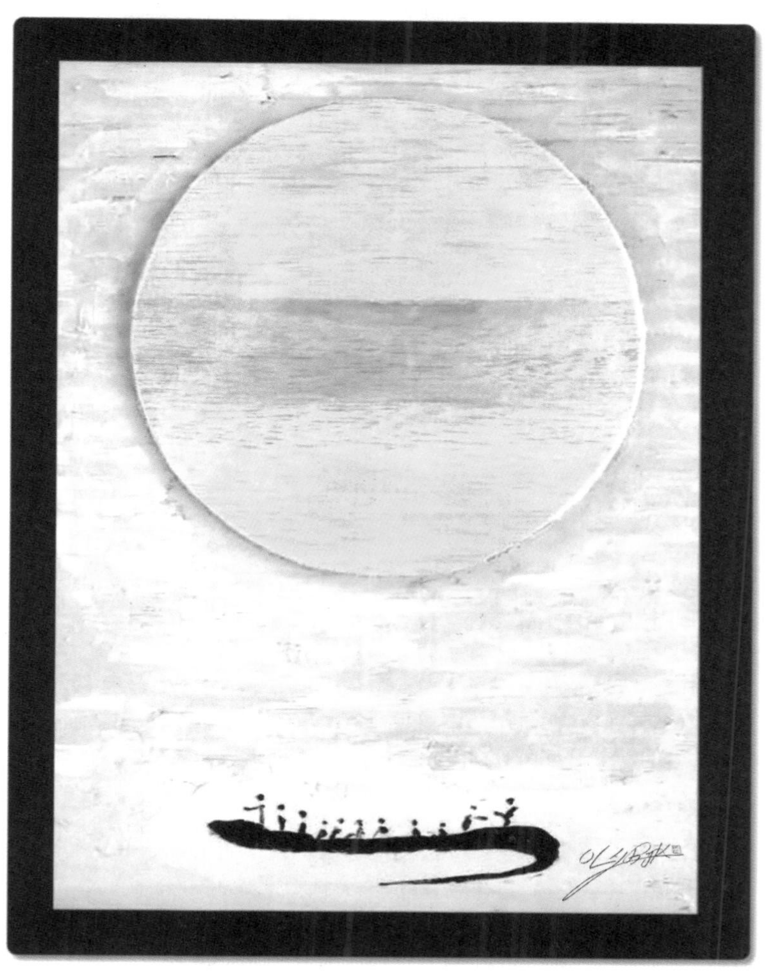

달과의 동행

05

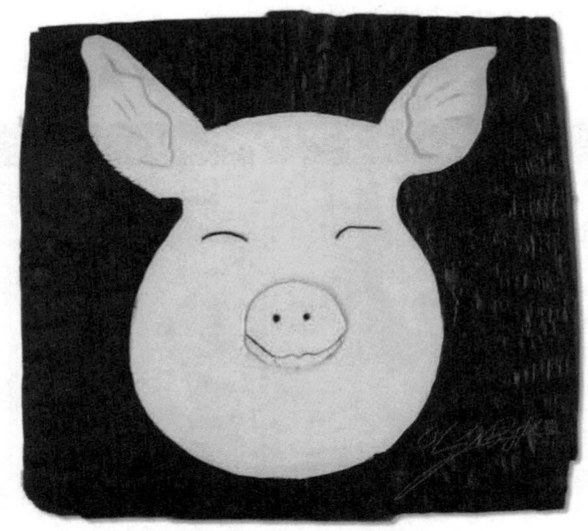

기원

06

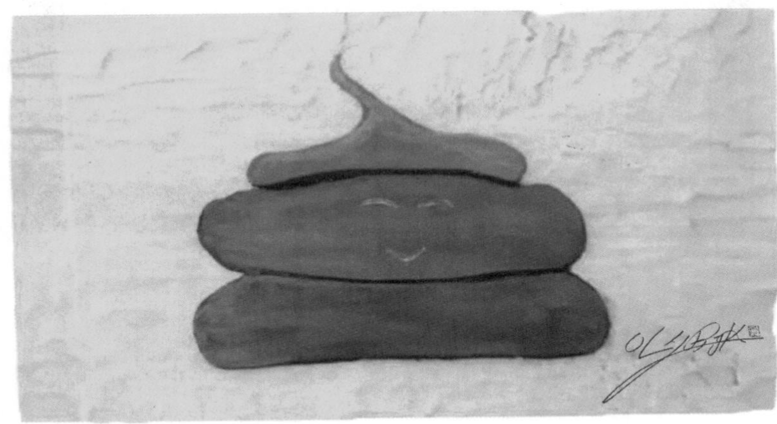

쾌변

07

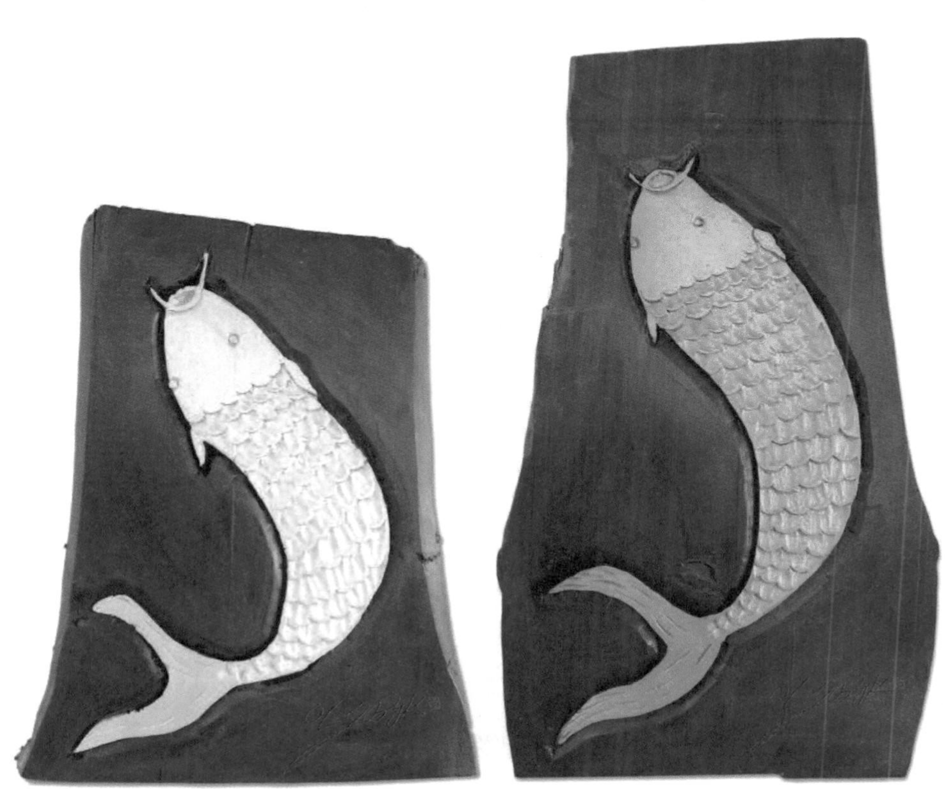

생동하는 풍요

08

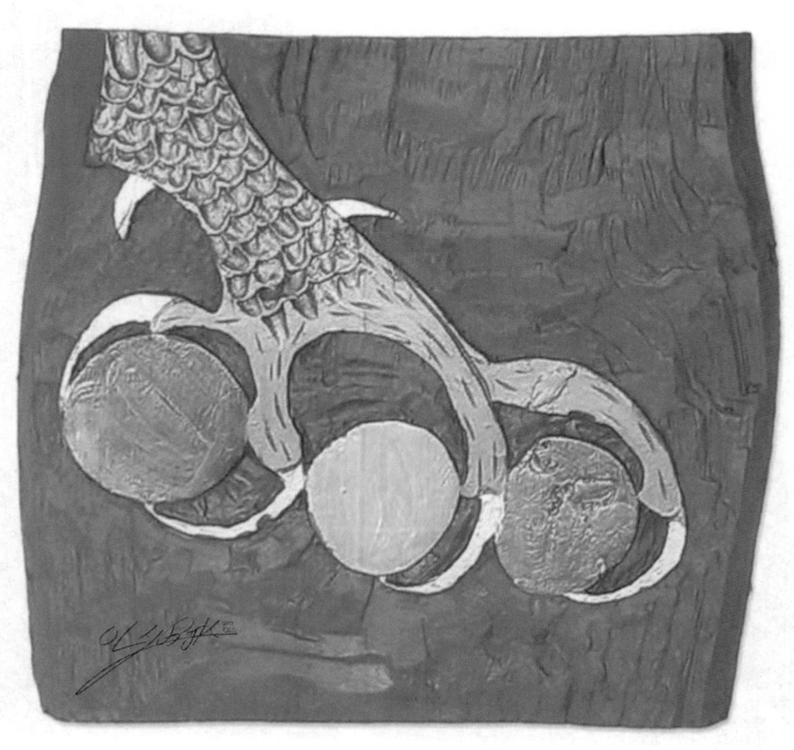

여의주 (如意珠)

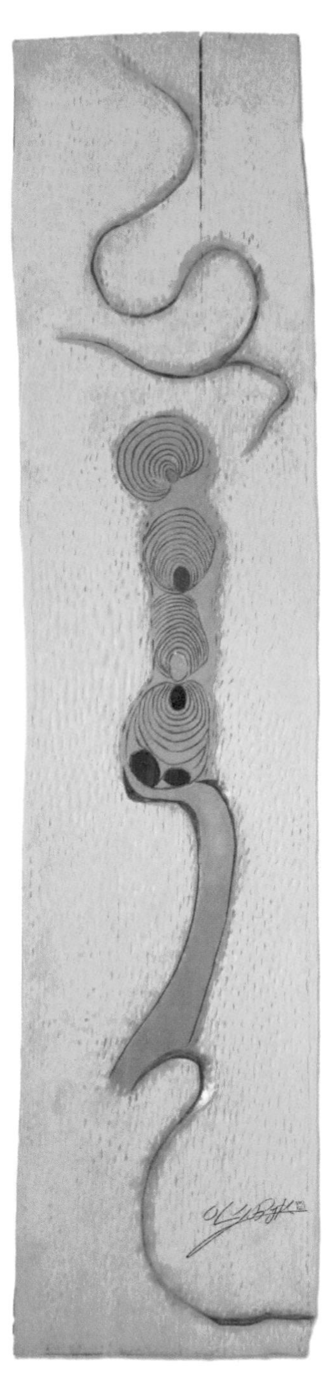

09

길 도 (道)

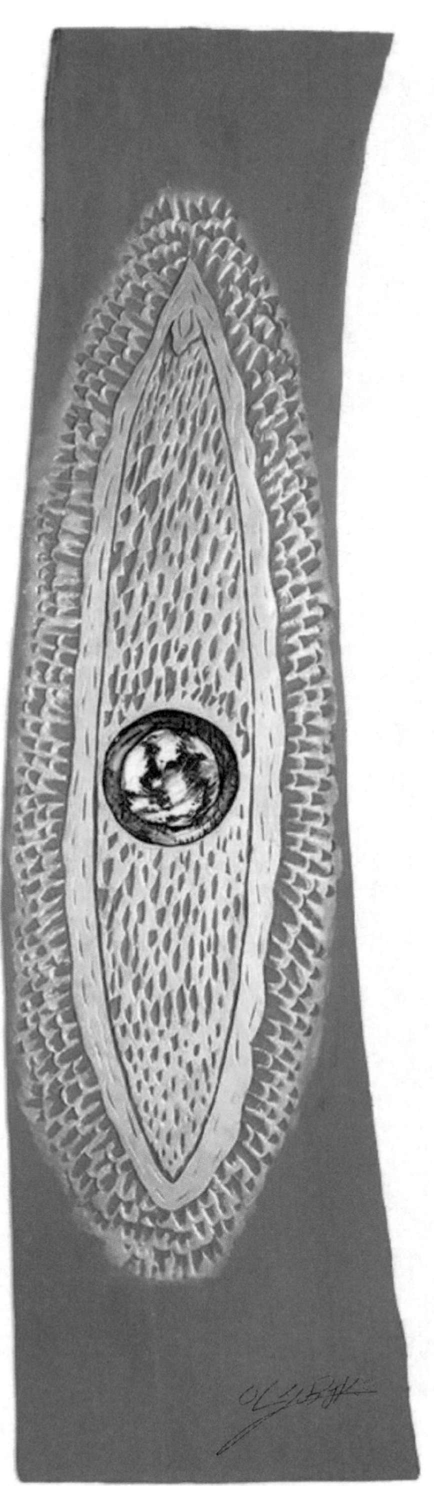

10

태음 (太陰)-女

11

태양 (太陽)-男

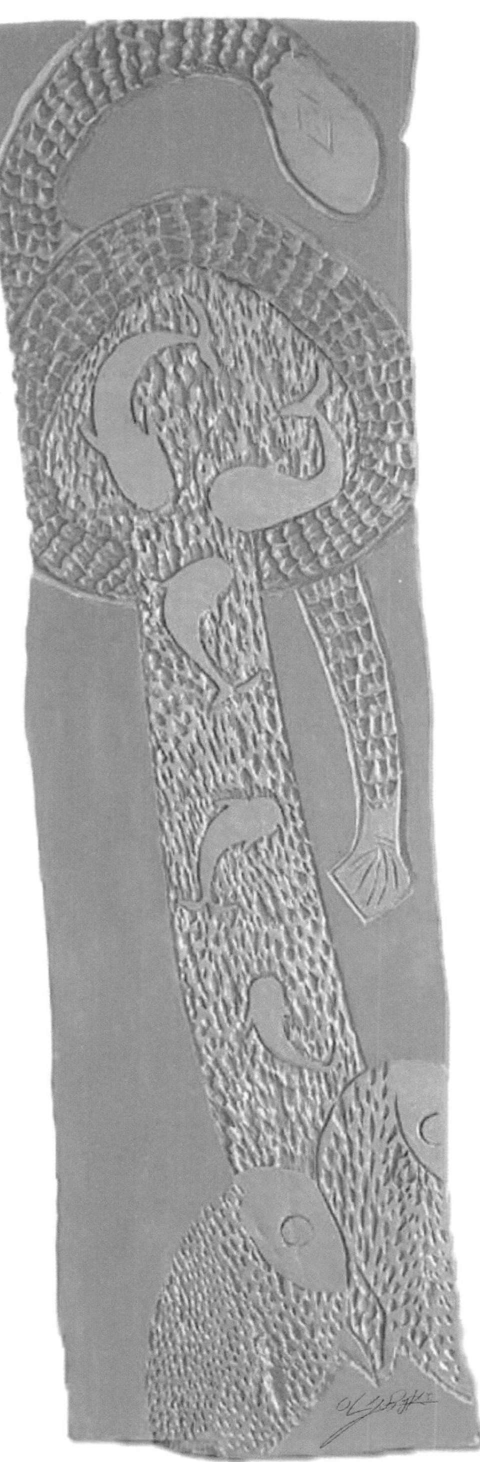

12

약사여래불

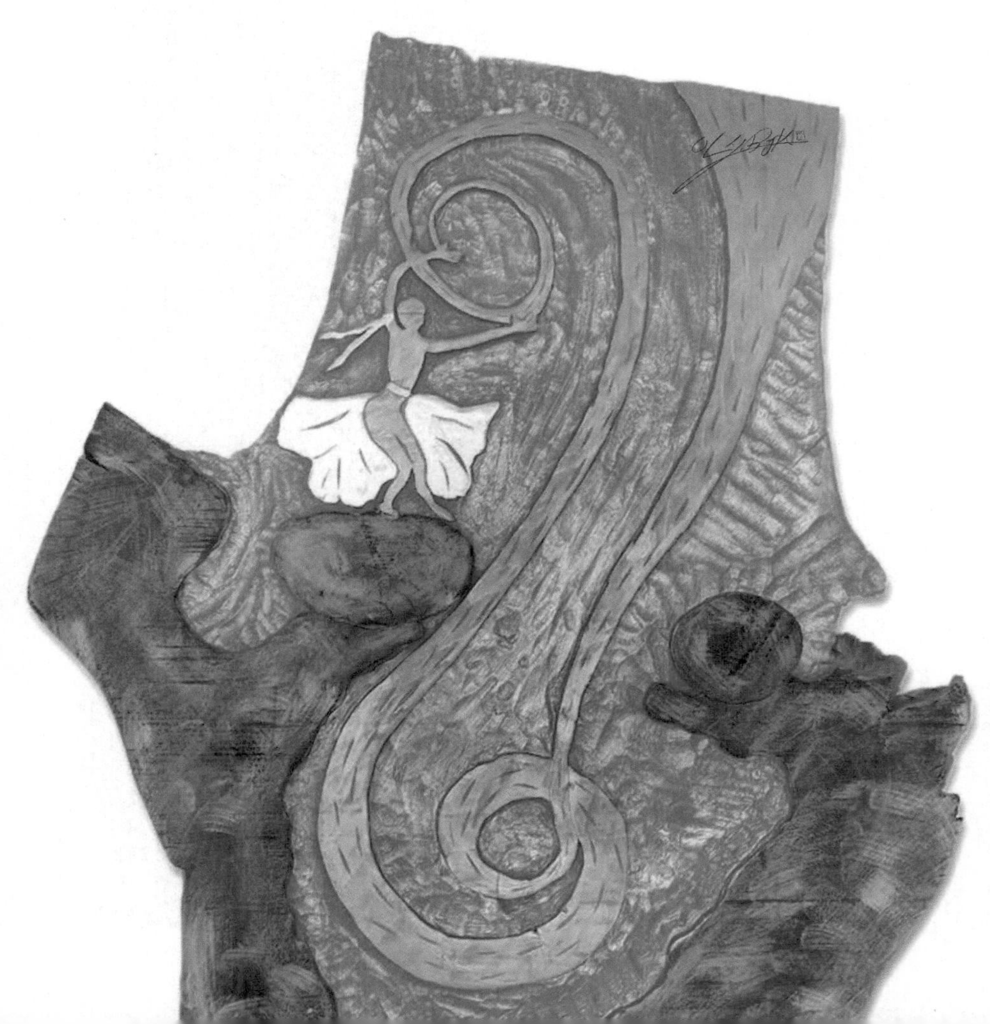

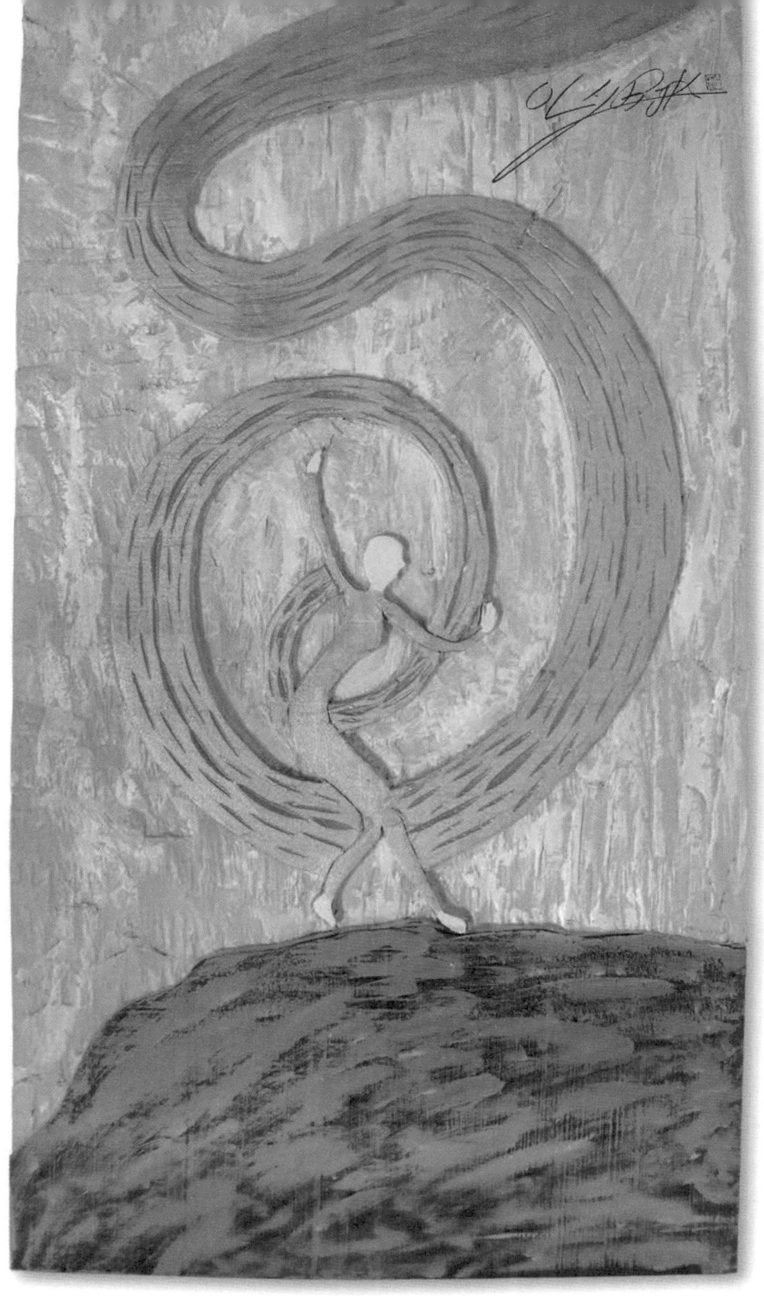

13

운기 (運氣)하는 여신

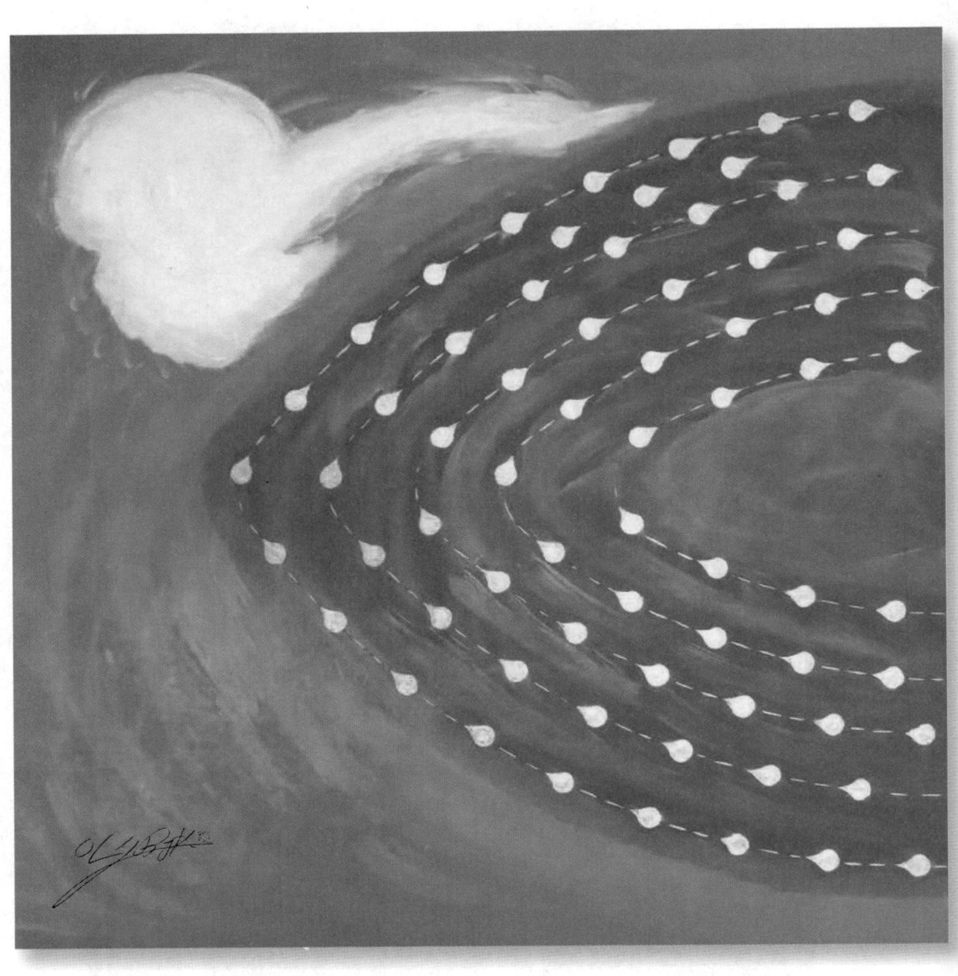

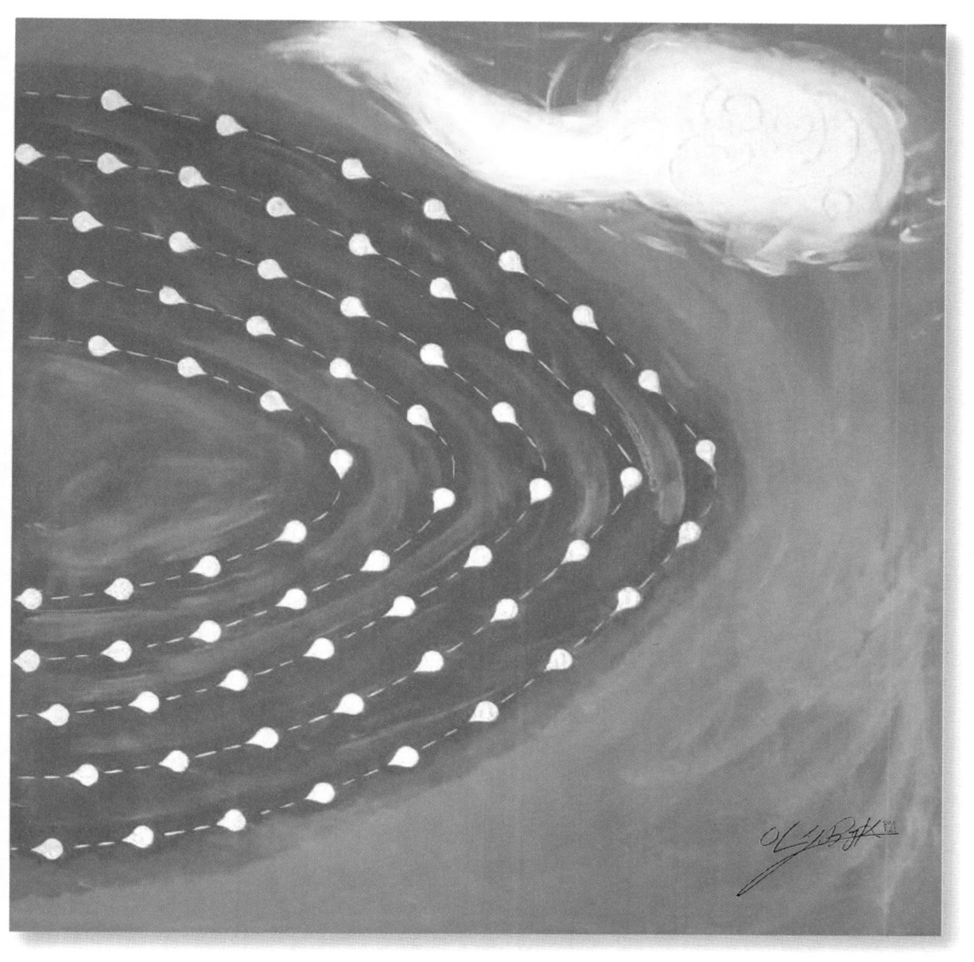

은하수

15

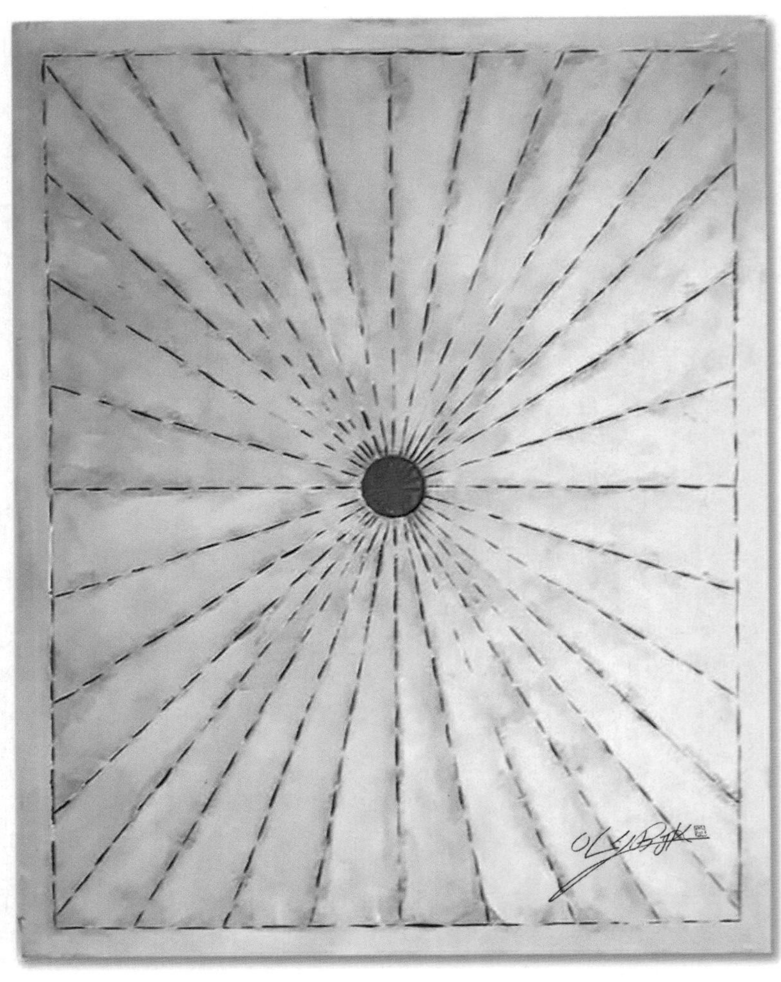

아침 햇살

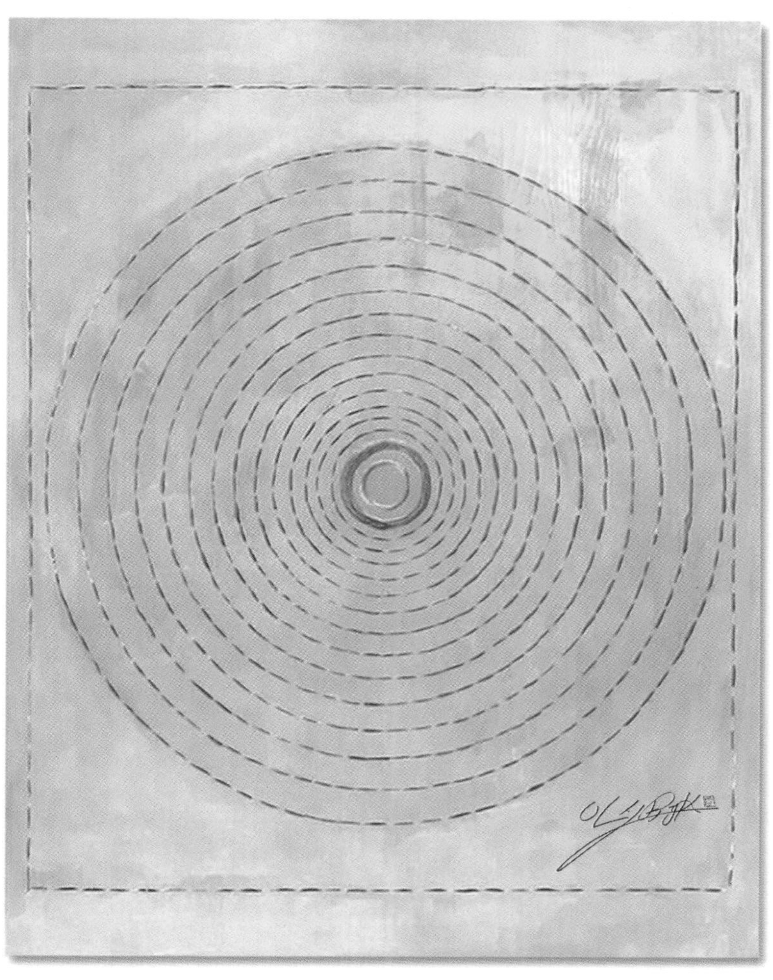

우주의 파장

요가 40년·무예 50년
아시 선생의 건강 통찰

생명의 흐름 타기

펴낸날 2021년 8월 27일

지은이 배정식·정영주
펴낸이 주계수 | **편집책임** 이슬기 | **꾸민이** 이화선 | **표지/간지** 신유림

펴낸곳 밥북 | **출판등록** 제 2014-000085 호
주소 서울시 마포구 양화로 59 화승리버스텔 303호
전화 02-6925-0370 | **팩스** 02-6925-0380
홈페이지 www.bobbook.co.kr | **이메일** bobbook@hanmail.net

ISBN 979-11-5858-808-3 (03510)